Die Medizin verkauft ihre Seele

Manfred Wiedemann

Die Medizin verkauft ihre Seele

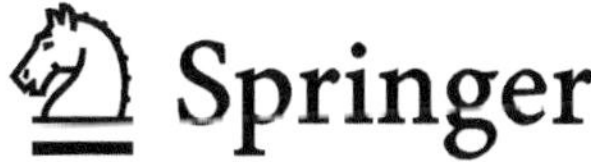 Springer

Manfred Wiedemann
Facharzt für Chirurgie, Unfallchirurgie,
Orthopädie
Schwäbisch Gmünd, Deutschland

ISBN 978-3-662-60955-2   ISBN 978-3-662-60956-9   (eBook)
https://doi.org/10.1007/978-3-662-60956-9

Die Deutsche Nationalbibliothek verzeichnet diese Publikation in der Deutschen Nationalbibliografie;
detaillierte bibliografische Daten sind im Internet über http://dnb.d-nb.de abrufbar.

Springer

Fotonachweis Cover: © Dr. med. Katja Dalkowski, Buckenhof

Springer ist ein Imprint der eingetragenen Gesellschaft Springer-Verlag GmbH, DE und ist ein Teil von
Springer Nature.
Die Anschrift der Gesellschaft ist: Heidelberger Platz 3, 14197 Berlin, Germany

Vorwort

Aus aktuellem Anlass

Dieses kritische Buch über positive und negative Seiten des deutschen Gesundheitswesens und den Rahmen, in dem dieser dynamische Organismus lebt und pulsiert, war eigentlich fertig, die Korrekturfahnen vorliegend und das Buch sollte in ein paar Wochen auf den Büchertischen liegen. Nun, wie so häufig in unserer schnellen Zeit kommt das Aktuellere und das Aktuelle ist plötzlich weite Vergangenheit, Schnee von gestern und nicht mehr gültig. Das Aktuellere, also die weltweite Herausforderung an die nationalen Gesundheits-, gesellschaftlichen und politischen Systeme durch die Pandemie mit dem Covid-19 Erreger, scheint zur Zeit alles andere in den Schatten zu stellen. Die Bedrohung von außen oder vielleicht in diesem Fall auch von innen führt zu dem klassischen und überaus verständlichen, überlebenswichtigen Reflex vor allem der freien und rational denkenden Nationen, zusammenzurücken, alle Kräfte zu mobilisieren, zu bündeln, um die Prüfung zu bestehen.

Anderes kann man zu diesen Zeiten auch nicht denken oder tun. Die Infektionswelle hat ein paar unvorbereitete Länder überrollt und zu unvorstellbaren regionalen Szenarien geführt mit Zehntausenden von Infizierten und Tausenden von Virusbedingten Toten. Und Stand jetzt (März 2020) ist ein Ende der Welle nicht abzusehen. Die Länder, wie China, Südkorea, Italien, Spanien waren auch nicht wirklich unvorbereitet. Es hat nur Keiner in solchen Dimensionen gedacht und blauäugig haben wir es in unserer modernen Hybris und Allmacht für schlicht unmöglich gehalten, das so etwas Ähnliches wie eine Pest-, Pocken- oder Cholera – Epidemie im 21. Jahrhundert auftreten und uns so gnadenlos und jäh, emotional gesprochen rücksichtslos, aus der Fortschrittsbahn kicken könnte und damit allen Berufsskeptikern Recht gibt, die da immer unser heutiges Leben mit dem Turm zu Babel verglichen haben und sich nun die Fäustchen reiben.

Vor allem unter dem Wissen, dass der medinischen Welle, der Trauer, der gesellschaftlichen Verwerfungen, der wirtschaftliche Absturz folgen wird und danach neues Denken gefragt sein wird. Gehen wir davon aus, dass wir regional, national und global diese Prüfung bestehen, stellt sich die Frage jeder Generation, wie lange unsere Erinnerung reichen wird und ob wir die richtigen Konsequenzen aus der Geschichte ziehen werden. Ob die Erinnerung nur kurz sein wird und nach dem Börsencrash, der tausendfachen Insolvenz, der Inflation, der Massenarbeitslosigkeit, also der wirtschaftlichen Kerbe irgendwann schnell wieder zum Alltagsgeschehen übergegangen wird. Oder ob diese Erfahrung, also die Erfahrung mit den Zügeln, die wir nicht alle in der Hand halten, mehr kollektiven Grips in die Köpfe bringt, vor allem auch der Mächtigen und die Welt danach besser macht. Weniger verletzbar, weniger abhängig, rücksichtsvoller mit Menschen, Natur, Ressourcen, wirklich gesprächsbereiter, toleranter, weniger egoistisch.

Zurück zur Medizin und zu deren Protagonisten, zu den Arbeitern im System. Diese haben nun die Pflicht und Schuldigkeit, Kraft der Regeln ihrer Profession, Kraft Ausbildung, historisch gewachsener Verantwortlichkeiten, Ethos, geschworenem Eid, sich zu kümmern. Alles zu tun, mit politischer Hintergrundunterstützung, was Schaden von unserem Volk abwenden kann. Sie haben die Aufgabe, genau die leidvollen Erfahrungen in anderen Regionen dieser Welt zu analysieren und das Gesundheitsnetz in unserem Land eng und gleichzeitig kreativ zu knüpfen, wie es die entstehende Dynamik erfordert. Dabei stellt man schon jetzt fest, dass unser Gesundheitssystem so schlecht nicht ist. Es ist in der Lage, unglaubliche Kräfte zu mobilisieren, in den Kliniken, in den Praxen, in den Truppen hinter der Front, den Medizinstudenten, den Frauen und Männern in Elternzeit, den Ruheständlern. Die Solidarität ist gewaltig und macht Mut, schafft Vertrauen, weit in das verunsicherte Volk hinein.

Der Eindruck ist so falsch nicht, dass unsere gespannte Vorbereitung auf den erwartbaren Tsunami so gut ist wie nur irgend möglich. Zumindest um Klassen besser als an anderen Orten, an denen es angeblich keine Probleme gibt und damit das Leben Tausender sehr leichtfertig aufs Spiel gesetzt wird. Mut macht auch das Zusammenspiel zwischen den verschiedenen Organisationsebenen des sozialen Lebens, Rettungsdienste, Polizei, Feuerwehr und andere mehr. Und Mut macht die kühle Reaktion der Menschen mit politischer Verantwortung. Ob alles zusammen ausreicht, wird die Zukunft weisen.

Sollte es weniger schlimm kommen, haben wir viel gelernt. Wir haben gewonnen und Nichts verloren, außer vielleicht etwas Geld. Die Menschen im und um das System haben im wahrsten Sinn des Wortes hautnahe Erfahrung sammeln können mit Katastrophenmedizin und wer weiß, wann diese wieder abgerufen werden kann oder muss. Und wenn es schlimm kommt, haben wir uns zumindest so optimal vorbereitet und haben so gekämpft, wie es die Ehre unseres Berufsstandes erfordert.

Zurück zu diesem Buch und seinem Anliegen. Die zugrundeliegenden Überlegungen bilden die vergangenen Jahre ab und sind trotz Corona Pandemie für mich schlüssig und gültig. Systeme, vor allem im Bereich der Medizin, haben ein träges Beharrungsvermögen. In den grauen Zellen Hunderttausender von Menschen sind feste Regelstrukturen montiert, die auch durch eine Corona Krise nicht wirklich zu erschüttern sind. Man merkt das in den heißen aktuellen Diskussionen immer wieder. Wer soll denn das Ganze bezahlen? Sind die Maßnahmen im DRG System abgebildet oder wie können wir schnell Regeln kreieren, damit die Kliniken durch die Behandlung von Corona-Kranken auf Intensivstationen nicht in die Insolvenz rutschen? Wie soll es mit der Klinik Finanzierung denn überhaupt weitergehen, wenn alle elektiven Eingriffe, also modern gesprochen, die cash cows ausfallen, oder verschoben werden müssen? Wer bezahlt die aufwendigen Vorbereitungen in den Kliniken, die Schaffung von Intensivplätzen, die Beschaffung von Beatmungsgeräten?

Man bemerke, dass wir sehr schnell wieder in den bekannten ökonomischen Denkmodus fallen. Wie funktioniert das Ganze auf wirtschaftlicher Basis? Trotz des über uns schwebenden Damoklesschwertes können wir das Krämerdenken nicht still kriegen. Es schwingt immer mit. Es lässt uns nicht los. Und wir dürfen nicht vergessen: trotz der aktuellen und akuten Situation läuft der reguläre Betrieb weiter, die Unfälle geschehen, die Magenperforationen, die Schlaganfälle, die Infarkte. Der Krebs wütet weiter und fordert täglich Tausende neuer Opfer, die Chemotherapien gehen weiter und die Ängste werden durch Corona nicht weniger, sondern eher potenzierter.

Und so stellt sich die interessante Frage: ist nach der Krise vor der Krise? Nach einem Moment des erschrockenen Innehaltens der Maschinerie läuft diese etwas knirschend wieder schnell rund und zu alter Form auf und die fein justierten Rädchen der Bürokratie greifen klickend ineinander, so als wäre nichts geschehen. Denn Bewährtes kann man ja durch so ein bisschen Krise nicht aufgeben.

Aber da ist auch eine Chance. Das momentane Zusammenstehen im System erwächst vor allem aus dem ärztlichen und pflegerischen Ethos – trotz der großen Widersprüchlichkeiten und der Auslieferung unserer Seele an die Ökonomie. Und das macht mir großen Mut. Denn der Kern ist gesund. Die Menschen vor Ort kennen ihre Pflichten und sie leben sie mit allem Feuer. Dieses Feuer kann die Initialzündung werden für die Trennung der Streu vom Weizen und für ein sinnhafteres Medizinsystem wie in den vergangenen Dekaden.

Lesen Sie dieses Buch damit durchaus mit der Distanz, die aus der unerwarteten globalen Herausforderung erwachsen ist und die manches Detail relativiert. Am Schluss wird mit eher schneller Feder und großer Zurückhaltung der Versuch unternommen, grob den Einfluss der virusbedingten Krise zu beschreiben und einzuschätzen. Ich habe die Hoffnung, dass ein kritischer Geist die verschiedenen Ebenen zusammenführen vermag und aus der Synthese von Aktuellem und Aktuellerem ein größerer Wert entstehen kann.

Im März 2020 Manfred Wiedemann

Vorwort

Jaume Cabré lässt in seinem Roman „Das Schweigen des Sammlers" den Satz sagen: „Du willst mich nicht verstehen. Die Erzählung ist nicht notwendig. Sie hat mich nicht verwandelt, sie hat mich nicht bereichert, sie hat nichts mit mir gemacht".

Jeden Tag lesen wir unzählige gedruckte Buchstaben, die in ihren ebenfalls unzähligen Zusammensetzungen großen, vielfältigen Sinn ergeben und die Synapsen in unseren Gehirnen zum Klappern bringen. Doch wieviel davon verwandelt uns wirklich? Wohl jeder Autor nimmt für sich in Anspruch, zumindest ein klein Wenig in den Gehirnen, im Verhalten seiner Leser zu verwandeln, anzustoßen mit der Folge, dass sich etwas verändert.

So auch dieser Autor. Er hat sich immer wieder gefragt, ob er die oft nicht einfach zu fassende Schwingung, Stimmung, das Nebelhafte einer Situation, einer Struktur, eines Ablaufes klar genug getroffen hat, um es auch scharf und eindeutig schwarz-weiß umrissen ausdrücken zu können. Damit es eben auch trifft, betrifft, und dadurch betroffen macht. Und damit es nicht nur déjà vu Ausrufe hervorruft, sondern vielleicht auch genug Potential freisetzt für eine Minute Nachdenklichkeit, für ein Gespräch, eine kontroverse Diskussion, eine Änderung der Perspektive, ein Verhalten? Ein kollektives Verhalten? Zumindest ein Innehalten, eine Neuordnung der Gedanken und der Beobachtung der Sinnhaftigkeit seiner täglichen Arbeitsstruktur und der seiner Mitarbeiter.

Und wenn es das nicht tut, schmeißen Sie das Buch doch einfach in den Dokumenten Reißwolf, der sich heute auf jeder Station befindet – wenn es nicht zu sperrig ist.

Vielen Dank, Katja Dalkowski, für das böse Cover.

Manfred Wiedemann

Inhaltsverzeichnis

Zum Kopfschütteln für Laien und Patienten

Zum Kopfnicken für Insider

Bedauerlicherweise muss dieses Buch mit einigen Allgemeinplätzen beginnen, die man in ähnlicher Form in jeder Broschüre und jedem Lehrbuch über das Fach der Medizin und den Dienst am kranken Menschen finden kann. Allgemeine, manchmal durchaus nebulöse Vorstellungen und Ideen von Nächstenliebe und dem Dienst an der Gesellschaft auf einem hohen Niveau prägen das Denken eines jungen Menschen, der sich für ein medizinisches oder pflegerisches Fach entscheidet und sie prägen auch das Denken der Menschen, die sich Hilfe suchend an die Profession der Ärzte, an Krankenhäuser und Arztpraxen wenden. Geleitet werden sie dabei von altruistischen Werten, die unsere Erwartungen an uns selbst, aber auch an das System, erheblich beeinflussen.

Die Medizin konnte sich über Jahrhunderte, nach den mehr oder weniger naturwissenschaftlichen Möglichkeiten der jeweiligen Zeit, in unglaublicher Weise entwickeln und ist immer mehr zu einem, zumindest in den Augen des heutigen medizinischen Laien, beherrschbaren Medium oder Instrument geworden, Heilung oder zumindest Linderung herbei zu führen. War noch vor 100 Jahren eine eitrige Blinddarmentzündung fast tödlich, wird der notwendige Eingriff heute ambulant durchgeführt und den Schnitt kann man danach kaum mehr erkennen. Geiseln der Menschheit noch vor ein bis zwei Jahrhunderten wie Pocken, Pest, Tuberkulose sind heute nahezu ausgerottet. Ein offener Unterschenkelbruch vor hundert Jahren endete meist in einer tödlichen Sepsis, vor 50 Jahren in einer Amputation, vor 30 Jahren in einer chronischen Knocheneiterung. Heute verlässt der schnell und richtig behandelte Patient meist ohne dauerhaften Funktionsverlust nach einer knappen Woche die Klinik. Eine Lungenentzündung beim älteren geschwächten Organismus war vor 50 Jahren tödlich und hat heute dank moderner Antibiotika und Konzepte nahezu vollständig ihren Schrecken verloren. Die Diagnose Akute Leukämie beim Kind vor 40 Jahren war eine Tragödie für die betroffene Familie. Heute überleben so gut wie alle Kinder. Viele Krebsarten, wie der Brustkrebs der Frau, das Prostatacarcinom, der rechtzeitig erkannte Darmkrebs, haben eine hohe Heilungsrate und

© Springer-Verlag GmbH Deutschland, ein Teil von Springer Nature 2020
M. Wiedemann, *Die Medizin verkauft ihre Seele*,
https://doi.org/10.1007/978-3-662-60956-9_1

sind bei früher Diagnose und standardisierter Behandlung nach weltweit abgestimmten Protokollen in den meisten Fällen heilbar. Und verlieren so langsam das Stigma einer todbringenden Erkrankung.

Die Liste ließe sich beliebig fortsetzen. Die Entwicklung der Medizin und die gewaltigen Fortschritte auf dem Weg zu einer immer perfekteren Behandlung des kranken Menschen ist eine der größten Erfolgsgeschichten der Neuzeit und zeugt nicht nur von der unglaublichen Potenz des Großhirns, dessen Innovations- und Imaginationskraft, sondern auch von der unbegrenzten Leidensfähigkeit der früheren Generationen, denn heute selbstverständliche, vollkommen standardisierte Abläufe fußen auf riesigen Leichenbergen, Seen von Eiter, Blut und Tränen und nicht denk- und messbaren Größenordnungen von Schmerzen, Sorgen und durchwachten Nächten. Denn die Entwicklungen gingen nicht immer zielgerichtet, sondern folgten oft, aus heutiger Sicht, abstrusen verschlungenen Wegen oder endeten in Sackgassen und zogen Nutzen aus den Massenexperimenten der verschiedenen Weltkriege der Menschheitsgeschichte. Und sie folgten den perfiden Ideologien ihrer Zeit, den inhumanen religiösen Dogmen, waren verhaftet in den zähen und klebrigen, philosophisch geprägten Erfahrungsberichten ihrer medizinischen Vorgänger, aus denen zu lösen sich erst einige mutige Geister im 17. Jahrhundert zutrauten.

Dann ging es aber, mit Blick auf die Menschheitsgeschichte überhaupt, in der parallelen und ergänzenden Entwicklung der Naturwissenschaften und der sozialen Systeme schnell, und vor allem in der zweiten Hälfte des vergangenen Jahrhunderts hat der Zug zur Evidenz basierten Medizin so richtig Fahrt aufgenommen hin zu unserer heutigen Vorstellung und gleichzeitig zu der Hybris, Alles machbar, lösbar, reparabel und quasi ungeschehen zu machen. Vor allem vorhersehbar, planbar, kontrollier- und überprüfbar. So ist es der Wunsch, der Wunsch des Patienten, vor allem aber der Wunsch einer Gesellschaft wie auch ihrer politischen und administrativen Instrumente, die sich gemeinsam selbst auf einem Weg befinden und in schnellem Progress in den vergangenen Jahrzehnten eine Entwicklung durchgemacht haben, bei der man nicht genau weiß, welche Werte diese Entwicklung prägen und wohin die Reise gehen soll. Dies zu erkunden, ist allerdings nicht die wesentliche Intention dieses Buches und eher Aufgabe von Soziologen, Philosophen, vielleicht auch Psychologen oder einfach von Menschen mit der Gabe einer distanzierten Betrachtungsweise und gesundem Menschenverstand.

Einige Worte sollen aber zu Anfang erlaubt sein, zumindest was das besondere und ambivalente Verhältnis der deutschen Bevölkerung zu ihrer Gesundheit, ihren Erkrankungen und damit auch zu ihren Institutionen des Gesundheitssystems anbelangt. Dieses Verhältnis schwankt zwischen tradierten und modernen, medial aufgeladenen Extremen, die von starker Abhängigkeit, vor allem aber von unbestimmten und für die Menschen selbst nicht erklärbaren Zweifeln und einem unangenehmen Bauchgefühl bei Berührungen mit den Vertretern der Medizin geprägt und geplagt sind.

Ein zentraler Punkt ist mit dem Begriff der Verantwortlichkeit beschrieben. Die Verantwortlichkeiten für irgendeine medizinische Intervention und deren Folgen werden gerne benannt, kritisiert, angegriffen, dann auch sanktioniert und vor allem in einer Zone außerhalb des eigenen Einflussbereiches angesiedelt. So lebt man sein

Leben natürlich gut nach den Möglichkeiten unseres Wohlstandes, isst und trinkt gerne, bewegt sich gerne nicht zu viel oder – aus der Ablehnung des ersteren – über ein gesundes Maß hinaus, arbeitet viel und erholt sich dann viel auf dichten Straßen und in der sportlichen Leistung nach Feierabend. Es muss alles gesund sein, von der Ernährung bis zur Kleidung und im Rahmen einer mehr oder weniger ganzheitlichen eigenen Gesundheitsplanung strebt man hohe Lebensqualität, dauerhafte Schönheit, die Vermeidung schlaffen Fleisches und ein möglichst hohes Alter in geistiger und körperlicher Fitness an.

Den vielleicht negativen Einfluss der eigenen Lebensweise auf die Form und Funktion seines Körpers ist man allerdings weniger bereit zu akzeptieren. Es ist einfacher, vielleicht auch menschlicher, verständlicher, dafür die Institution anzuschuldigen, die man per monatlicher Kassenüberweisung dafür abstellen, verantwortlich machen kann. Die Medizin mit ihren heute großartigen und gleichzeitig selbstverständlichen Möglichkeiten wird damit zum Adjuvans, sozusagen zum von uns allen eingesetzten und teuer bezahlten Mittelchen, um unsere Wünsche und natürlich berechtigten Vorstellungen von unserer eigenen Gesundheit und unserem straffen Älterwerden um- und durchzusetzen. Wir sind stark und intensiv mit unserer Nabelschau beschäftigt und drehen uns mit hoher Drehzahl um uns selbst, suchen immer noch einige Körperstellen, an denen ein Piercing einen Platz finden, ein Lifting vorübergehend einige Jahre die Zeit anhalten würde, oder sorgen uns um die optimale Essenszusammenstellung, um den dann entschlackten und erschlankten Leib den Tausenden exakt gleich und verwechselbar aussehenden Menschen auf den Straßen oder den Stränden stolz und mit erhobener Brust darbieten zu können.

Krankheiten behandeln wir gerne mit Kügelchen, weil wir die böse Chemie ablehnen, aus weltanschaulichen oder sonstigen ideologischen Gründen, gehen natürlich schon mal zum Plastiker oder auch zum Psychotherapeuten, weil das ja trotz allem irgendwie dazu gehört. Die Medizin im Krankenhaus lehnen wir eigentlich ab, weil dort meist gepfuscht wird, Seiten verwechselt werden und das alles in einer schmuddeligen, nicht akzeptablen unhygienischen Art und Weise. Darüber hinaus sollen Tausende von Operationen unnötig durchgeführt werden, um den ständig klammen Krankenhäusern Geld in die Kassen zu spülen, dies alles auf dem Rücken einer verführten Gesellschaft. In den Kliniken gibt es Infektionen, eine große Zahl an schlechten Ergebnissen. Die Schwestern haben nie Zeit und die Ärzte, wenn sie schon mal Zeit haben, erklären nicht richtig oder dann wieder so viel, dass man sich am liebsten gar nicht mehr operieren lassen möchte. Vielleicht etwas dick aufgetragen, aber nicht so weit von der Wirklichkeit entfernt.

In dieser Gemengelage findet sich eine perfide Diskrepanz. Es herrscht kollektives Misstrauen und gleichzeitig die große Sehnsucht nach Vertrauen im Kleinen, also für sich höchst persönlich in den Zeiten der wirklichen Not, wenn die Krebsdiagnose übermittelt wird, eine Operation unumgänglich ist oder ein Unfall eintritt. Wie kann das eine entstehen und wachsen, wenn doch das andere übermächtig und täglich medial unterstützt den Rahmen bildet, in dem das eine wiederum stattfindet.

Viele Patienten sind in ihren Wünschen und Erwartungen zum Glück natürlich gestrickt und erwarten von moderner Medizin Linderung oder Heilung und können sich in die Abläufe einfinden, hinein fallen lassen, fühlen sich aufgehoben und sind in der Lage, einen Vertrauensvorschuss zu schenken, auf dem alles gut, sicher und stabil aufbauen kann. Die Zahl derer, die mit zahlreichen Internetausdrucken nach erfolgter Drittmeinung sich eine Viertmeinung holen will und zuerst nach der Frequenz eines Eingriffes an einem Krankenhaus und nach der Zahl der Komplikationen fragt, nimmt jedoch stark zu. Zu erspüren ist für den erfahrenen ärztlichen Gesprächspartner die tiefe Verunsicherung, der Zweifel ob der Kompetenz der Institution, die mühsam verdeckte Aggression und der vorauseilende latente Vorwurf, der im Falle des Falles dann auch zielgerichtet zur Schlichtungsstelle oder zur juristischen Auseinandersetzung führt.

40 % der Deutschen haben einen guten Eindruck von ihren Krankenhäusern, vor 20 Jahren waren es noch 10 % mehr. Gefühlt ist die Zahl kleiner. Wobei doch Deutschland im internationalen objektiven Vergleich sehr ordentlich, eigentlich üppig mit Krankenhäusern und Betten ausgestattet ist. Und auch an Leistungen wird nicht gespart. Vieles bei uns Selbstverständliche gibt es in anderen Ländern entweder gar nicht, oder nicht in gleicher Qualität oder kostet extra. Nur ein paar Beispiele seien erlaubt. Bei jedem kleinsten Wehwehchen darf man hier zu Lande seinen Hausarzt aufsuchen und dies kostenlos. Schon in der Schweiz geht man viermal weniger zu seinem Hausarzt als in Deutschland und greift dementsprechend häufiger zu Alternativen, die scheinbar ebenso wirken wie deutsche Medikamente. Denn die Schweizer sind mindestens genauso gesund wie die Deutschen und sie sterben auch nicht früher. Physiotherapie und Kurmaßnahmen nach Einsetzen von künstlichen Gelenken sind in den meisten Ländern, zum Beispiel den Vereinigten Staaten, unbekannt oder müssen zumindest teuer bezahlt werden. In Deutschland käme es einem Affront gleich, seinem Patienten nach einer Gelenkoperation häusliche Maßnahmen und Selbstübung zu empfehlen. Von dieser selbstverständlich vorausgesetzten Bequemlichkeit einer Anschlussheilbehandlung nach Operation leben Hunderte von Kur- und Rehakliniken und natürlich die Orte, an denen sie stehen. Die Aufenthaltsdauer im Krankenhaus nach einem Eingriff hat sich in den letzten Jahren unter dem starken ökonomischen Druck stark verringert, findet sich im internationalen Vergleich jedoch immer noch im komfortablen oberen Bereich. Trotzdem wird schnell von der blutigen Entlassung gesprochen.

Beklagt wird oft die Qualität der medizinischen Leistungen, noch häufiger allerdings die mindere Qualität und fehlende Intensität der menschlichen Betreuung auf Grund der immer komplexeren Arbeitsbedingungen und schnell wechselnder Akteure auf Seiten des Krankenhauspersonals.

Es stellt sich die Frage nach den Wünschen und dem Wollen der Gesellschaft, nach der Ursache dieser tiefen Unzufriedenheit. Eine solche gab es in vergleichbarer Form bis vielleicht in die achtziger Jahre des vergangenen Jahrhunderts hinein nicht. Sie ist entstanden und gewachsen genauso wie die Hybris der Menschen in einer satten, narzistischen Gesellschaft, alles für sich zu bekommen und zu erhalten. Wobei diese Gesellschaft gerne die persönliche Verantwortung ablehnt, keine Hausmittel mehr kennt, nicht selten das rechte Maß für ein vernünftiges und ausgewogenes Leben verloren hat und in der Breite keine religiöse, ideologische, wertebasierte Gründung mehr hat, um das gewaltige und übermächtige Schicksal als eine über Allem agierende Macht zu akzeptieren.

Zurück von Vermutungen gesellschaftlicher Veränderungen, die ein Soziologe wahrscheinlich rationaler und distanzierter beschreiben kann, zur eher vertrauten Innensicht. Bei diesem Buch soll es vor allem um den Zustand der Menschen im medizinischen System selbst gehen, um deren Wünsche, deren inneren Beweggründe, ihren Beruf auszuüben. Deren Sichtweise auf Entwicklungen im eigenen System, aber auch deren kritischen Blick auf die Forderungen der Individuen einer veränderten Gesellschaft, mit denen täglich zu kommunizieren ist, bzw. an denen hautnah die medizinischen Aktionen durchzuführen sind. Es ist zu sprechen über die Veränderungen und Verletzungen des inneren Motivationsmotors eines am Patienten arbeitenden Menschen im System, der in der täglichen Konfrontation mit Qualitäts- und Kontrollinstrumenten seine Kräfte erschöpft und doch ständig neuen, mehr oder weniger sinnhaften Forderungen einer höchst aufmerksamen Gesellschaft ausgesetzt ist.

Wir leben in einer Zeit der ständigen Reformen, der unablässigen Optimierungen, Messungen, Qualifizierungen, Zertifizierungen. Mit dem Ziel, den Menschen und seine Krankheit immer noch besser in das Prokrustesbett eines standardisierbaren, beherrschbaren, vorhersehbaren und damit überprüfbaren, abrechenbaren und auch sanktionierbaren Falles zu reduzieren. Wir leben in der Illusion, dass diese Entwicklung hin zu vollständiger Berechenbarkeit der Abläufe innerhalb und außerhalb des Menschen, des kranken aber auch seines Behandlers, wie auch die gnadenlose Durchleuchtung der Krankenhäuser und ihrer inneren, manchmal durchaus mystischen Abläufe, ohne Veränderung an denen stattfindet, die dort Arbeit leisten, oft am Rand der Erschöpfung. Und deren Berufsbild und Umfeld sich in kurzer Zeit radikal verändert hat.

Das Individuum und die Gesellschaft im Hintergrund erwarten die gleiche hingebungsvolle Leidenschaft von einem Arzt wie vor Generationen, obwohl sie eigentlich den Berufsstand als Ganzes höchst kritisch sehen. Sie suchen das vertrauensvolle Gespräch und die entsprechende Behandlung, obwohl sie vorher sicherheitshalber noch einmal ihre Rechtsschutzpolice überprüft, beim Patientenbeauftragten nachgefragt oder das Ranking der Krankenhäuser nachgesehen haben. Sie wollen die bedingungslos beste Versorgung und gehen dabei von Klinik zu Klinik, von einem sogenannten Spezialisten zum nächsten und werden nicht selten bei der schnell erkennbaren Skepsis extrem und schonungslos aufgeklärt, da der konsultierte Arzt mögliche Probleme nach einer Therapie vorausahnt. Mit der natürlichen Folge, dass sich die Unzufriedenheit mit der ärztlichen Profession noch weiter vertieft, da klare Worte oft nicht erwartet werden und verschiedene Ärzte je nach eigener Erfahrung oder Risikobereitschaft oder aus wirtschaftlichen Erwägungen oft differente Diagnosen stellen und kontroverse Behandlungswege vorschlagen.

Der Begriff des Vertrauens, der essentiell ist für ein gutes Ergebnis, bleibt auf der Strecke. Der medial fehlgeleitete Patient, verunsichert und verzweifelt im Angesicht einer Erkrankung oder einer Verletzung, erwartet neben Kompetenz eines Arztes oder einer Abteilung aber auch Mitgefühl, vollen Einsatz für sich und Begleitung auf einem manchmal schweren Weg. Dies erwartet er von einem Arzt, der gerade auf seinem Schreibtisch ein imperatives oder rüdes Rechtsanwaltschreiben gefunden hat, in dem ein Patient, um den er sich besonders intensiv gekümmert hat,

Klage führt wegen eines nicht optimalen Operationsergebnisses. Oder der gerade erfahren hat, dass der sogenannte medizinische Dienst der Krankenkassen eine Leistung nicht bezahlt, weil eine Formalie in der aufwendigen Dokumentation ungenügend erfüllt wurde, was in praxi bedeutet, dass Krankenhaus und Personal für eine durchgeführte Leistung von den Kassen um das Entgelt betrogen werden. Oder der gerade ein eher nicht sehr amüsantes Gespräch mit seiner Verwaltung geführt hat, in dem die suboptimalen Leistungszahlen seiner Abteilung zentrales Thema waren.

Was geht in einem Arzt oder einer Schwester vor, die diesen Spagat täglich leben und aushalten müssen? Wie reagieren die Menschen im System selbst, um dem Druck von innen und außen standhalten zu können? Geht das überhaupt ohne schwere Verletzungen, Verbiegungen und Veränderungen in der Denk- und Motivationsstruktur eines Arztes oder einer Schwester?

Es ist damit zu sprechen über Themen wie Vertrauen, Unabhängigkeit einer Behandlung, Werte. Aber auch über Entwicklungen im aktuellen Medizinbetrieb und über die vielen verschiedenen Spieler im großen System. Alle sehr klug und vor allem ihrer Klientel oder Gruppe verpflichtet. Alle mit dicken Broschüren, Expertisen, Abhandlungen diverser Beratungsfirmen ausgerüstet. Alle bemüht, nach Kräften einen Anteil am großen Gesundheits- und Krankheitskuchen zu erlangen. Denn im System ist richtig Geld drin und es wird aus vielen mehr oder weniger nachvollziehbaren Gründen ständig mehr. Auch hier spielt die Sinnfrage eine eher untergeordnete Rolle. Wenige fragen nach, wozu es das viele Geld denn braucht. Ob es zum Beispiel vordergründiges Ziel einer Gesellschaft sein kann, immer älter zu werden und dann in einem relativ hohen Prozentsatz rundum pflegebedürftig in desolater Situation dement und anonym bis zum Tode dahin vegetieren zu müssen. Und niemand hat den Begriff der Lebensqualität sauber definiert, also den Begriff, unter dem wir zahlreiche ärztliche Maßnahmen durchführen, Hunderttausende von Arthroskopien, plastischen Eingriffen, und Medikamente applizieren zur Fettesenkung und anderen Befindlichkeitsstörungen. Und es wird selten nachgefragt, wieso in den überfüllten Wartezimmern der Arztpraxen sogenannte Patienten in Millionenzahl mit sogenannten Krankheiten wie mit banalen Infekten der oberen Luftwege sitzen, die besser und unschädlicher mit einem billigen Hausmittel und etwas Geduld zu kurieren wären als durch ein gehetztes Arztgespräch und die Verschreibung eines Antibiotikums. Und ohne Beantwortung dieser grundsätzlichen Fragen wird ständig von politischer oder kassenärztlicher Seite der drohende Zusammenbruch der medizinischen Versorgung im ländlichen Raum beschworen.

Es gibt nur sehr subjektiv gefärbte Artikel zu den eigentlich wichtigen Fragen in der Ambivalenz zwischen Gesellschaft und ihren Gesundheitsversorgern. Was ist wirklich gute Medizin? Wozu können wir aus ethischen Überlegungen in einem hoch entwickelten Land, aber auch unter Kenntnis des Leides in der Welt, stehen? Was geht damit und noch wichtiger, was geht nicht? Was wollen wir uns leisten und was können wir uns leisten? Dazu gibt es keine politische oder gesellschaftliche Meinung. Keiner getraut sich, diese essentiellen Fragen anzurühren. Zu offensichtig verliert man dadurch Wähler, da man immer irgendeiner betroffenen Gruppe auf die Füße treten müsste. Im Haifischbecken Gesundheits- und Krankheitswesen hat man sich arrangiert und wurstelt im Klein-klein munter weiter. Und verschiebt die Verantwortung der großen Entscheidungen gerne in die Ausschüsse oder noch besser über die bekannten und gängigen Instrumente und Sonntagsredenbegriffe, wie aktuell vor allem die Chimäre Qualität, weiter an die Leistungserbringer in den Praxen und Krankenhäuser.

Damit wieder zurück zum Menschen vor Ort. Gehen diese Diskussion und ihre praktischen Auswirkungen spurlos an den Handelnden vorbei? Und entspricht die dann subjektiv erlebte Medizin in ihrer Ganzheit noch dem Erwarteten? Dies heute. Und was ist morgen? Setzen sich Veränderungen in Gang, deren Auswirkungen wir nicht wirklich wollen, wollen können? Was passiert im System und damit zwangsläufig auch bei unseren Schutzbefohlenen und Abhängigen durch den gesellschaftlichen Furor nach bestem Ergebnis unter grenzenlosem Anspruchsdenken? Erleiden wir alle einen schleichenden Werteverfall im Medizinbetrieb und bekommt der kranke Mensch in 20 Jahren nur noch eine saubere Dienstleistung durch einen Arztadministrator und eine Dokumentationsnurse? Was passiert mit Begriffen wie Humanität, Hippokratischem Eid, Verantwortung für einen Patienten, gegenseitiges Vertrauen? Wird es noch eine ganzheitliche Behandlung geben, ein wirkliches Interesse daran, dass es einem ganzen Menschen besser geht und nicht nur einem Organ? Wohin führt der Wahn nach übersteigerter Spezialistenexpertise und – behandlung? Springt der unkontrolliert ausgespielte Ball irgendwann leidvoll auf die Gesellschaft zurück? Schneidet sich diese vielleicht mit ihren momentanen imperativen Wünschen und Forderungen langfristig ins eigene Fleisch?

Es gibt nicht viele, nennen wir es Befindlichkeitsanalysen, aus den Krankenhäusern selbst. Zu stark ist jeder dort mit sich selbst beschäftigt, arbeitet, um einigermaßen über die Runden zu kommen und ahnt die Nutzlosigkeit einer öffentlichen Debatte. In kleinen Zirkeln stöhnt man unter Gleichgesinnten und vor allem Gleichbetroffenen über den Tag und die Abläufe, über die Patienten und oft mehr noch über deren Angehörige und deren nicht mehr erfüllbare, übersteigerten Ansprüche. Man arbeitet ohne innere Beteiligung nach der vorherigen die nächste Qualitätsoffensive oder in größerem Rahmen die nächste brandaktuelle Gesundheitsreform ab und dokumentiert die Petitessen einer Behandlung, um auch in jedem Fall gegenüber Jedem, vom medizinischen Dienst der Krankenkassen bis hin zum Juristen oder dem Controlling im eigenen Hause, hieb- und stichfest umfassend Alles aufgeschrieben zu haben, was auch nur im Entferntesten von Belang sein könnte, so dass es Erlöse gibt, aber auch die Notwendigkeit einer Behandlung überhaupt extern überprüft und hoffentlich positiv beurteilt werden kann.

Der etwas reifere Angestellte im Krankenhaus muss diese Arbeits-, damit Zeit- und notgedrungen Werteverschiebung, mühsam erlernen und erfahren, ist irgendwann mürbe und tut es eben. Der Jüngere kennt es nicht anders und stellt allenfalls gewisse Diskrepanzen zu den Idealen zur Zeit seiner Berufswahl fest. Es bleibt jedoch während dieses Prozesses etwas auf der Strecke, worum es mir geht. Es ist die Bedingungslosigkeit der Zuwendung und ausschließlichen Verantwortlichkeit eines Arztes oder einer Schwester für einen Patienten, es ist die vollständige Unabhängigkeit während einer Behandlung, ohne Rücksicht auf Zeit, Ort, beteiligte Menschen, externe Beobachter, Überprüfer, Werter, Bezahler, Statistiker, Berater, Politiker,

Ökonomen, Verwalter. Der Kopf während einer Behandlung muss komplett frei sein, so war es immer und das war die Basis, auf der man gemeinsam stabil und dauerhaft stehen konnte.

So ist es nicht mehr und dieser Paradigmenwechsel ist gewaltig und droht, das gesamte System zu destabilisieren. Nicht offen und nach außen erkennbar, aber schleichend werden die Grundfeste erodiert und nur noch durch die Zahlensäulen der Ökonomen gestützt. Der behandelnde Arzt hat nicht mehr in erster und ausschließlicher Linie seinen vor ihm sitzenden Patienten im Fokus. Er sieht als vorrangiges Ziel nicht mehr die Gesundung eines kranken Menschen, sondern er arbeitet einen perfiden Algorithmus ab, der sich orientiert an Begriffen wie Verweildauer, Mindestfallzahl, Fehlbelegungsprüfung, Abrechnungsmöglichkeit, Qualitätskriterien, optimaler Aufnahme- und Entlasszeitpunkt. Er arbeitet diagnostische Abfolgen nicht nach medizinischen Erfordernissen und Notwendigkeiten ab, sondern in vorauseilendem Gehorsam gegenüber einem eventuellen juristischen Verfahren nach den im Streitfall potentiell relevanten Fakten.

Es gibt meines Wissens noch keine Untersuchung darüber, wie viele Röntgen-, CT- oder Kernspinuntersuchungen nutzlos und sinnentleert unter einer teilweise hohen Strahlenbelastung für den Patienten durchgeführt werden aus dem ausschließlichen Grund, im Fall einer juristischen Auseinandersetzung bessere Karten zu haben. Ich wage trotz eines Aufschreies der Radiologen die Aussage, dass die Hälfte aller MRT Untersuchungen nur einen sehr geringen Anteil zur Diagnosefindung beiträgt, aber kein beteiligter Arzt sich irgendwann sagen lassen möchte, nicht sorgfältig genug diagnostiziert zu haben. Es gibt natürlich noch andere Faktoren, wie die Wünsche der oft verbildeten und verunsicherten Patienten zur Verabreichung exzessiver Diagnostik und die Angst der Ärzte, im Nichterfüllungsfall einen Patienten zu verlieren und natürlich geht's dabei auch um viel Geld und den Invest potenter Gruppen in Tausende von Diagnostikmaschinen.

Diese Bemerkungen sollen exemplarisch dafür stehen, dass die verantwortlichen Ärzte schon lange das hohe Gut der Unabhängigkeit verloren haben. Sie sind zuvorderst nicht mehr dem Patienten, sondern vielen verschiedenen Systemen verantwortlich und diese Verantwortlichkeiten, diese Zahlen zählen mehr. Es geht natürlich vordergründig um die Gesundheit und eine gute Therapie, aber wirklich harte Fakten sind das ökonomische Standing einer Klinik, die strategische Ausrichtung eines Hauses unter Kenntnis der Spielzüge der anderen Spieler im Gesundheitsnetz und das innere Umgehen mit dem hohen externen Druck von allen Seiten.

Dieses Buch entspringt der Sorge, der Sorge um die Seele des Organismus, der sich mit Gesundheit und Krankheit beschäftigt und um die Seele derjenigen, die vor Ort Medizin produzieren. Der Sorge um die Gesundheit des Krankenhauses, das noch nicht moribund ist, aber vielen Insidern wie ein fauler Apfel erscheint. High Tech und durchorganisiert bis ins Detail, qualitätsorientiert, vielfach zertifiziert, ein Leuchtturm am Anderen, bessere Medizin als alle Konkurrenten nah und fern. Es geht in diesen Gedanken um die Innensicht, um das Befinden, manchmal auch die Befindlichkeit der Menschen in den öffentlichen und privaten Glastempeln der modernen Medizin. Um das Menschliche hinter den Hochglanzbroschüren.

Natürlich ist diese Analyse eine eigene, sehr subjektive Sichtweise und Betrachtung. Sie soll jedoch bewusst plakativ und manchmal scharf sein. Sie nützt bewusst das Stilmittel der Übertreibung, um gelegentlich zu provozieren. Auch wenn dadurch die Feinheit der Analyse leidet. Sie soll den Finger in erkannte Wunden legen und zum Nachdenken, vielleicht auch zu Diskussionen anregen. Die vielleicht manchmal schmerzliche Innensicht ist nötig zum Verständnis von Entwicklungen, die wir alle nicht gutheißen können, zum Beispiel dem Verlust von über 2000 jung ausgebildeten Medizinern in jedem Jahr an das Ausland oder der hohen Depressions- oder Selbstmordrate von Ärzten oder Pflegenden. Oder der immer schwierigeren Suche nach wirklich gutem und motiviertem Leitungspersonal im öffentlichen Gesundheitswesen.

Vor allem der eigenen Denk- und Sichtweise zu folgen, trotz kritischer Reflexion, birgt natürlich die Gefahr der Verletzung von anderen Handelnden im System, die die Dinge kontrovers sehen und vielleicht mehr an positive Entwicklungen glauben. Fehlende Erfahrung und Fachkenntnis kann man dem Autor allerdings schlecht vorwerfen. Fast 40 Jahre Chirurgie an verschiedenen Kliniken, 20 Jahre Chefarzttätigkeit und 10 Jahre Funktionen im Leitungsteam eines Krankenhauses, sowie einige Jahre Tätigkeit im niedergelassenen Sektor, erlauben so manche Sicht auf verschiedene Aspekte im komplexen Organismus Krankenhaus und vermitteln auch einen Eindruck von medizinischen und sozialen Entwicklungen der letzten Dekaden. Natürlich setzt man sich mit einer Öffentlich-Machung von Interna dem Vorwurf der Nestbeschmutzung aus und muss dies dann aushalten. Auch auf den Vorwurf der Rückwärtsgewandtheiten muss man gefasst sein, wenn trotz oder vielleicht auch wegen der nicht selten unreflektierten Dynamik der Medizinentwicklung tradierte und traditionelle Werte hervorgehoben und ihre Bedeutung für den Weg der Medizin durch die Zeit gestärkt werden. Denn aktuell werfen wir innerhalb kurzer Jahre viele Elemente, die Jahrzehnte oder Jahrhunderte das medizinische Denken und Handeln geprägt haben, ohne vertieftes Nachdenken über Bord.

Andrerseits können Veränderungen nur greifen, wenn diejenigen, die hautnah betroffen sind, wahrheitsgetreu und ohne Scheuklappen auch das Wort ergreifen und ihre Sorge artikulieren. Das Sprichwort sagt: Wenn man heute den Kopf in den Sand steckt, knirscht man morgen mit den Zähnen. Beuger der Wahrheiten gibt es vor allem im Medizinbetrieb genug.

Das Buch ist kein Lehrbuch, es ist fragmentarisch, fokussierend und manchmal vernachlässigend. Es greift Aspekte heraus, die dem Autor wichtig erscheinen und nach seiner Ansicht besonders geeignet sind, die Probleme zu benennen und heraus zu arbeiten. Es lässt damit auch Fragen offen. Das gesamte Krankenhauswesen in seiner hohen Komplexität zu begreifen und zu beschrieben, ist ein Ding der Unmöglichkeit und wird auch nicht angestrebt. Vor allem gibt es unzählige Standpunkte und Perspektiven und schon die geringe Verschiebung des Blickwinkels kann eine Beurteilung vollständig verändern. Der Autor hat auch kein Geheimrezept oder Kochbuch. Aber er ist es leid, nur einer bestimmten Klientel nützende Informationen zu lesen und zu erkennen, dass vor allem externe Berater verschiedener Couleur entscheiden, wohin die Reise gehen soll. Nicht uninteressant in diesem Zusammenhang ist die Tatsache, dass eine gute Zahl der sogenannten Berater ehemalige

Mediziner sind, die den Druck in der Klinik nicht aushalten wollten und auf die bequemere andere Seite gewechselt haben.

Die Zeit und die Entwicklungsspirale kann man natürlich nicht zurückdrehen. Und bei weitem nicht alles ist schlecht, was uns heute antreibt. Aber für ein Innehalten und Überlegen sollte es nicht zu spät sein. Vielleicht könnte eine gesamtgesellschaftliche Anstrengung mit breitem Konsens die Medizin und darin die Menschlichkeit retten.

Deshalb lege ich das Hauptaugenmerk auf eine Darstellung der vielleicht klein erscheinenden Einzelteile, z. B. der Werte, die Ärzte, Schwestern antreiben und die innere Triebfeder für gute Ergebnisse und Zufriedenheit sind. Daneben geht es auch ums Geld. Gute Medizin muss bezahlbar bleiben. Sie werden beim kritischen Lesen feststellen, dass wirklich gute Medizin nicht teuer ist oder zumindest nicht teurer werden muss. Die Kosten der heutigen Medizin verschwinden unter anderem in vielen Teilsystemen und Überprüfungsinstituten, von denen jedes um Aufmerksamkeit und Wichtigkeit buhlt. Der Patient hat davon wenig, er muss allerdings die Zeche bezahlen.

Neben einer Beschreibung und Wertung typischer moderner Instrumente und Begriffe, die in aktuellen Diskussionen ständig präsent sind und den Paradigmenwechsel im Krankenhaus besonders deutlich werden lassen im ersten Abschnitt des Buches wird im zweiten versucht, unter Überschriften wie Frust, Vertrauen, Anspruchsdenken, den Zustand der Arbeiter vor Ort zu beschreiben, ihre Innensicht und ihre eigene Beurteilung. Die Herangehensweise, quasi das chirurgische Skelettieren, hat ein Problem, das der Autor kennt, aber bewusst in Kauf nimmt. Manches mag auf diesem Darstellungsweg als Thema mehrfach angeschnitten werden und damit bekannt vorkommen. Die jeweils veränderte Perspektive soll jedoch die Komplexität der Strukturen darstellen und damit das Verständnis und die Beurteilung erleichtern oder überhaupt erst ermöglichen. Denn es ist natürlich wenig schwarz-weiß und nicht alles ist dem medizinischen Laien, der ein Krankenhaus nur betritt, wenn unbedingt notwendig, verständlich. Vieles wird nur klar, wenn man versucht, die verschiedenen Sichtweisen zu verstehen.

Das Bemühen darum ist vielleicht einer der Schlüssel für eine gute Medizin der Zukunft, denn diese wird in ihrem zentralen Anliegen nicht durch Politik, Kassen, Verwalter, Berater und andere „paramedizinische" Akteure gestaltet, wobei diese durchaus klug begleiten und den nötigen Rahmen vorgeben können. Die gute, ethisch einwandfreie, den wirklichen Bedürfnissen eines kranken und bedürftigen Menschen folgende, unabhängige und vertrauensvolle Behandlung eines Individuums geschieht aber auf der kleinsten Ebene zwischen aufeinander zugehenden und sich bedingungslos akzeptierenden Menschen wie dies immer so war und sie setzt die vorbehaltlose und durch nichts eingeschränkte Bereitschaft voraus, von der einen Seite mit Freude, Lust, Können und Erfahrung nach den klug erfragten Bedürfnissen helfen zu wollen und auf der anderen Seite dies anzunehmen im positiv kritischen Dialog und alles zu tun, damit eine Behandlung auch ein Erfolg werden kann. So einfach könnte es sein.

Die Mitarbeiter in den Krankenhäusern fühlen sich aktuell von den vielfältigen Aktivitäten, die in schneller Folge medial an ihnen vorüberziehen und irgendwann dann auch Folgen zeitigen, ins Abseits gedrängt und allein gelassen. Krankenhäuser werden privatisiert, kooperiert, oder ganz geschlossen. Das Diktat der Wirtschaftlichkeit bestimmt mit ständig wechselnden Neuerungen und Veränderungen den Alltag. Das Zeitbudget wird immer enger, die Freiräume für die wirklich sprechende und zuwendende Medizin schrumpfen zusammen. Die Sinnfrage stellt sich auch für Ärzte und Schwestern immer mehr. So versteht sich dieses Buch auch als Anwaltspapier für die vielen frustrierten und enttäuschten Arbeiter in den Krankenhäusern auf Stationen und Funktionsabteilungen. Und es soll vor allem denjenigen helfen, die sich in ihrem Herzen noch ihren Idealismus, ihren Optimismus, ihre Freude zum Dienst am Menschen erhalten haben. Daraus kann, wenn man es richtig anstellt, wieder positive Zukunft entstehen. So lebt die Hoffnung, dass das unglaubliche und unvorstellbare Gebäude der Medizin als zentrale Institution der Gesellschaft auch noch in zwanzig Jahren und darüber hinaus von motivierten Menschen getragen und weitergebaut werden kann. Nicht ganz zutreffend, aber auch nicht ganz falsch ist der Spruch von Voltaire: Medizin ist die Kunst, dem Patienten die Zeit zu vertreiben, die der Körper braucht, um sich selbst zu helfen.

Sind unsere Krankenhäuser wirklich schlecht und wenn, wer ist schuld daran?

2

Stellen sie sich vor, sie würden einen Bildungsurlaub in, sagen wir Georgien, Kasachstan oder im Oman unternehmen und dort einen Angina Pectoris Anfall erleiden oder in einen etwas größeren Verkehrsunfall verwickelt werden, der ADAC wäre weit, unerreichbar und sie würden nach einer bereits etwas abenteuerlichen Aktion – denn einen Notarzt unserer Prägung oder ein gut entwickeltes Rettungssystem werden sie dort nicht finden – in das nächstbeste Krankenhaus eingeliefert werden. Es muss nicht einmal eine der bekannten Krisenregionen wie Syrien, Afghanistan oder der Irak sein und lassen wir die Sprach-, Kultur- oder Religionsbarriere außer Betracht, also schauen wir uns nur die medizinische, vielleicht pflegerische Betreuung und Behandlung an und versuchen danach einen Blick in unser eigenes System zu werfen, also ein System, dessen Qualität und Kompetenz zur Zeit, eigentlich bereits seit einigen Dekaden stark in die Diskussion gekommen ist.

Behandelt werden in beiden Systemen Menschen, also Wesen aus Fleisch und Blut mit gleichen körperlichen, geistigen und seelischen, physiologischen oder biochemischen Grundbedingungen oder Vorgängen, mit ähnlichen Ängsten, Sorgen, Nöten, Schmerzen, Hoffnungen. Und in beiden Fällen gelten grundsätzlich die gleichen Regeln des Helfens und die identischen Notwendigkeiten und Maßnahmen, um zu einer Heilung zu gelangen. Was geschieht mit Ihnen in Georgien (das Land und seine medizinischen und gesellschaftlichen Strukturen kennt der Autor aus einem humanitären Projekt ganz gut und kann authentisch berichten), also einem Land mit hoher Kultur, langer christlicher Tradition, also ähnlicher Sozialisation wie in unserer Bevölkerung, aber sehr arm, bzw. mit sehr starken arm-reich Gegensätzen, extrem hoher Arbeitslosigkeit und durchgängig korrupten Systemen, auch in der Medizin. Sie werden in ein Krankenhaus eingeliefert, das diesen Namen nur sehr schwer verdient, denn es ist entweder baufällig im Kern oder zumindest in der erkennbaren baulichen Oberfläche. Der Putz bröckelt von den Decken, die Böden sind wellig und aufgerissen, Türen fehlen. Fensterglas, wenn überhaupt vorhanden, ist gesprungen. Leitungen, auch Starkstromleitungen, hängen frei aus den Wänden, Wasser tropft überall, Rost an allen Leitungen. Und das ist nur das für Sie erkennbare. Denn dahinter sieht es noch schlimmer aus. Dort, wo man Hygiene erwartet

© Springer-Verlag GmbH Deutschland, ein Teil von Springer Nature 2020
M. Wiedemann, *Die Medizin verkauft ihre Seele*,
https://doi.org/10.1007/978-3-662-60956-9_2

und Sorgfalt, Pflege der Dinge, erkennen Sie eine nur geringe Verantwortung für Geräte oder Apparate, die eigentlich der Allgemeinheit gehören und von denen Leben und Gesundheit abhängen können.

Sie sehen Operationssäle, in denen man nach Kontrolle durch unser deutsches Gewerbeaufsichtsamt nicht einmal Tiere schlachten dürfte, sehen Instrumente ungepflegt, verrostet und teilweise zerstört, wild durcheinanderliegend. Sehen, dass man einem Patienten, also vielleicht Ihnen, das mechanische Teil einsetzt, das man einem vorherigen Patienten entnommen hat. Sie würden mit Erstaunen und einem sonderbaren Gefühl feststellen, dass dieses Implantat in einem Militärautoklaven sterilisiert wurde, der selten eine Inspektion erlebt hat oder dessen keimtötende Wirksamkeit nie wirklich überprüft wurde. Dementsprechend finden sich die Infektionsraten nach Operationen in einer Höhe von 10 bis 20 Prozent und der Ausgang von operativen Eingriffen ist hoch schicksalshaft. Sie würden vielleicht bemerken, dass das Narkosegerät, von dessen Funktion in Kürze Ihr Leben abhängen würde, schon mehrere Dekaden auf dem Buckel hat und dass die Gasschläuche braun und rissig, die Gasflaschen rostig und die Narkosemaske schon auf vielen kranken Gesichtern gelegen hat.

Hoffen wir, dass Sie die Operation überlebt haben und der Operateur trotz durchaus widriger Umstände sein Handwerk verstanden hat und auch die Geräte und Implantate ausreichend steril und funktionstüchtig waren. Dann werden Sie mit einem offenen und altersschwachen Lastenaufzug auf eine Station verlegt, die diesen Namen nur ansatzweise verdient. Die Betten sind rostige Gestelle, vielleicht mit denjenigen vergleichbar, die in Kriegslazaretten vor Jahrzehnten üblich waren mit durchgelegenen Matratzen. Bettwäsche gibt es keine. Diese wird in vielen armen Ländern täglich von den Angehörigen gewaschen und von zu Hause mitgebracht. Gleiches gilt für das Essen. Die Kliniken, die ich erlebt habe, hatten keine eigene Küche, meist erfolgte die Belieferung von nahen Restaurants. Diät oder ähnliche Besonderheiten waren kein Thema. Verbandsmaterialien stammten, wenn überhaupt, aus unregelmäßigen humanitären Lieferungen westlicher Länder. Die Kommunikation innerhalb der meist riesigen Krankenhäuser erfolgte über Satellit und Handy. Licht war spärlich und nicht selten aus Energiespargründen vollkommen fehlend. Ich erspare Ihnen den Zustand der Toiletten oder der Räume, in denen kranke Menschen ab und zu notdürftig gewaschen oder gebadet wurden.

Bewundernswert war oft die Hingabe des zahlreichen medizinischen oder pflegerischen Personals, das trotz der erwähnten Umstände Menschen gesund machen konnte, aber noch viel öfter schicksalshafte Wendungen einfach hinnehmen musste und dies mit orientalischer Gleichmut dann auch tat.

Vielleicht noch ein paar weitere Splitter zur Struktur des gesamten Systems in vielen sogenannten unterentwickelten oder Schwellenländern. Eine Krankenversicherung unserer Prägung existierte meist vor einigen Jahren nicht, heute wird manchmal eine Minimalversorgung abgedeckt. Das bedeutet, dass sich für die Behandlung eines Angehörigen meist die gesamte Familie verschulden muss und ohne direkte Geldzuwendung überhaupt nichts läuft. Also muss die Familie das Antibiotikum für die Behandlung der Pneumonie des Vaters selbst besorgen, gleiches trifft zu für das Gelenkimplantat nach Schenkelhalsbruch der Großmutter (oder der

Operateur bekommt das Geld, besorgt das Implantat und rechnet seine Aufwendungen natürlich dazu – von seinem Arztgehalt allein kann er seine Familie nicht ernähren, noch seine Kinder auf eine vernünftige Schule schicken). Noch vor 10 Jahren war die Diagnose Schenkelhalsbruch eine infauste (also zwangsläufig mit dem Tod endende) häufige Verletzung des älteren Menschen. Heute bekommt dieser zumindest eine Operation, wenn seine Familie dies finanzieren kann. Das war's dann aber auch. Physiotherapie oder gar Rehabilitationsmaßnahmen sind unbekannt oder teuer zu bezahlen.

Vielleicht sei noch eine Beobachtung erlaubt, die wohl für die Gesundheitssysteme aller Schwellenländer zutrifft. Eine medizinische Leistung gibt es, wie berichtet, nur gegen Dollars. Aber hat man diese, gibt es eben auch Leistungen, die der sogenannte Patient vielleicht gar nicht benötigt, oder in deren Performance der Operateur vielleicht nicht wirklich versiert ist. Das bedeutet in manchen beobachteten Fällen bei wohlhabenden Patienten: wenig Krankheit, viel Operation, wenig Sachkenntnis und schwerste Komplikation. Zusammengefasst bin ich mir nicht wirklich sicher, ob ich in einem solchen Land lieber arm oder reich sein möchte. Wobei der wirklich Reiche natürlich sein System kennt und seine ganze Familie im Falle des Falles ausfliegen lässt, nach Frankreich, Deutschland, Dubai oder Indien. Dort gibt es zunehmend Kliniken, die vor allem dieses lukrative Segment besonders pflegen. Nach eigener Anschauung fliegen Staatspräsidenten solcher Länder für die Versorgung einfacher Brüche in die Vereinigten Staaten (aber dann natürlich auf Staatskosten) oder nach Europa.

Es ließe sich noch Einiges berichten, aber das Gesagte mag genügen. Sie sind auch nicht wirklich interessiert an der Krankenversorgung in Georgien oder im Kongo und im Falle des Falles greift wahrscheinlich doch die ADAC Golden Card und der Flieger steht bereit.

Spannen wir den Bogen zurück zu Deutschland, einem der am Höchsten zivilisierten Länder der Welt mit einem anerkannt exzellenten Gesundheitssystem, dies zumindest vom Ausland aus attestiert. Der gemeine deutsche Patient, bei welcher Kasse – privat oder nicht – versichert, ob Stadtstreicher, Arbeitsverunfallter, Sozialhilfeempfänger, Beamter, Fließbandarbeiter oder Bundeskanzlerin, gelangt nach einem Unfall oder bei einer mehr oder weniger plötzlich auftretenden Erkrankung direkt oder über einen niedergelassenen Arzt in ein Krankenhaus, von denen es im 30 km Radius über 2000 in Deutschland gibt. In dieser Institution erhält er medizinische Leistungen, ausgeführt von den sogenannten Leistungserbringern im System. Konkret also Ärzten, Pflegepersonal und zahlreichen Berufsgruppen aus dem Medizinsektor, also Laborassistenten, pharmazeutisch-technischen Assistenten, radiologisch-technischen Assistenten, Physiotherapeuten, Diätassistenten, Schreibpersonal, Administration, technischen Diensten und noch zahlreichen Berufsgruppen mehr.

Die rein medizinischen Leistungen sind für Alle gleich, es gibt keinen Unterschied zwischen reich und arm, einflussreich oder abhängig. Der Reiche hat das gleiche Risiko wie sein abhängiger einfachster Arbeiter, zum Beispiel eine Infektion nach einer Operation zu bekommen und er wird mit der gleichen Wahrscheinlichkeit oder auch Unwahrscheinlichkeit nach einer bösartigen Blutkrankheit geheilt. Gleiches gilt für das sogenannte Outcome nach Schlaganfall, Herzinfarkt, oder einem schweren Verkehrsunfall, also bei Vorliegen eines Polytraumas.

Es gibt natürlich viele mitgebrachten Faktoren, etwa das Alter eines Menschen oder seine Konstitution, welche einen wesentlichen Einfluss auf ein Behandlungsergebnis haben. Auch die Zahl und Art der Selbstzerstörung, der Noxen, denen sich ein Mensch freiwillig und bewusst aussetzt, nennen wir Alkohol, Nikotin, Drogen, übermäßige Kalorienzufuhr oder Sport in seiner breiten und intensiven Anwendung, spielen manchmal eine große Rolle. Aber es entscheiden nicht soziale Zugehörigkeit oder der Geldbeutel, ob etwas gut ausgeht oder nicht.

Auch die für ein kulturell hochstehendes Land wie Deutschland unwürdige und anachronistische Zugehörigkeit zu einer privaten Kasse hat – entgegen landläufiger Ansicht, keinerlei Einfluss auf das medizinische Ergebnis. Und ob es unbedingt immer zu einem besseren Ergebnis führt, wenn man vom Chefarzt selbst operiert oder behandelt wird, lasse ich offen. In deutschen Krankenhäusern gibt es für den hohen privaten Kassenbeitrag zumindest einen täglichen Chefarzthandschlag. Zweibettzimmer, Essenauswahl aus einer Speisekarte, Multifunktionsbetten. TV und WLAN haben ja sowieso bereits alle Krankenhäuser, um im Konkurrenzkampf bestehen zu können.

Also ist das System– objektiv gesehen – eigentlich richtig gut, es ist im Großen und Ganzen gerecht und fair abgesehen von Feinheiten, die eigentlich nur der Insider erkennen kann. Trotzdem befindet es sich nach Ansicht von Beobachtern und medial hochpräsenten angeblichen Kennern der Szene in einer schwierigen Situation und der Bürger sieht sein Krankenhaus eher skeptisch und nörgelt an Strukturen, Abläufen, Ärzten, Schwestern herum. Rundherum zufrieden sind die wenigsten. Und Politiker, Kassen, viele Berater und Beratungsinstitute therapieren mit immer neuen – allerdings nicht unbedingt Evidenz basierten Methoden, wie der Einrichtung immer neuer Qualitätsinstitute und Gemeinsamer Bundesausschüsse, am angeblich todkranken Patienten Krankenhaus herum. Trotzdem oder auch deswegen sind in den vergangenen 10 Jahren bereits an die 10 Prozent der deutschen Kliniken ihren Krankheiten erlegen und dementsprechend ausgedünnt präsentiert sich das heutige Krankenhauswesen. Weitere Todesfälle sind zu erwarten und fest eingeplant in den ökonomischen Sandkastenspielen der vor allem überregionalen Politik und der großen Krankenkassen. Denn weniger Krankenhaus soll auch weniger Kosten bedeuten, ein Trugschluss.

Krankenhäuser erscheinen nach außen als träge Tanker mit vielfältigen Angeboten auf den verschiedenen Decks und zahlreichen komplizierten Verbindungen zwischen den unterschiedlichen Ebenen vom Kommandozentrum bis in den Motorraum. Vor allem sind sie schwierig lenkbar und reagieren eher langsam auf innere oder äußere Steuerungsversuche. Sie haben ein starkes Beharrungsvermögen und kommen, wenn falsch programmiert, nur langsam von einem eingeschlagenen Kurs ab. Dies hängt vor allem von ihrem leitenden ärztlichen Personal ab, das die medizinischen Geschicke verantwortet und in entscheidendem Maße das Image eines Hauses in der Umgebung prägt und damit natürlich den wirtschaftlichen Erfolg. Denn Patienten kommen nur dann in eine Klinik, wenn das Image stimmt und nur dann können Untersuchungen, Behandlungen, Interventionen, Operationen stattfinden und natürlich auch abgerechnet werden. Macht man bei seinem leitenden ärztlichen Personal einen Fehlgriff oder stimmt die dauerhafte medizinische Leistung nicht, kann bereits der Niedergang einer Abteilung die gesamte Klinik an den Rand der Existenz bringen. Beispiele in jüngster Vergangenheit gibt es genug.

Gleiches gilt für den Aufbau neuer Abteilungen oder Segmente. Erkennt die Klinikleitung ein Versorgungsdefizit in der Region und setzt nach entsprechenden wirtschaftlichen Berechnungen und Überlegungen auf ein neues Betätigungsfeld, investiert in Geräte, Räume und natürlich auch qualifiziertes Personal – das meist rar ist und damit entsprechend teuer – begibt sie sich auf diffiziles und dünnes Eis. Denn eine wirklich stabile wirtschaftliche Planung ist für Kliniken heute nicht möglich. Was heute noch Geld bringt – nehmen wir Eingriffe an der Wirbelsäule, an Gelenken oder Herzkatheteruntersuchungen – kann sich im nächsten Jahr auf Grund des sogenannten Katalogeffekts grundlegend ändern – und damit das Krankenhaus in eine wirtschaftliche Schieflage bringen. Der Preis für eine Leistung wird jährlich neu kalkuliert und die Auswirkungen auf eine Klinik als Katalogeffekt bezeichnet. Damit hat man ein sehr wirksames Steuerinstrument in der Hand, um Klinikangebote und – Entwicklungen zu beeinflussen und damit die Krankenhausflotte zu lenken. Vor Ort bedeutet dies allerdings, dass ein Haus nach entsprechender Investition teure Leistungen erbringt, plötzlich dafür jedoch kein ausreichendes Geld mehr erlöst. Dieser perfide, aber vielleicht beabsichtigte Mechanismus verhindert eine verlässliche Zukunftsplanung für die Krankenhäuser.

Es werden noch eine Reihe von Beispielen folgen, die die geringen Steuerungsmöglichkeiten beschreiben, die Klinikleitungen heute haben, um ihren Dampfer im Haifischbecken der verschiedenen Interessen zielgerichtet zu bewegen. Und trotz seiner Größe und seiner vielen Mitarbeiter verfügt das Klinikschiff nur über einen geringen Geldmittelballast im Kiel, der die Stabilität vermitteln sollte, denn die Finanzierung gilt es jedes Jahr im kleinlichen Gespräch mit den Kassenvertretern neu zu vereinbaren. Und dort dominieren nur Zahlen, Geld und Gezänk, um die erbrachten Leistungen für das kommende Jahr hoch zu rechnen. Damit ist dann zumindest das Tagesgeschäft finanziert, wobei Begriffe wie Fallpauschalen, Verweildauer, InEK Kalkulationen, Prüfungen durch den MdK und dadurch weggestrichene Leistungen, eine entscheidende Rolle spielen. Die Klinken sind durch diese Gespräche nicht selten gezwungen, quasi von der Hand in den Mund zu leben, langfristige Kalkulationen sind schwierig

Dazu kommt noch ein komplexes Finanzierungssystem für die Kliniken. Im Rahmen der sogenannten dualen Finanzierung geben die Kassen kein Geld für notwendige bauliche oder apparative Investitionen, sowie für Fort- und Weiterbildung. Kassen finanzieren nur das Alltagsgeschäft. Für die Substanz der Häuser und ihre Ausstattung sind die Länder und die Krankenhausträger zuständig, kommunale, kirchliche, Kreise. Oder private, eventuell börsennotierten Unternehmen wie Helios oder Asklepios, dem shareholder value ihrer Klientel verpflichtet, was bedeutet, dass diese um jeden Preis gute schwarze Zahlen zu schreiben haben, wie auch immer. Je nach Finanzkraft der Träger finden sich Krankenhäuser in einem besseren oder schlechteren Zustand, was Bausubstanz oder Gerätepark betrifft.

Damit ist eine Klink zwar ein träger, schwerer Dampfer, aber gleichzeitig ein komplexes, sensibles Gebilde ohne richtig sichere Steuermechanismen und ist der oft groben Kreuzsee zahlreicher konträrer Einflüsse mehr oder weniger hilflos ausgeliefert. Jeder Wellenmacher im Haifischbecken will natürlich das Beste für den kranken Patienten, aber bei vertiefter Betrachtung will er vor allem Macht ausüben, seine ureigensten Interessen durchsetzen, sein Berechtigungspotential demonstrieren.

Soviel zu dem Umfeld, in dem sich ein Krankenhaus behaupten und klug agieren muss, um zu überleben und damit den Menschen einer Region eine optimale medizinische Versorgung gewährleisten zu können. Was hält aber ein Krankenhaus im Innern zusammen? Was sind die Faktoren und Begriffe, um die sich das Denken und Handeln in einer Klinik heute drehen, welche Instrumente haben die Menschen, um im Klinikalltag überleben zu können? Wie haben sich die innersten, treibenden Kräfte in den letzten Jahren verändert? Wie reagieren die Klinikarbeiter auf den Druck und die erheblich veränderten Arbeitsbedingungen vor allem des letzten Jahrzehntes? Schlägt in den modernen Kliniken noch ein gesundes, rhythmisch arbeitendes Räderwerk, das einen sicheren Puls für heute und die Zukunft vorgibt? Machen wir uns auf in die innere Welt eines Krankenhauses.

Medizin

„Die Medizin hat kompromisslos und vollständig unabhängig dem Menschen zu dienen"

Erwarten Sie keine umfassende Abhandlung über die Medizin der Gegenwart in Relation zur näheren oder weiteren Vergangenheit. Oder vielleicht sogar eine einigermaßen vernünftige und realistische Prognose über einige Jahre hinaus. Kein Mensch, der heute in einem bestimmten Fachbereich agiert, kann, selbst wenn er sich gut und wahrhaftig Zeit seines beruflichen Lebens umfassend auf dem Laufenden gehalten hat, das riesige Gebäude der Medizin in all seinen Verästelungen hinein verstehen und sicher auf seine Sinnhaftigkeit beurteilen. Aber doch kann man sich Gedanken zu Entwicklungen und Richtungen machen, diese versuchen, ob ihres Einflusses in das Gesamtgeschehen einer Gesellschaft einzuordnen und zurückhaltende Prognosen abgeben. Natürlich wird man sofort gewaltigen Widerspruch hervorrufen, denn Jeder, der in einem Teilgebiet der Medizin agiert, tut dies natürlich mit dem Anspruch auf den Sinn seines eigenen Tuns. Jeder baut seine tägliche Arbeit, sein Berechtigungs- und natürlich auch Wirtschaftssystem auf diese Sinnhaftigkeit, denn er muss sein spezielles Angebot aus dem großen Bauchladen der medizinischen Handlungen und Leistungen ja mit dem Anspruch auf Wahrhaftigkeit seinen Patienten anbieten und letztlich verkaufen. Er muss es auch den Kostenträgern verkaufen, was nicht ganz einfach ist und gibt es kein gesetzliches Geld für eine Leistung, muss er gesellschaftliche Schwebungen und Strebungen klug aufspüren und verstärken, um davon profitieren zu können.

Letztlich wird jeder Arzt klug formulieren können, weshalb die von ihm vorgeschlagene Behandlung medizinisch sinnvoll ist und er wird und muss dafür auch Belege, zum Beispiel wissenschaftliche Untersuchungen vorweisen können. Heute sprechen wir von Evidenz basierter Medizin und erschlagen mit diesem Schlagwort jede Diskussion. Auch die Leitlinien der Fachgesellschaften folgen diesem Weg und setzen mit ihren Vorgaben die Landmarken für eine eventuelle spätere juristische Beurteilung nach einer vom Patienten als nicht gelungen beurteilten Maßnahme.

© Springer-Verlag GmbH Deutschland, ein Teil von Springer Nature 2020
M. Wiedemann, *Die Medizin verkauft ihre Seele*,
https://doi.org/10.1007/978-3-662-60956-9_3

Doch ist die wissenschaftliche Begründung einer medizinischen Einzelmaßnahme bezogen auf eine Krankheit oder eine Verletzung, oder die Leitlinie einer Fachgesellschaft wirklich deckungsgleich mit den wahren Notwendigkeiten oder Bedürfnissen einer Gesellschaft zu einer bestimmten Zeit in einer bestimmten Umgebung? Also mit der Frage, was braucht der Mensch dieser Gesellschaft wirklich und was ist nur Beiwerk und Tand?

Natürlich müssen bei solchen Überlegungen auch moralische oder ethische Fragen angeschnitten werden. Eine der grundsätzlichen Krankheiten und Widersprüchlichkeiten unseres Systems besteht darin, dass diese Fragen in den meisten öffentlichen Diskussionen aus zum Beispiel politischem Kalkül bewusst ausgeklammert werden. Damit muss man sich nicht mit bestimmten gesellschaftlichen Gruppen, die vielleicht zur eigenen Wählerschaft gehören, überwerfen. Auch sind Fragen, bei denen es schnell um Leben und Tod gehen kann und bei denen vielleicht persönliche Beweggründe eine Rolle spielen, nur sehr schwierig eindeutig und sauber zu beantworten. Die öffentliche, auch politische Diskussion scheut deshalb Entscheidungen auf der Ebene: was ist sinnvoll? Was wollen wir uns leisten? Auf welchem Sektor und für welche Gruppe rationieren wir vielleicht in der Zukunft eine Leistung?

Diese Fragen werden gerne zu den Ärzten und ihren Gremien zurückgespielt. Man vertraut auf deren Kompetenz und kann sich damit elegant aus der gesamtgesellschaftlichen Verantwortung stehlen. Wobei sich jedoch die Arztgruppe ebenfalls stark inhomogen darstellt und nur selten in gemeinschaftlich getragenen Entscheidungen, die auch soziale Aspekte berücksichtigen, findet. Meist gilt auch hier die eher bequeme Regel, allein nach vordergründigen medizinischen Notwendigkeiten zu entscheiden ohne Berücksichtigung eines sozialen oder gesamtgesellschaftlichen Kontextes. Es ist einfacher, noch ein bisschen mehr zu reglementieren und eine neue Leitlinie zu verfassen, als über den wirklichen Nutzen einer Maßnahme für einen Patienten nachzudenken oder dies offen auszusprechen.

Der Fairness halber muss gesagt sein, dass Politik allein und Medizin allein dauerhaft nicht in der Lage sein werden, wirklich mit klarer Kante zu entscheiden. Zu offensichtlich sind die ethischen Widersprüche, in die sie sich begeben und so werkelt man gerne weiter wie bisher. Man klagt gern und ausführlich über den Sinn einer Chemotherapie im hohen Alter oder die steigende Zahl an künstlichen Gelenken und versucht dem Problem mit immer noch einem Qualitätsinstitut, oder den subtilen und öffentlich nicht erkennbaren Katalogeffekten beizukommen, mit denen man Krankenhäuser bei Steigerung einer bestimmten Leistung abstraft. Damit legt man leichtfertig Hand an die Versorgungsqualität, reduziert Betten, dünnt die Krankenhauslandschaft aus, reduziert die Mittel.

Man fragt nicht nach der Sinnhaftigkeit bestimmter medizinischer Maßnahmen, man stellt sich nicht einer fairen öffentlichen Diskussion zu dem Thema, wieweit wir die Medizin treiben wollen. Man beklagt die teure Medizin, fordert öffentlich weitere Rationalisierungskonzepte. Jedem Kenner des Systems ist jedoch bewusst, dass die Rationierung das wahre Ziel darstellt. Kein Verantwortlicher aus Politik oder Kassen würde dies öffentlich äußern, um Wähler nicht zu verschrecken. Es fehlt eine gesamtgesellschaftliche ehrliche Anstrengung, die Ziele und die Wege zu einer optimalen medizinischen Versorgung zu definieren. Um dann die vielen Auswüchse des Systems benennen und abstellen zu können.

Ein Blick auf das Gesamtgebäude. Die Medizin hat heute ein unglaublich hohes und breites Niveau erreicht und manchmal muss man sich fragen, wohin die Entwicklung überhaupt noch gehen soll. Die ganz großen Feinde, die die Menschheit über Jahrhunderte im Griff hielten, sind erfolgreich bekämpft und damit wurde die unglaubliche Sicherheit, auf der sich heutiges Leben aufbaut, überhaupt erst möglich. Wir dürfen heute von der Geburt bis zur Bahre, und diese Spanne wird immer länger, mit einer bis dato undenkbaren Wahrscheinlichkeit bei einigermaßen vernünftiger Lebensweise davon ausgehen, für nahezu jede Erkrankung oder Verletzung einen hoffnungsvollen Therapieansatz zu finden, oder auch einen Arzt, der eine Lösung parat hat. Etwas Vergleichbares gab es in der gesamten Menschheitsgeschichte noch nie. Natürlich werden auch heute und wahrscheinlich in alle Zukunft bereits junge Menschen durch ein bösartiges Leiden dahingerafft oder es taucht ein neuer, bisher unbekannter Erreger auf und erfordert eine gewaltige Anstrengung, die dadurch ausgelöste Erkrankung unter Kontrolle zu bekommen.

Aber die wirklich großen Feinde sind besiegt. Durch die hygienischen Errungenschaften vor allem des 19. Jahrhunderts und die Impfungen im vergangenen sind Pest, Pocken, Cholera in zivilisierten Ländern verschwunden. Die Tuberkulose, der anfangs des 20. Jahrhunderts noch ein Viertel der Bevölkerung erlag, spielt dank Chemotherapie und Antibiose nur noch eine untergeordnete Rolle. Für Diabetes, Nierenversagen und zahlreiche Stoffwechselerkrankungen gibt es kausale Behandlungsmöglichkeiten. Die Therapie der allermeisten Verletzungen ist klar standardisiert und führt meist zur Heilung oder zumindest zu einem Zustand, mit dem man gut leben kann. Gleiches gilt für die moderne Krebsbehandlung. Und wenn schon Heilung nicht erreichbar, wird doch in vielen Fällen ein langes Überleben mit guter Lebensqualität, im Fall eines Tumorleidens spricht man heute von einer chronischen Krebserkrankung, möglich.

Heute sterben 40 % der Menschen an Herz-, Kreislauerkrankungen und dieser Feind ist viel schwieriger greifbar als eine Infektionskrankheit. Der Feind ist versteckt in unseren Lebensgewohnheiten und an diese kommt die Medizin selbst nicht wirklich heran. Die besonderen Ernährungs- und Lebensgewohnheiten unserer Zeit, die über die Fettsucht, den Bewegungsmangel und den Gebrauch von Giften, wie Alkohol und Nikotin die Blutgefäße zerstören und dann die ganze Palette der medizinischen Leistungen fordern, sind durch präventive Konzepte bisher nicht wirklich erreicht und auch für die Zukunft ist eher Skepsis angezeigt. Die Möglichkeiten der Medizin hinken hinterher und dienen in vielen Fällen nur einer bloßen Schadensbegrenzung. Natürlich kann man einen hohen Blutdruck behandeln oder den Cholesterinspiegel im Blut senken, den Zucker einstellen, natürlich kann man eine Arteriosklerose der Herzkranzgefäße invasiv oder semiinvasiv, auch eine Verschlusserkrankung der Hirn- oder Beinarterien operativ angehen. Aber eigentlich sind das bei meist sehr hohem Aufwand nur armselige Anstrengungen, einen vorhersehbar abwärts gerichteten Verlauf vorübergehend günstig zu beeinflussen. Tritt das finale Schadensereignis ein, also der Herzinfarkt, der Schlaganfall, der Baucharterieninfarkt, der Nierenarterienverschluss, helfen allenfalls nur noch rehabilitative oder palliative Maßnahmen. Und da viele dieser Ereignisse in höherem Lebensalter eintreten, damit als degenerative Erkrankungen eines alternden Organismus angesehen werden müssen, sind auch die Versuche zur Schadensbegrenzung meist von wenig Erfolg gekrönt.

Weitere 40 % der Menschen versterben in Folge einer bösartigen Erkrankung. Wie bereits erläutert, sind die meisten Krebse in jüngerem oder mittlerem Lebensalter je nach dem Zeitpunkt der Erstdiagnose mit gutem Erfolg zu behandeln. Das absolute Gros der bösartigen Tumoren betrifft jedoch den älteren oder alten Menschen und hat damit eine wesentliche Ursache ebenfalls in der altersgemäßen Reduktion der Lebenskraft der Gewebe und der Organe. Die Therapiemöglichkeiten bei dieser Population sind begrenzt, da vor allem die Gesamtsituation und Gesamtvitalität der älteren Tumorträger über das sogenannte Outcome entscheidet. Der ältere Mensch ist meist an mehreren Organsystemen erkrankt, er leidet auch an Durchblutungsstörungen, Diabetes, Fettleibigkeit, Bewegungsarmut und zunehmend auch an psychisch-seelischen Krankheiten und die – oft auch invasive oder aggressive Therapie des Tumorleidens – hat sich an der Gesamtsituation des Körpers, dessen Multimorbidität zu orientieren. Die mittelfristigen Ergebnisse einer Behandlung sind oft schlecht und entsprechen selten den Erwartungen der Patienten oder der Angehörigen. Meist sind es auch komplexe und schwierige Verläufe nach operativen Eingriffen, die im Nachhinein schwere ethische Fragen über das „Ob" der invasiven Behandlung aufwerfen.

Als subjektives Resümee zu diesem Punkte möchte ich vermitteln, dass unsere Gesellschaft riesige Anstrengungen unternimmt, um den Krebs zu besiegen und seine Folgen und Auswirkungen zu lindern. Dieser Wunsch ist verständlich und entspringt der dem Menschen innewohnenden Auflehnung gegen das Schicksal. Die Krebsgeißel hat jedoch eine wesentliche Ursache im unabdingbaren Älterwerden. Degeneration und Verfall des Körpers werden in der Mehrzahl der Fälle durch eine noch so suffiziente Krebsbehandlung nicht wesentlich zu beeinflussen sein und es ist eine Fata Morgana, sich mit der Besiegung des Krebses höchste Lebensqualität bis ins höchste Alter zu versprechen. Heute scheint eher die kritische Frage erlaubt, ob der enorm hohe personelle, apparative, finanzielle Aufwand der Krebsbehandlung wirklich der moralisch und ethisch einzig richtige Weg ist, mit den bösartigen Erkrankungen vor allem in deren fortgeschrittenen Stadien, umzugehen.

Zu den Verletzungen als weiterem großen Teil der Todesursachen. Auch bei diesem Punkte spielt das Alter eine entscheidende Rolle. Jüngere Menschen mit oft schwersten Verletzungen haben heute eine sehr gute Chance, annähernd wiederhergestellt einen Unfall zu überleben. Mit steigendem Lebensalter sinkt jedoch die Überlebenschance bereits bei mittelschweren Verletzungen erheblich, zu nennen sind beispielhaft die Brüche des körpernahen Oberschenkels. Natürlich ist es Verpflichtung einer modernen Gesellschaft, diese Menschen bestmöglich operativ zu versorgen, zu rehabilitieren, um eventuell auch eine soziale Reintegration zu ermöglichen. Aber die Botschaft ist wichtig. Eine noch so gute operative oder nichtoperative Behandlung kann den Altersprozess aufhalten. Wir können heute Verletzungen bei älteren Menschen zwar einigermaßen reparieren, wir können damit aber den weiteren Weg nicht wirklich günstig beeinflussen.

Begonnen haben wir mit den großen Feinden des menschlichen Wohlergehens in den vergangenen Jahrhunderten. Diese haben wir weitgehend im Griff. Die heutigen Feinde sind andere, multifaktoriell, selbstgemacht, verschleiert, komplex. Es gibt keine großen Infektionswellen. Die jährlichen Grippeepidemien, multiresistente Keime, Aids, Krankenhausinfektionen sind im Vergleich zu den Pockenepidemien vergangener Jahrhunderte – trotz des regelmäßigen medialen Aufschreis – Lappalien. Sie haben nicht selten komplexe Ursachen, die unter anderem mit unreflektierten therapeutischen Maßnahmen zusammenhängen. Anzuführen ist die überaus laxe Antibiotikatherapie bei jeder Bagatelle, aber auch eine unsaubere Indikationsstellung für manche operative Eingriffe.

Der große Feind, wenn man denn ihn als Feind bezeichnen kann, ist das Älterwerden und die damit verbundenen Gebrechen oder degenerativen Erkrankungen. Wir wissen, dass die letzten beiden Lebensjahre eines Menschen, bezogen auf die Gesundheits- oder Krankheitsausgaben, genauso viel kosten wie seine ganze übrige Lebenszeit. In diesen beiden Jahren können wir als Ärzte in vielen Fällen mit unseren Pillen oder Operationen lindern. Aber wir verändern damit den schicksalsgemäßen Verlauf trotz einer riesigen Anstrengung nur marginal und vermögen allenfalls die Lebenszeit um ein paar Monate zu verlängern oder, je nach Sichtweise, die sogenannte Lebensqualität etwas zu verbessern. Wie viel der betroffene Mensch wirklich davon profitiert, mag dahingestellt bleiben.

Es scheint an der Zeit, eine breite gesellschaftliche Diskussion zu einer der essentiellen Fragen im Gesundheitswesen anzustoßen? Wie soll eine moralisch einwandfreie Medizin für die ältere Population, zu der wir ja irgendwann auch gehören werden, aussehen? Wie weit wollen wir unsere Maßnahmen treiben? Wann überschreitet eine Therapie eine ethisch vertretbare Grenze? Wünschen wir wirklich im Alter maximale Maßnahmen mit hoher, oft nicht mehr kontrollierbarer Nebenwirkungsrate ohne echten Nutzen für den geschwächten Organismus und ohne dass der reduzierte Geist den Gesamtrahmen noch zu verstehen imstande ist? Und wenn damit der wirkliche Nutzen für den älteren kranken Menschen, also seine Lebenszeit und Lebensqualität in keiner Relation zu dem riskanten Aufwand, auch zu den Kosten steht?

Auch über diese Kosten sollte man sprechen. Denn die Ausgaben im Gesundheitssektor können und dürfen nicht ins Unendliche steigen und sind begrenzt. Übermäßige Ausgaben in einem Gesundheitssektor führen zwangsläufig zu Einschränkung in anderen Bereichen, auch anderen gesellschaftlichen Bereichen.

Diese schwierigen Fragen gilt es breit zu diskutieren. Denn genauso wie es ethisch zweifelhaft ist, bei klarer Indikation nicht alles zu machen und anzubieten, was moderne Medizin zu liefern imstande ist, ist es ethisch fragwürdig, extreme und riskante Therapien ohne Berücksichtigung der individuellen Situation und ohne Berücksichtigung möglicher, eventuell deletärer Folgen oder Komplikationen, über die ältere Population auszustreuen. Wir müssen uns dabei auch fragen, wie viel Medizin wir uns selbst antun lassen wollen und ob wir nicht in vielen Fällen, vor allem im hohen Alter, das rechte Maß verloren haben.

Aber Medizin ist nicht nur im hohen Alter kritisch zu hinterfragen. Auch bei Maßnahmen im jüngeren Alter muss man sich über die Sinnhaftigkeit mancher

Methoden seine Gedanken machen. Nehmen wir als ein Beispiel die Kniebinnenchirurgie. Ein kurzer Ausflug in die Historie. Die arthroskopische Chirurgie heutiger Prägung existiert seit knapp 30 Jahren und in diesem Zeitraum sind Hunderte von ambulanten Zentren oder entsprechende Abteilungen in Kliniken gegründet oder aufgebaut worden. Aber Kniebinnenschäden gab es natürlich auch vorher. Es gab Fußball- und sonstige Sportverletzungen, Arbeits- und Verkehrsunfälle oder einfach degenerative Veränderungen, im Verlauf des Lebens entstanden ohne erkennbare Ursachen. Die allermeisten dieser Schäden wurden noch vor 30 Jahren konservativ behandelt. Mit Ruhigstellung, vielleicht einem Gipsverband, etwas Schonung und Bewegungs- oder Sportkarenz. Und die meisten dieser Läsionen sind ausgeheilt mit nur geringen oder keinerlei Beeinträchtigungen. Dazu zählen unter anderem die Verletzungen des vorderen Kreuzbandes. Nur selten blieb nach einer solchen Verletzung eine behindernde Instabilität zurück und nur selten trat eine vorzeitige Arthrose auf Grund der geringen Instabilität und Inkongruenz auf.

Heute gilt in professionellen Sportlerkreisen, aber auch bei den meisten Freizeitsportlern die Chimäre der absoluten Reparabilität eines Kniebinnenschadens. Dies führt so gut wie immer zu dem Rat, den operativen Weg zu wählen, wenn denn ein solcher Schaden eingetreten ist. Im spezialisierten orthopädischen Bereich wird die Möglichkeit des konservativen Vorgehens nach eigener oftmaliger Erfahrung gar nicht mehr diskutiert und mit dem Patienten erörtert. Es wird suggeriert, dass wie bei einem Reifenwechsel nach einem Kreuzbandeinbau der Urzustand bezüglich Kraft und Funktion komplett wiederhergestellt werden kann. Eine Reihe von Untersuchungen zeigt, dass dies nicht möglich ist, dass immer Defekte verbleiben und meist die frühere Sportfähigkeit – so dies überhaupt das Thema ist – nicht erreichbar ist.

Aber das einfache Denkschema, Band kaputt, muss repariert werden – hält Hunderte von ambulanten Operationszentren am Leben. Der heutige aufgeklärte Patient mit einem Bandschaden folgt in seinem Integritätswunsch brav den Ratschlägen von Sportärzten und Betreibern von ambulanten Op. Zentren und legt sich unters Messer zur angeblichen Wiederherstellung seiner Sportfähigkeit.

Von diesem Wahn der Wiederherstellung der vollständigen körperlichen Integrität sind jedoch nicht nur junge Sportler befallen. Auch und vor allem die reiferen Semester, die die Stählung ihres Körpers zur Religion erhoben haben, folgen willig den Angeboten der Operationszentren. Diese Zentren und die mit ihnen zusammenarbeitenden Phyiotherapiepraxen leben von dem Reparaturwunsch der Bevölkerung und bedienen den Wunsch, ja fast die Sucht nach körperlicher Wiederherstellung und Unversehrtheit. Die Tatsache, dass alleiniges körperliches Training ohne Operation zum gleichen oder oft einem besseren Ergebnis führt, dies ganz ohne Komplikationen und viel schneller, passt nicht in das Denkschema des reparaturgewohnten Zeitgenossen. Und der eher zurückhaltende, weise Arzt, der zu konservativer Behandlung rät, wird schnell gegen einen anderen ausgetauscht, der sich mit seinem Wissen auf der Höhe der Zeit befindet.

Allein dieser orthopädische Teilbereich kostet der Gesellschaft Hunderte von Millionen im Jahr, nicht gerechnet der volkswirtschaftliche Schaden durch die sehr lange Arbeitsunfähigkeit der operierten Patienten. Und trotz des Wissens um die

Notwendigkeit eines sozial ausbalancierten Gesundheitswesens, in dem Alle für Alle bezahlen, sollte man anmerken, dass Kniebandverletzungen meist Menschen erleiden, die sich Sportarten, wie vor allem das Schifahren leisten können. Und dieser Faktor betrifft durchaus noch andere Leistungen in sensiblen plastischen oder sportmedizinischen Bereichen, in denen man zumindest über eine Kostenbeteiligung nachdenken sollte.

Ähnliches galt über Jahrzehnte für die sogenannte diagnostische Arthroskopie bei degenerativen Erkrankungen des Kniegelenkes, also dem Verschleiß des Gelenkknorpels oder einer Arthrose. Dieser Eingriff war einer der häufigsten in Bundesdeutschland. Und einer der überflüssigsten und unsinnigsten. Es gab keine seriöse Untersuchung, die einen längerdauernden Benefit dieser Operation nachweisen konnte. Arthrose ist eine degenerative Veränderung der Gelenke, die meist ohne erkennbare Ursache mit zunehmendem Alter auftritt und nicht wesentlich richtunggebend positiv beeinflusst werden kann – natürlich wie überall mit Ausnahmen. Trotzdem wurden diese Eingriffe wie Bonbons angeboten, angenommen und durchgeführt und dies mit einer gar nicht geringen Komplikationsrate, die dann wirklich zu einem Problem führen konnte. Natürlich gibt es eine Reihe von harten Indikationen für eine Arthroskopie, abgerissene Meniskusteile zum Beispiel oder andere die Beweglichkeit störende Elemente. Aber das Gros der Kniegelenkspiegelungen diente nicht der Heilung der Patienten, sondern war der Wirtschaftlichkeit der Praxen oder Kliniken geschuldet. Der Ehrenrettung der Kassen und Fachgesellschaften muss aktuell konstatiert werden, dass ein Teil dieser über Jahre angebotenen und durchgeführten Leistungen – wie sogenannte knorpelaufbauenden Maßnahmen, Knochenanbohrungen, Microfracturing – aus dem ambulanten Katalog herausgenommen wurden und damit die Kniechirurgie wieder etwas seriöser aufgestellt wurde. Über viele Jahre hatte man jedoch den Eindruck, dass jeder Mensch mit einem Alterungsprozess seines Kniegelenks besser einen großen Bogen um ein ambulantes Operationszentrum machen sollte, um nicht zu einem arthroskopischen Verfahren überredet zu werden.

Bei genauem Hinschauen und wirklich kritischer Analyse von Entwicklungen im heutigen Medizinwesen lassen sich, wie beispielhaft angeführt, viele diagnostische oder therapeutische Verfahren finden, bei denen der Aufwand und damit auch der potentielle Schaden in einem nur schwachen Verhältnis zum Nutzen für den Patienten stehen.

Alles in allem ist die moderne Medizin jedoch ein faszinierendes und sich ständig Chamäleon – artig und schillernd veränderndes Gebilde. Es gibt viele Randerscheinungen und wie in vergangenen Jahren und Jahrhunderten werden dauerhaft nur diejenigen Verfahren übrigbleiben, die wirklich und ernsthaft dem Menschen in seiner Not helfen können. In jeder Generation gab es Irrwege, Scharlatane, Propheten, Heilsverkünder, Medizinideologen, die die Gesetze und Schwingungen ihrer Zeit erspürt und mit bestem Willen und lautersten Absichten an einer Verbesserung des Wissens und der Behandlungstechniken gearbeitet haben. In der Zeit selbst, unter dem engen Blick der vorhandenen Möglichkeiten, der gesellschaftlichen Herausforderungen und Wünsche war oft der wirkliche Sinn und dauerhafte Nutzen einer Maßnahme nicht erkennbar.

So ist es trotz unseres riesigen Wissensgebäudes auch heute. Auch wenn unsere Hybris uns Anderes einflüstert. Medizin ist nicht allmächtig, nicht unfehlbar, nicht ohne ethischen Hintergrund zu verstehen und tickt nicht immer so, wie es uns die heutigen Taktgeber einflüstern. Es scheint an der Zeit, nicht nur in Extrempositionen und Extremwünschen zu denken und zu handeln. Gesellschaftlicher Mut der Verantwortlichen in Vorder- und Hintergrund ist gefragt. Es wird nicht ohne Widerstände gehen, den wahren Kern einer wirklich menschenorientierten Medizin zu erspüren, kritisch zu definieren und im gesellschaftlichen Konsens umzusetzen.

Pflegedienst

Wer pflegt uns heute und wer morgen?

Kommen wir zu den Arbeitern im Krankenhaus. Beginnen möchte ich mit der zahlenmäßig größten Berufsgruppe, den Schwestern und Pflegern. Zugegeben ist meine Sicht die des Arztes und meine Sozialisation ist durchaus unterschiedlich von der einer Schwester. Aber unsere Intention am Patienten, unsere Arbeitsauffassung, unsere Vorstellungen von einer guten Behandlung entspringen den gleichen humanitären oder sozialen Wurzeln und wir arbeiten eng genug zusammen, um ein tiefes Verständnis für die andere Gruppe entwickeln zu können. Mit dem Pflegedienst möchte ich auch deshalb beginnen, weil dessen Probleme schnell zunehmen und den beobachtenden Arzt mit großer Sorge erfüllen.

Auch hier sei ein kleiner Abstecher in die Geschichte erlaubt. Nicht zurück bis zu Florence Nightingale, aber doch bis in die Mitte des letzten Jahrhunderts, also in eine Zeit, die der älteren Generation noch sehr präsent ist. Präsent auch, weil Krankenhausaufenthalte als prägende Engramme unverrückbar abgespeichert werden. Denn wie Nine-Eleven im kollektiven Bewusstsein eingebrannt ist, wird eine Klinikbehandlung in der individuellen Sichtweise als extraordinäres Erlebnis empfunden und jeder Gesprächsfetzen lebenslang gespeichert. Auch jede Handreichung einer Schwester, von der man noch Jahrzehnte später genau die Haarfarbe beschreiben kann – sofern sie kein Häubchen getragen hat.

Also betrachten wir eine Schwester in einem Krankenhaus der fünfziger Jahre, dies meist unter kirchlicher Trägerschaft stehend. Sie war als junge Lernschwester ausgebildet worden in der Tradition der selbstlosen Hilfe und dem aufopferungsvollen Dienst am kranken, leidenden Menschen und hat diesen Dienst lebenslang und mit Hingabe geleistet. Sie war eingebunden und eingebettet in eine straffe Hierarchie von der Mutter Oberin bis zu ihrer Stationsleitung reichend und war dazu erzogen, die erhaltenen Direktiven umzusetzen, als quasi verlängerter Arm des Arztes, der eine Behandlung verantwortlich leitete und damit auch die Schwester. Das Wort

© Springer-Verlag GmbH Deutschland, ein Teil von Springer Nature 2020
M. Wiedemann, *Die Medizin verkauft ihre Seele*,
https://doi.org/10.1007/978-3-662-60956-9_4

des Arztes war Gesetz, der Platz der Schwester war eindeutig definiert und diese Struktur wurde ohne Kritik akzeptiert.

Eine erfahrene Schwester hat einen wertvollen Platz im Krankenhausablauf eingenommen und wurde häufig mit verantwortungsvollen Tätigkeiten betraut und hat dies als besonderen Vertrauensbeweis begriffen. Der zur damaligen Zeit noch stark abhängige Patient hat das Wort und die Anordnung seiner Schwester meist bedingungslos akzeptiert, fühlte sich in dieser Abhängigkeit aber auch sicher und gut aufgehoben. Er wusste, dass alle Menschen auf seiner Station für ihn nach den geltenden Regeln der Medizin das Beste anstrebten. Anderes zu denken wäre ihm nie in den Sinn gekommen. Für die Schwestern zu dieser Zeit war es eine absolute Selbstverständlichkeit, dass der ihnen zugeordnete Patient – eventuell auch weit über das geforderte zeitliche Maß hinaus – vollumfänglich, gepflegt wurde und dafür war die Zeit auch da. Und die Pflege erschöpfte sich nicht in körperlichen Maßnahmen, sondern schloss immer die psychische oder seelische Betreuung mit ein. Zugegeben, in einer Zeit der noch stärkeren religiösen Verankerung der Menschen war dies einfacher als heute und auch der Begriff des Schicksals war noch bekannt und wurde – wenn es manchmal auch schwer war – so doch akzeptiert.

In den folgenden Jahrzehnten gewann die Pflege zunehmend an Selbstbewusstsein und entwickelte eigene Denk- und Handlungsstränge, die zu einer deutlichen gegenseitigen Abgrenzung der am Patienten handelnden Personen führte. Die emanzipierte Pflege, zunehmend vertreten und angeführt durch einen Pflegedirektor/Direktorin, gleichberechtigt im Leitungsgremium der Krankenhäuser neben Ärztlichem und Verwaltungsdirektor eingesetzt, entwickelte eigene hierarchische Strukturen und eigene Ansätze zu den Arbeitsabläufen im Krankenhaus. Die früheren Direktiven der Ärzteschaft auch in den organisatorischen pflegerischen Bereich hinein wurden zunehmend geschleift und sukzessive entwickelte sich ein großer autonomer Machtblock, der eigenen Gesetzen gehorcht. In diesem heute straff durchorganisierten Pflegegebäude herrscht eine steile Hierarchie mit rein administrativen Zwischenebenen und es ist nicht einfach, von einer Stufe in die nächste zu springen. Ohne das Wohlwollen und die Protektion des Direktors an der Spitze läuft nichts.

Einflussnahme von außen in dieses System ist so gut wie nicht möglich, nicht von Verwaltungs- und gar nicht von ärztlicher Seite. Trotz der ständigen Präsenz des Pflegepersonals auf allen Stationen oder Funktionsabteilungen ist das Pflegegebäude so etwas wie eine Black Box im Krankenhaus, das über vielfältige Informationen verfügt und diese auch klug spielen kann. Damit kann die Pflege heute an vielen kleinen und größeren Hebeln in die Geschicke einer Klinik eingreifen und bestens informiert und vorbereitet mehr oder weniger augenscheinlich machtvoll agieren. Diese Strukturen sind in den stark eigenständigen ärztlichen Bereichen nicht annähernd so perfekt entwickelt, da hier keine eigene Funktionärsebene besteht, die nur die Organisation und den Selbsterhalt zum Ziel hat. Ärztliche Bereiche definieren sich fast vollständig über patientenorientierte Inhalte. Außerdem stehen in den verschiedenen Fachabteilungen meist selbstbewusste, oft dominante Chefärzte an der Spitze, die vor allem ihre Abteilung im Fokus haben, zwar zunehmend interdisziplinär denken und handeln, daneben aber eine starke Eigenständigkeit pflegen und in diesem Sinne ihre Mitarbeiter prägen. Raum für ein gemeinsames, klinikübergreifendes, machtvolles Agieren und nicht selten auch Reagieren auf innere oder äußere Veränderungen besteht unter dem Druck des Alltags nicht wirklich.

Die kluge und stringente Durchorganisation der Pflege bedient sich vieler Instrumente, von denen wohl die regelmäßigen Entwicklungsgespräche das Wirksamste darstellen. Jeder Mitarbeiter der Pflege wird in jährlichen oder kürzeren Abständen von der nächst höheren Funktionärsebene zum Gespräch geladen und seine Ist Situation besprochen, Gutes und Schlechtes reflektiert. In diesen Mitarbeitergesprächen werden auch persönliche Zukunftsperspektiven besprochen und bewertet. Natürlich sind diese Gespräche grundsätzlich positiv zu bewerten und dienen auch dazu, einem Mitarbeiter die Sicht seines Arbeitgebers zu vermitteln oder ihm Anreize für seine Zukunft zu geben. Gleichzeitig sind sie ein ideales Mittel, jedem seinen Platz zu zuweisen und das Pflegegebäude zu festigen mit eindeutigen Direktiven von oben.

Mit diesen Veränderungen haben sich schleichend Schwerpunkte in den Kliniken verschoben, weg von der Einflussnahme der Ärzte hin zu einer stärkeren Machtteilung mit anderen Gruppen. Diese Verschiebung hat vor allem in der letzten Dekade noch zugenommen durch den wirtschaftlichen Druck und die verstärkte Machtposition der Verwaltungen. Und damit die ärztlichen Einflussmöglichkeiten weiter stark beschnitten mit entsprechenden Folgen für das ärztliche Selbstverständnis.

Die Abgrenzungstendenzen der Pflege werden voraussichtlich noch zunehmen. Eine der Ursachen ist die steigende Akademisierung und Diversifizierung der Pflegeberufe und die Besetzung vieler Schaltstellen in den Kliniken, die nicht direkt mit Pflege, aber mit Organisation und Wirtschaftlichkeit zu tun haben. In den meisten Häusern werden wichtige Funktionen mit ehemaligen Mitarbeitern aus der Pflege besetzt, die diese neuen Aufgaben als Karrieresprung begreifen und auch als Möglichkeit, dem immer schwierigeren, Kräfte- und zeitraubenden Alltag, sowie den Diensten zu entfliehen und damit mehr insgesamte Qualität für ihr Leben zurück zu gewinnen. Auf diesem Weg erlangt die Pflege zwar nicht direkt, aber doch klar erkennbar, immer mehr Machtanteile im Krankenhausgefüge. Dies ohne Wertung, aber als Tendenz klar und eindeutig festzustellen.

Wie hat sich aber die Tätigkeit auf den Stationen für die Schwestern und Pfleger in den letzten Jahren verändert? Wieso finden sich immer weniger junge Leute, die diesen Weg gehen und noch entscheidender, wieso brechen immer mehr Pflegekräfte im besten Alter ihre Tätigkeit im sicheren öffentlichen Dienst ab, gehen in die ambulante Pflege, wagen vollständig alternative Wege oder gleiten aus dem täglichen Hamsterrad ausgelaugt und frustriert in den frühen Vorruhestand?

Immer schneller, immer früher, immer kürzer, immer standardisierter, immer bürokratischer, immer anspruchsvoller, immer schwieriger, immer weniger, sind einige typische Adjektive, die den Alltag des Pflegepersonals beschreiben und in der Summe die zunehmende Unmöglichkeit beschreiben, den Arbeitstag ohne dauerhaften Schaden an sich oder seiner Einstellung zu bewältigen. Natürlich ist es der ökonomische Druck, der auf den Klinken lastet und die Arbeitsabläufe entscheidend definiert. Hatte man noch vor 20 Jahren viel Raum, Zeit und Gelegenheit, sich umfassend um einen kranken Menschen zu kümmern und nahm ökonomische Notwendigkeiten nur am Rand wahr, so herrscht heute ein unglaublicher und auch bei genauer Betrachtung unverständlicher Organisations-, Rationalisierungs- und Dokumentationswahn. Die klassische Krankenschwester in großen Phasen des letzten Jahrhunderts hatte immer die persönliche Betreuung eines Patienten im Focus, sein Wohlergehen in körperlicher und psychischer Hinsicht. Dazu musste ein Mensch gewaschen und gepflegt werden, Verbandswechsel oder sonstige spezielle medizinische Verrichtungen waren erforderlich, Visiten waren durchzuführen und vor- sowie nachzubearbeiten. Der Patient brauchte etwas zum Essen und er brauchte persönliche Zuwendung, Beistand, ein Gespräch, ein Zeichen der wirklichen Anteilnahme. Es brauchte einen kleinen, sehr überschaubaren Zeitkorridor für Dokumentation in den Stationsunterlagen und einen ebenfalls kleinen für die Übergabe an die nachfolgende Schicht. Diese Korridore wurden meist auch genützt für die Weiterbildung der jungen Schwestern oder vor allem für das persönliche Gespräch untereinander, um Probleme, Nöte, Sorgen, eigene Verletzungen, aber auch freudige Ereignisse zu diskutieren und zu besprechen. Diese Gespräche, oft auch in den Diensten mit Ärzten, hatten vor allem das Ziel und die wichtige Aufgabe, sich gegenseitig zu stützen, Solidarität zu bekunden, um den oft schwierigen und anstrengenden Alltag besser und überhaupt bewältigen zu können.

Die Stationen waren über viele Jahre, sogar Jahrzehnte äußerst stabil in ihrer Besetzung und waren so etwas wie eine Ersatzfamilie, verbrachte man doch die größte Zeit seines Berufslebens, nicht selten seines gesamten Lebens in der Klinik. Schülerinnen wurden langsam wie Kinder in diese Familie integriert und älteren Schwestern mit körperlich oder seelisch begründeten Leistungsdefiziten wurde Support gegeben, so dass sie besser über die Runden kamen. Auch junge Ärzte, wenn sie sich ordentlich benahmen, wurden aufgenommen und erlernten über diese engen Schwesternkontakte die praktischen Basics einer Behandlung, von der sie, frisch von der Uni kommend und mit unnötigem Wissensballast überfrachtet, keine Ahnung hatten. Vielen jungen Ärzten wurde in Nachtdiensten von patenten, praktischen und kompetenten Schwestern und Pflegern das Händchen bei kleinen oder größeren Operationen geführt und ein angehender kluger Mediziner tat gut daran, sich mit seinen Pflegemitarbeitern gut zu stellen.

Zurück zum Pflegedienst. Zu diesen gelobten Zeiten kümmerte sich die Pflege mit über 90 % ihrer Kraft und Zeit um die Menschen auf ihren Stationen und dementsprechend groß war die Zufriedenheit dieser kranken und den medizinischen Helfern ausgelieferten Menschen. Groß war aber vor allem auch die Zufriedenheit der Pflegenden selbst mit ihrer Arbeit, ihrem Arbeitsplatz und ihren Kollegen. Natürlich gab es zu diesen Zeiten auch Streit und Unkollegialität, Ärger mit Patienten oder den Ärzten auf der Station. Es gab Kollegen mit denen man besser und andere, mit denen man schlechter konnte. Es gab auch viel Menschliches bei der engen Arbeit am Menschen und dessen Ringen mit dem Schicksal. Aber es gab dieses starke Gefühl des Aufgehobenseins in einer tragenden Gemeinschaft. Und diese Gemeinschaften entwickelten ein intensives Wir Gefühl, die Stationsmitarbeiter verbrachten viel Freizeit miteinander, organisierten Feste und Freizeiten und hatten eine nur geringe Neigung, Station oder Arbeitgeber zu wechseln.

In nur 10 Jahren ist diese Welt Vergangenheit geworden. Wer heute als wacher Besucher einen Stationsstützpunkt über einen Vormittag lang beobachtet und einen

Vergleich zu früheren Zeiten ziehen kann, traut seinen Augen nicht mehr. Er sieht gehetzte Schwestern, die einen Großteil ihrer Arbeitszeit mit Schreiben, Dokumentieren, Telefonieren, Bögen ausfüllen, Organisationsarbeit am PC ausfüllen. Er wird feststellen, dass keine Schwester mehr in der Lage ist, eine Tätigkeit von Anfang bis Ende zu erledigen, sondern in ihren Arbeitsabläufen ständig gestört und unterbrochen wird. Er wird feststellen, dass die Schwestern im Rahmen der sogenannten Gruppenpflege nur noch Zuständigkeit für einen Teil einer Station übernehmen müssen und vom Rest nur noch fragmentarisch eine Ahnung haben.

Die Aufgaben der Schwestern sind nicht mehr primär patientenzentriert, sondern folgen administrativen, patientenfernen Strukturen, die wie ein Netz über den Tag gelegt erscheinen. Jeder Patient ist in seiner Aufenthaltszeit auf einer Station bezüglich sämtlicher Abläufe und Verrichtungen genau getaktet, dies als Folge der extremen Termin- und Ablauftreue, die einzuhalten ist, um einer externen Überprüfung standhalten zu können. Diese externe Überprüfung einer heutigen gläsernen Klink ist einfach und wird ständig von den Kassen und dessen medizinischem Dienst unter dem Motto durchgeführt, bei einer sogenannten Fehlbelegung den Krankenhäusern den Erlös für eine durchgeführte Behandlung vorenthalten zu können. Da jedoch nur wenige Patienten auf einer Station gleiche Krankheits- oder Verletzungsmuster aufweisen, müssen ständig die diversen Standards eingehalten werden, um sich noch im Rahmen einer Normbehandlung aufzuhalten und damit im grünen Bereich, in dem eine Behandlung nicht nur leitlinienkonform abläuft, sondern auch extern akzeptiert, juristisch einwandfrei ist und sich vor allem auch finanziell für das Krankenhaus rechnet. Und bereits ein Tag zu lange in der Klinik kann bei der engen Kalkulationsmarge aus einer gerade noch lukrativen Behandlung eine defizitäre machen.

Jeder Mensch mit gesundem Verstand kann sich vorstellen, wie schwierig es im Einzelfall sein mag, einen kranken älteren Patienten mit unklarer sozialer Situation und mit eigenem starken Willen bei hohen Ansprüchen seiner verschiedenen Angehörigen in den Ablauf einer SOP (Standard Operating Procedure) zu pressen. Die Hauptaufgaben der Patientenführung im obigen Sinne obliegen zwar den verantwortlichen Ärzten. Der Pflegedienst ist es jedoch, der die zahlreichen Anordnungen, die entweder in fixen Leitlinien vorformuliert sind oder akut angeordnet werden, stringent im Organisationsgefüge einer Klinik umsetzt und die Schwestern sind damit einen Großteil ihrer Zeit beschäftigt. Dies bedeutet ständigen Telefondienst oder Eingaben am PC und ständige Unterbrechung einer Maßnahme am Patienten. Die Abläufe werden streng intern kontrolliert, da in der Feinjustierung der Organisation vor Ort, wie bereits beschrieben, Geld gewonnen oder verloren werden kann. Die Kontrolle übernehmen Mitarbeiter der Controllingabteilung im Krankenhaus, meist ehemalige Schwestern oder Pfleger, und ermahnen bzw. schulen in internen Qualitätszirkeln ihre früheren Kollegen.

Neben der reinen Ablaufsteuerung während eines stationären Aufenthalts gilt es die notwendigen Maßnahmen nicht nur zu tun, sondern vor allem auch ausführlich und eindeutig zu dokumentieren. Geschehen ist nur, was dokumentiert wurde, eine Maxime des täglichen Handelns, die junge Schwestern und Ärzte bereits am ersten Tag lernen und die sie während ihres Berufslebens ständig begleitet. Die

Dokumentationspflicht ist der größte Zeit-, Kraft- und Ressourcenfresser im heutigen Krankenhausleben und – erleben und raubt dem kranken und bedürftigen Menschen Stunden der täglichen Schwesternarbeitszeit. Die einzelne Schwester hat sich mit diesen ungeliebten Pflichten zu arrangieren, die sie jedoch immer weiter von ihrem ursprünglichen Schwesternethos entfernt und nicht selten in die innere Emigration treibt.

Verschärft wird die Gesamt- wie auch die persönliche Situation durch den ökonomischen Hebel, der in den letzten Jahren vor allem beim Pflegedienst angesetzt wurde und dies bei den privaten Klinikketten in noch deutlich höherem und schärferem Maße als bei den öffentlichen und kommunalen Betreibern. Seit 1995 sind nach statistischen Angaben die Pflegestellen um 15 % reduziert worden. Weniger pflegerisches Personal (zusammen mit den Ärzten auf weniger als 70 %, besser noch 60 % der Gesamtkosten einer Klinik zu reduzieren, sagen die Ökonomen) bedeutet eine weitere Steigerung des Organisations- und Dokumentationsaufwandes auf einer Station bis hin zu einer kritischen Grenze. An dieser quittieren die Mitarbeiter des Pflegediensts nicht selten ihren Dienst oder wechseln zu einem der ambulanten Dienste, wobei diese genauso durchdrungen sind von einem unmenschlichen und fast perversen Dokumentationszwang.

Nicht unwesentlich in diesem Zusammenhang ist eine weitere indirekte Folge des Überlebens- und Konkurrenzkampfes der Klinken in der vergangenen Dekade. Ohne das Erschließen neuer Geschäftsfelder und damit den Aufbau neuer Abteilungen hätte kein Krankenhaus die schwierigen Zeiten überstanden. Keine Klinik, die nicht auf eigenen, politischen oder Beraterdruck das vertraute Terrain der Grund- oder Regelversorgung in einer Region verlassen hätte und nicht in ein Viszeral-, Gefäß-, Wirbelsäulenchirurgisches Zentrum, eine Stroke Unit, eine Familienklinik, ein sozialpsychiatrisches Zentrum, ein oder mehrere MVZ's (Medizinische Versorgungszentren), eine sportmedizinische Sprechstunde, eine Pulmologie, Rheumatologie oder eine der zahlreichen weiteren Möglichkeiten des spezialärztlichen Bauchladens investiert hätte. Nur auf diesem Weg war es überhaupt möglich, an wertvolle neue DRG's (Diagnosis Related Groups – Fallpauschalen) zu kommen und damit den CMI (Case Mix Index – Maß für die Fallschwere des durchschnittlichen Patienten einer Abteilung und einer Klinik) zu erhöhen. Und sich damit aus der defizitären Zone heraus zu arbeiten, ohne Rücksicht auf eine eventuelle regionale Überversorgung in einem speziellen medizinischen Sektor. Denn das eigene wirtschaftliche Hemd und damit Überleben in einer Region muss einem näher liegen als die Gesundheitskostenhose der ganzen Republik. Das erwartet die Bevölkerung eines Kreises oder einer Stadt und natürlich auch der Klinikbetreiber.

Diese schwierige Aufgabe, der sich alle Krankenhäuser in den letzten Jahren widmen mussten – denn von der Versorgung normal Kranker kann kein heutiges Krankenhaus auskömmlich leben – erforderte neben der Bereitstellung von Räumen und der notwendigen Investition in Geräte vor allem die Suche nach kompetentem ärztlichem Personal, eine nicht einfache Aufgabe. Denn dieses Personal weiß um seinen Wert, ist oft an einer Klink verortet und wechselt nicht so schnell. Die Lockmittel heißen Position, Ausstattung mit Geräten und natürlich eine entsprechende Dotierung. Diese Fixkosten muss man, wenn man eine seriöse zukunftsfähige

Krankenhausentwicklung betreiben will, mit den wahrscheinlichen Erlösen gegenrechnen, wobei die Eckpunkte einer prospektiven Erlös/Kostenplanung bei ständig neu definierten DRG Werten (Katalogeffekt) nicht wirklich verlässlich sind und sich darüber hinaus das nähere kompetitive Umfeld analog verhält (verhalten muss). So bedient man sich einer einfachen List, um die Kostenkalkulation niedrig zu gestalten. Man plant nur das absolut nötigste Funktions- und Stationspersonal ein und bringt unter diesen Bedingungen erstmal das neue Segment ans Netz. Dann dauert es Jahre, bis man das Pflegepersonal anpasst, denn das Personal muss ja der Leistung folgen. Also wird auch diese dem Überleben der Klinken geschuldete Entwicklung und Folge des externen Beraterdrucks auf dem Rücken der Pflege ausgetragen.

Die Pflege versucht auf diese und eine Reihe von anderen Entwicklungen oder Veränderungen mit kreativen Ansätzen zu reagieren, zum Beispiel einer zweifelhaften Akademisierung. Der benötigte Pflegenachwuchs, der vor Ort dringend gebraucht wird, findet sich jedoch immer spärlicher. Kamen früher auf einen Ausbildungsplatz mehrere Bewerber, sind Schulen heute inzwischen froh, ihre Plätze überhaupt füllen zu können. Der Krankenstand ist regelhaft hoch, langwierige Verläufe sind immer häufiger, dies aus psychischen oder Überlastungsgründen. In den meisten Kliniken wird eine aggressive Personalakquise betrieben, meist im Ausland und oft ohne Erfolg. So scheint ein gewaltiger Pflegenotstand nur eine Frage der Zeit. Aber wo sollen diese Hunderttausende von ambulanten Pflegekräften, Klinikschwestern oder Altenpfleger denn herkommen in einer Zeit und einem Klima, das soziale Inhalte und gegenseitige Verpflichtungen mit Füssen tritt.

Zum Glück kommen viele Schwestern nach den Kinderpausen teilzeitmäßig wieder zurück und können dann den Druck wohl besser aushalten, wenn das Dienstende absehbarer. Es fällt bei Betrachtung von ärztlicher Seite auf, dass die Dienstpläne häufiger kollabieren, dies vor allem in Funktionsabteilung mit hoher Belastung, wie auf Intensivstationen. Nicht selten müssen dann Intensivbetten, manchmal ganze Abteilungen geschlossen werden mit erheblichen Folgen für einen regulären Krankenhausablauf. In diesen Phasen steigen die Überlastungsanzeigen des Pflegepersonals stark an und man muss als Personalchef schnell nachjustieren, so man kann.

Waren noch vor wenigen Jahren große Stationen im Nachtdienst mit zwei Schwestern besetzt, ist dies heute die Ausnahme. Damit kommt es nicht nur zu einer Unterversorgung der Patienten, sondern auch zu einer starken Belastung des Pflegepersonals. Die Schwestern selbst sprechen davon, dass der Verschleiß an ihren Kräften außerordentlich und auf Dauer nicht aushaltbar ist. Kraft zehrend ist auch der schnelle Durchlauf der Patienten durch die Stationen bei immer kürzerer Verweildauer. Es herrscht ein ständiges Kommen und Gehen und besucht man eine Station zur Entlass- und Aufnahmezeit, schwirrt es dort wie in einem Bienenstock. Fand sich die Verweildauer im Durchschnitt vor 10 Jahren noch bei über 10 Tagen, nähert sie sich heute der 5 Tagesgrenze und damit für Patienten, Personal und die soziale Gemeinschaft, die diese dann ambulanten Patienten weiterversorgen und aushalten muss, einer kritischen Grenze, in der nach externen Untersuchungen auch vermehrt Fehler auftreten.

Die erfahrenen Schwestern sprechen davon, dass ihr aktuell ausgeübter Beruf, den sie ja einst als Berufung empfunden haben, nur noch wenig mit ihren ursprünglichen motivierenden Idealen zu tun hat. Ihr Anspruch an die pflegerische und ganzheitliche Betreuung kranker Menschen ist peu a peu auf der Strecke geblieben. Oft seien sie ausgebrannt und nicht mehr in der Lage, empathische und tragfähige Verbindungen zu ihren Patienten aufzubauen, sehen sich nur noch als winziges, funktionierendes Rädchen im wirtschaftlichen Krankenhausgefüge. Nicht ohne Folgen bleibt auch die fehlende gesellschaftliche Wertschätzung ihrer Arbeit, was sie in Form eines übersteigerten Anspruchsdenkens, und dies nicht nur auf Privatstationen, täglich und oft sehr schmerzlich erfahren müssen, so dass sich viele Pflegekräfte fragen, ob sie noch bereit sind, für ihre Patienten die eigenen Kräfte zu verschleißen. Dies eint sie auch mit zahlreichen Ärzten, die sogenannte schwierige Patienten nur noch administrativ, quasi ohne emotionale Beteiligung abarbeiten und den teilweise beschämenden, oft unfairen und persönlich verletzenden Vorhaltungen und Wünschen nur begegnen können, indem sie auch völlig normal erscheinende Gesprächspartner für sich als psychisch krank definieren. Physisch und psychisch gesundes Durchhalten bis zum Ruhestand ist heute im Pflegdienst die absolute Ausnahme.

So findet sich die Pflege heute in ihrem Kern und ihrem Selbstverständnis in einem gewaltigen Umbruch, dessen Folgen nicht abzusehen sind. Unter dem Wissen des unreflektierten Altwerdenwollens einer immer anspruchsvolleren Bevölkerung, der immer schwächeren Bereitschaft junger Menschen, sich für Andere auf zu opfern, dem Kontroll- und Standardisierungswahn einer verunsicherten und gleichzeitig maßlosen Gesellschaft, wie auch der Endlichkeit der Mittel, muss dem objektiven Beobachter Angst vor der Zukunft werden. Starke Arme werden benötigt, die Kräfte im System wieder richtig zu verteilen, die Pflege von unsinnigem und behinderndem Ballast zu befreien und damit frei zu machen für die essentielle Bestimmung der Schwestern und Pfleger, eng an der Seite der Ärzte, hin auf dem Weg zu neuen, auch unkonventionellen Formaten der Zusammenarbeit und einer neuen Gewichtung der Verantwortlichkeiten. Diese wird es auch brauchen zur Bewältigung der immensen Aufgaben der Zukunft und es braucht starke Signale aus der Pflege selbst und aus der Politik, um junge Menschen an der Schwelle zum Berufsleben wieder für diesen Beruf begeistern zu können. Die heute erkennbaren Wortmeldungen dienen nur der Weichzeichnung einer Szene, in der sich natürlich viele Profiteure des Systems bequem eingerichtet haben, wie auch an vielen anderen – vor allem organisatorischen und ökonomischen – Schaltstellen des Medizinbetriebs, der teilweise aufgeblasen ist wie ein wassergefüllter Operations-Handschuh. Es wird hohe Zeit, den Druck aus dem System zu nehmen und es damit aufnahmebereit zu machen für eine sinnerfüllte Tätigkeit.

Ärzte

Früher war der Arztberuf Berufung, heute ein Job. Ist morgen der Arzt ein Dienstleister?

350.000 Ärzte hat das Land, ein halbes Prozent der Bevölkerung ist dazu ausgebildet worden, Gesundheit zu fördern und Krankheit zu heilen. Auf einen Arzt kommen also 200 Patienten. Griffiger klingt es vielleicht, wenn man in einen Ort von der Größe eines mittleren Dorfes mit 2000 Seelen 10 Arztpraxen installiert, die ausschließlich für die ärztliche Rundumversorgung der Dorfgemeinschaft angestellt sind. Unsere Gesundheit lassen wir uns etwas kosten und diese teuren Ärzte sollten dann auch entsprechend funktionieren und uns nach allen Regeln ihrer Kunst mit Allem, was moderne Diagnostik so bietet und allen modernen Verfahren möglichst schonend und ohne Komplikationen behandeln und wiederherstellen, eigentlich besser als vor einer Krankheit oder Verletzung.

Wir als Gesellschaft sorgen auch dafür, dass genügend von dieser Spezies da sind und diese auch ausgeruht nach einem Dienst, denn von einem unausgeschlafenen und unkonzentrierten Arzt wollen wir möglichst nicht behandelt oder operiert werden. Aber trotzdem sollte es immer der gleiche sein, der uns im Krankenhaus behandelt, denn man weiß ja, 10 Ärzte, 10 Meinungen. Und das Vertrauen leidet dadurch und wir alle wissen, dass bei den vielen Übergaben viel an wichtiger Information verloren geht und das können und wollen wir nicht akzeptieren.

Wir wollen auch in unserer Person ganzheitlich gesehen und therapiert werden, möglichst sehr schonend und naturnah, also ohne die modernen Gifte der Medikamentenchemie. Gleichzeitig füllen wir beim Auftreten bereits von Bagatellen die Designerpraxen der Spezialisten, die an jeder Ecke aus dem Boden sprießen und die für kleinste Befindlichkeitsstörung dann auch die richtige, angemessene und nicht selten die Maximaltherapie parat haben. Aber wehe, es läuft nicht so ab wie geplant. Dann vergessen wir unsere Achtung vor diesem Berufsstand und sprechen nur noch von Kunstfehlern, Stümpern und Pfuschern und bekämpfen diese bis aufs Messer.

© Springer-Verlag GmbH Deutschland, ein Teil von Springer Nature 2020
M. Wiedemann, *Die Medizin verkauft ihre Seele*,
https://doi.org/10.1007/978-3-662-60956-9_5

Das ist alles vielleicht ein wenig plakativ und grob gezeichnet, die Farben vielleicht etwas zu schrill und aufdringlich, aber der Insider weiß, dass mehr dran ist als ein Körnchen Wahrheit. Und dass dieser Rahmen uns als Ärzte im System täglich beschäftigt und entscheidend prägt in unserem Verhalten.

Auch und vor allem im Krankenhaus beeinflusst diese Einstellung und das Verhalten der kritischen und nicht selten falsch und überinformierten Bevölkerung die Interaktionen zwischen Arzt und Patient, oft mehr noch diejenige mit den sorgenden Angehörigen. Diese wollen natürlich und verständlich die optimale Versorgung ihrer Eltern, Ehegatten, sonstiger Verwandte, Kinder und stellen sich dabei Therapieverfahren und Nachsorgemöglichkeiten vor, die oft eine gewisse Realitätsferne aufweisen und nicht unbedingt dazu geeignet sind, eine Gesundung ihrer kranken Angehörigen herbei zu führen. Wenn der Arzt dies dann im aufklärenden Gespräch ins richtige Licht zu rücken versucht, wird ihm seine Verweigerungshaltung nicht selten als Inkompetenz ausgelegt, das Gespräch driftet ins leicht Konfrontative und es ist keine Ausnahme, dass imperativ die Verlegung eines kranken Menschen ans nächste Zentrum verlangt wird, wo die wirklichen Spezialisten arbeiten. Der behandelnde Arzt vermeidet meist klug die Auseinandersetzung und verlegt, wohlwissend, dass das Zentrum oft auch mit dünnem Wasser kocht – aber der Angehörigen Willen ist sein Himmelreich.

Diese nahezu täglichen Verletzungen der Arztpersönlichkeit haben deutlich zugenommen und es ist fast eine Ausnahme, dass ein Patient oder ein Angehöriger leicht und unkompliziert zu führen sind. Der eine Sprechstunde betreibende Arzt im Krankenhaus weiß um die Besonderheiten der Gespräche mit der aufgeklärten Bevölkerung und er baut Schutzmauern auf, um dem ständigen Druck nicht zu erliegen. Diese Schutzmauern betreffen auch die Qualität der Medizin, die er anbietet und die ausufernde Diagnostik, die er – nur zu oft als Wunschdiagnostik – veranlassen und betreiben muss.

Informationsdefizite

Doch zurück zu den Rahmenbedingungen, die objektiv zu fassen sind. Die Zahl der Ärzte in deutschen Klinken ist in den letzten 20 Jahren kontinuierlich angestiegen. Die Gründe liegen unter anderem darin, dass viele neuen Abteilungen – auch aus ökonomischen Gründen – ans Netz gegangen sind, mit entsprechendem Personalbedarf. Daneben gibt es in den Krankenhäusern immer mehr Frauen – aktuell sind fast 70 % der deutschen Medizinstudenten weiblich – und Frauen fordern zunehmend alternative Arbeitsmodelle, wie Jobsharing oder Teilzeitstellen. Die Personalchefs haben sich darauf einzustellen und tun dies auch. Diese Entwicklung ist im Kern natürlich positiv, zieht jedoch eine höhere Personalzahl nach sich und auch eine Reihe von Problemen in der Arbeitsorganisation, vor allem in den schneidenden Fächern. Besonders in Fächern wie der Chirurgie ist eine ärztliche Teilzeitkraft schwierig zu integrieren. Operationen enden naturgemäß nicht immer zu einem geplanten Zeitpunkt und die ständigen Notfälle können nur schlecht von wechselnden Arztgruppen versorgt werden. Grundsätzlich ist dies möglich in Fächern wie der

Anästhesie oder der Inneren Medizin. Aber die Leiter der Abteilungen bemerken mit einem gewissen Schrecken, wie viele, oft essentiell wichtige Informationen auf dem Weg der Übergaben verloren gehen und manchmal ist ein Chef nur mit Gegensteuern beschäftigt, um keine gravierenden Fehler passieren zu lassen, unter denen ein Patient leiden könnte. Eine steigende Zahl von Haftpflichtfällen oder Verhandlungen an einer der zahlreichen Schlichtungsstellen findet seine Ursache im Informationsverlust bei den ständig notwendigen Übergaben. Und Informationsweitergabe auf dem Papierweg ist immer unvollständig und lässt vor allem die emotionalen Zwischentöne vermissen, die für eine vertrauensvolle Patientenführung so wichtig sind. Darüber hinaus ist Verantwortung nicht teilbar und man kann nicht so einfach eine Operation oder eine invasive Behandlung abgeben und an einen anderen Arzt delegieren, wenn der eigene Dienst um zwölf Uhr endet. Also Teilzeit hat im medizinischen Bereich seine Grenzen.

AZSG

Die wesentliche Ursache der steigenden Ärztezahl ist jedoch dem Arbeitszeitschutzgesetz geschuldet, das vor einigen Jahren die Zahl der beschäftigten Ärzte stark hat steigen lassen. Bis zur Einführung dieses Gesetzes hatte ein Arzt im Krankenhaus zwar eine feste Tages- und Wochendienstzeit, in Wirklichkeit endete sein Tag jedoch erst, wenn die Arbeit in seinem Verantwortungsbereich erledigt war. Kam um 17 Uhr noch ein Patient mit einem Magendurchbruch oder einem Darmverschluss zur Aufnahme, wurde dieser eben notfallmäßig, gegebenenfalls operativ von ihm versorgt und die Nachbetreuung organisiert. Waren die Patienten auf seiner Station sehr arbeits- und zuwendungsintensiv und er war um 20 Uhr noch nicht fertig, wäre er nie auf die Idee gekommen, die noch zu erledigende Arbeit auf den Nachtdienst abzuwälzen. Dafür gab es klare Regeln, die zwar nicht schriftlich formuliert, aber in jahrelanger kollegialer Arbeit quasi mit der Muttermilch aufgenommen worden sind und das ärztliche Berufsverständnis entscheidend geprägt haben. Ein anders handelnder Arzt hätte sich sehr schnell um jegliche Karrierechancen gebracht. Sein Chef würde ihn sehr schnell auf die Einhaltung gewisser Pflichten hingewiesen haben und bei ausbleibender Reaktion hätte sich bald kein Oberarzt mehr gefunden, der ihm einen der notwendigen Eingriffe auf dem Weg zum Facharzt assistiert hätte. So einfach war das. Und es war gut so. Auf diese Weise wurden gewissenhafte und vor allem belastbare Ärzte, bevorzugt in den schneidenden Fächern, geschult und auf ein hartes Medizinerleben vorbereitet. Dies war Dienst an der Gesellschaft. Heute würde man sagen, das war nichts für Warmduscher. Und kein Arzt wäre auf die Idee gekommen, die anfallenden Überstunden seinem Arbeitgeber in Rechnung zu stellen oder um so etwas wie einen zeitlichen Ausgleich, heute würde man von Freizeitausgleich sprechen, zu bitten. Arzt zu sein bedeutete im Selbstverständnis keine echte Trennung von Beruf und Freizeit. Wer das nicht wollte oder nicht zu geben bereit war, fiel aus dieser Ausbildung heraus. Es trennte sich sehr früh die Spreu vom Weizen.

Auch die Patienten konnten selbstverständlich davon ausgehen, dass ihr Arzt immer für sie da war. Der kranke Mensch auf einer Station wurde vom gleichen Arzt aufgenommen, eventuell operiert, nachbehandelt und wieder entlassen. Das schuf Vertrauen, war die Basis für ein gegenseitiges Verständnis und für manches gute Gespräch am Krankenbett, das vielleicht wichtiger war als die erfolgreiche Operation eines Leistenbruchs oder die Behandlung eines Herzinfarktes. Diese Verpflichtung, dieser Auftrag, diese Verantwortung drückte manchmal natürlich schwer, aber schuf gleichzeitig ein starkes Maß an Befriedigung. Und diese Befriedigung war der Motor und der Kraftquell, der durch ein anspruchsvolles Medizinerleben tragen konnte. Zu dieser Zeit eine Stechuhr einzuführen, hätte jeder Arzt als Angriff auf seine Berufsehre und als Beleidigung empfunden.

Zum Ende des alten Jahrtausends veränderte sich die gesellschaftliche Einstellung zu den Begriffen Arbeit und Freizeit, führte zu einer differenten Bewertung und damit Neudefinition. Man hörte erstmalig von einer veränderten Work-Life Balance in unserer modernen Gesellschaft und dem lebenswichtigen Recht auf erfüllte Freizeit. Plötzlich las man in den Medien vom übermüdeten Arzt, von dem sich Niemand mehr behandeln, geschweige denn operieren lassen wollte und man hörte so etwas wie Mitleid am Arztstand aus der Diskussion heraus. Man las, dass es sich dabei ja im Vergleich mit anderen Berufsbildern um einen Missstand handele und man war sehr schnell um Abhilfe bemüht. War die Arbeitszeitproblematik bis dato in der Innensicht der Ärzte nur eine eher marginale gewesen, fanden sich bald auch Berufspolitiker und andere Funktionäre, die fleißig an einem Gesetz zur Abschaffung dieses Missstandes bastelten und auch Erfolg hatten. Dieses Gesetz und seine baldige Umsetzung in den Kliniken veränderte die über Jahrhunderte erfolgreichen Strukturen des medizinischen Denkens und Handelns, der Ausbildung und Sozialisation der jungen Ärzte, die geschriebenen und vor allem ungeschriebenen Regeln, die Einstellung zu den Verantwortlichkeiten in einem Maße wie keine andere vorher.

Natürlich brauchte es sofort Zehntausende an Ärzten mehr, um die nun straffen zeitlichen Margen der Dienste umsetzen zu können und es erforderte kreative Personalchefs, um diese Ärzte zu finden, was meist im europäischen Ausland gelang. Aber der wesentliche Umbruch erfolgte nicht messbar oder an Zahlen ablesbar. Er erfolgte in den Köpfen der Ärzte, anfangs schleichend, aber dann schnell und nach meiner Sichtweise unumkehrbar bis zu der heutigen Situation. Plötzlich dient ein Arzt nicht mehr zeitlich und bezüglich seiner Verantwortung unbegrenzt dem kranken Menschen. Plötzlich schaut ein Arzt um 16 Uhr auf die Stationsuhr, ist sich bewusst, dass die Personalabteilung auf eine strenge Einhaltung der Dienstzeit drängt, macht leidenschaftslos eine Übergabe und verlässt das Haus, um sich seinen zahlreichen interessanten und zeitintensiven Freizeitaktivitäten zu widmen. Der Diensthabende übernimmt, arbeitet korrekt nach den Regeln der Medizin und nach den ihm vorliegenden Informationen zu einem bestimmten Patienten und meist geht das auch gut. Allerdings leidet die persönliche Nähe zu dem Patienten und da die Anwesenheitsintervalle der Ärzte immer kürzer werden, erfährt ein kranker Mensch nur noch selten einen vertieften Kontakt zu seinem Arzt. Medizinisch leitlinienbasiert und ohne Tadel, menschlich für beide Seiten unvollständig und unbefriedigend.

Doch die meist flache Interaktion auf Grund der ständig wechselnden Ärzte ist nur ein Teil der Medaille.

Nicht weniger bedeutend sind die Folgen für die medizinischen Abteilungen und die Ärzte, sowie deren Fortkommen selbst und vor allem für die Qualität der Leistungen. Betrachten wir die absolute Anwesenheit eines Assistenzarztes im Krankenhaus. 38,5 Stunden Woche, 6 Wochen Urlaub, einige Tage Fortbildung und je nach dem individuellen Dienstmodell einer Abteilung zahlreiche Tage dienstfrei, um die Dienstzeit in der Nacht oder an Wochenenden auffangen zu können. Das bedeutet nach einem üblichen Modell die Abwesenheit eines Arztes einen Tag vor und einen Tag nach einem Nachtdienst. Bei nur vier Wochendiensten im Monat (meist sind es erheblich mehr) bedeutet dies zusätzlich zu den tarifrechtlichen Vereinbarungen an die 50 Tage Freizeit, die einem normalen Assistenzarzt zustehen und die er auch nehmen muss. Diese Abwesenheitsräume gilt es in einer Abteilung clever zu überbrücken, damit die Patientenversorgung überhaupt einigermaßen regulär aufrechterhalten werden kann. So gibt es viele Tage, an denen je nach Personalstärke einer Abteilung noch allenfalls die Hälfte der Mannschaft zur Verfügung steht, um die vielfältigen Aufgaben zu bewältigen. Meist sind es dann die absoluten Leistungsträger, nicht selten die Chefärzte, die den ganzen Tag Löcher stopfen, dies oft am Rand des Legalen – dabei denke ich aus eigener leidvoller Erfahrung vor allem an Tausende von operativen Eingriffen, die mit unzureichenden Assistenzen durchgeführt werden müssen.

Ökonomischer Zwang

Welche weiteren Faktoren dominieren den heutigen Klinikalltag für Ärzte? Natürlich vor allem der ökonomische Druck. Der alle Bereiche erfassende und dominierende ökonomische Gedanke, also der ständige Bezug zur Wirtschaftlichkeit eines Verfahrens, einer Dienstleistung, eines Behandlungssegments führt regelhaft zu Entscheidungskonflikten. Der erfahrene Arzt, der schon längere Zeit seinen Dienst an der Gesellschaft leistet, hat oft schwer genug an einer Entscheidung zu arbeiten, die zwar medizinisch und menschlich korrekt ist, aber den ökonomischen Anstrengungen seines Hauses oder seiner Abteilung entgegenläuft. Nicht selten muss er gegen besseres Wissen ein wirtschaftlicheres Verfahren wählen oder einen Patienten zur Entlassung drängen. Dies werden kein Abteilungschef und kein Krankenhausdirektor öffentlich kundtun. Aber Fakt ist, dass eine Abteilung und eine Klinik vor dem Träger ausschließlich nach Zahlen gemessen werden. Und stimmen diese nicht, sind Sanktionen unvermeidlich, der Vertrag ist in Gefahr, der Personalschlüssel wird nach unten angepasst. Und über die – inzwischen allerdings abgeschaffte – Provisionsklausel im Chefarztvertrag gab es finanzielle Einbußen.

Mehr Operationen, kürzere Verweildauer, mehr Leistung pro Mitarbeiter gibt entweder mehr Geld oder auch mehr Mitarbeiter oder mehr Op. – Kapazität und damit eine positive Entwicklungsmöglichkeit für eine Abteilung. Und welcher leitende Mitarbeiter möchte seine Abteilung denn nicht weiterentwickeln. Diese ökonomische Spirale hat heute alle Chefärzte und leitenden Ärzte fest im Griff und lässt keine Nische einer Abteilung im Dunkeln.

Der junge Arzt wächst mit diesem wirtschaftlichen Denken auf und kann bald medizinische Notwendigkeiten und wirtschaftlichen Zwang nicht mehr trennen. Er hat die unbedingte und ausschließliche medizinisch – moralisch – ethische Gründung früherer Zeiten verloren oder nicht mehr erfahren. An dieser Entwicklung ist er unschuldig. Diese Entwicklung hat sich in einer Zeit vollzogen, in der er während des Studiums blauäugig ausschließlich medizinische Inhalte in großem Umfang aufgesogen und verinnerlicht hat. Auf die umfassenden, teilweise brutalen Veränderungen des heutigen Klinikalltages wurde eine ganze Mediziner Generation nicht ausreichend vorbereitet.

Jedem Lehrenden an einem Akademischen Lehrkrankenhaus ist aufgefallen, dass Medizinstudenten kurz vor ihrer Approbation mit Begriffen wie DRG, Verweildauer, wirtschaftliche Durchdringung einer Klinik, MdK, also mit Begriffen und Instrumenten aus dem heutigen Klinikalltag, nichts anfangen konnten. Der junge Arzt an der Schwelle zur Verantwortlichkeit nach einem sechsjährigen Studium wurde und wird vollständig im Unklaren darüber gelassen, dass seine später Tätigkeit zwar noch von der praktischen Anwendung seines medizinischen Wissens geprägt wird, dass jedoch vor allem ökonomisches Denken und Handeln seinen Alltag bestimmen wird. Und so wurde und wird diese Generation in ihren Idealen betrogen, die sie einst in die medizinischen Fakultäten gebracht hatte, dies ohne eigene Entscheidungsmöglichkeit. Ein Umkehren nach 6 Jahren Studium, wenn die finanziellen Ressourcen der Eltern ausgereizt sind, kommt für die Wenigsten in Frage. So wird die Flucht aus dem bald durchschauten System auf die spätere Zeit verlagert, wenn man sich nach einigen Jahren ein kleines finanzielles Polster zugelegt hat.

Die wirtschaftliche Durchdringung der Arbeit und der Köpfe dominiert jedoch nicht nur die Entscheidungen. Sie frisst die Zeit des Personals und stiehlt diese den Patienten. Ökonomie bedeutet vor allem Papier und PC – Arbeit. Und Papier gebiert neues Papier. Sitzungen, Teambesprechungen, Informationen der Verwaltungen über die heutigen Zahlen und den Vergleich zu den gestrigen, über den Benchmark zum Nachbarkrankenhaus. Noch eine weitere Zertifizierung oder Höherqualifizierung zerstückelt den medizinischen Alltag und lässt dem medizinischen und natürlich auch pflegerischen Personal keine Räume mehr für ihre originäre Tätigkeit. Da die Personalabteilungen auf die Einhaltung des Arbeitszeitschutzgesetzes dringen, Überstunden abgefeiert werden müssen, die Operationskataloge aber auch einigermaßen erfüllt, gelangen wir zum heute allgegenwärtigen Begriff der Arbeitsverdichtung. Klinikarbeit heute imponiert wie eine permanente Systole, also die Kontrakturphase des Herzmuskels. Wobei die Sinnhaftigkeit und den wirklichen Wert der anstehenden und durchzuführenden, meist eng getakteten Aktionen keiner mehr einschätzen kann und irgendwann auch nicht mehr wirklich mag. Das Hamsterrad hält den Klinikarbeiter gefangen und einen Ausweg kann man nicht erkennen. Innehalten, also Diastole zulassen, diese wirklich pflegen und Kraft daraus ziehen für sich, vor allem für die eigenen Patienten oder auch den Mitarbeiter, kommt nicht mehr vor und kann in die straffen Abläufe meist nicht mehr eingepflegt werden.

Das Denken und Handeln wie auch die motivierenden Emotionen des sozialen Arbeiters lassen sich jedoch nicht wie die Luft in einem Pneu verdichten. Die Zeit für die wirkliche menschliche Zuwendung ist nicht vorgesehen, nicht eingeplant, nicht berechnet, auch nicht berechenbar. Also führt dieser ständig steigende, ungesunde, zwar erkannte, aber nicht beeinflussbare Druck zwanghaft zur Demotivation und zum Frust über die Inhalte der eigenen Arbeit und beeinflusst die Arbeitsleistung und – Qualität weit mehr als alle messbaren Parameter, die in den offiziellen Qualitätsberichten und abgefragten Kriterien bei Zertifizierungen die vordergründig große Rolle spielen.

Es ist aktuell nicht erkennbar, wo es einen Ausweg für die Ärzteschaft geben soll. Das Berufsbild hat sich in kürzester Zeit ohne wesentliches Zutun und ohne Abwehrmöglichkeit der Ärzte gewandelt. Sie haben einfach zusehen müssen, wie immer mehr andere und fachfremde Einzelpersonen oder Gruppen über ihre Arbeitsinhalte geurteilt, entschieden haben und mussten sich wie eine Herde braver Lämmer auf dem Weg zur Schlachtbank von der Politik, den Beratern, den Kassen, den Qualitätsgesellschaften vorführen lassen. Eigene Akzente werden zwar gesetzt, wirken jedoch wie putzige Retuschen am großen Gesundheitsgebäude. Aber an den Schalthebeln der wirklichen Entscheidungen sitzen ausschließlich Gesundheitsökonomen, Funktionäre, fachfremde Bürokraten, die nie einen Tag am Krankenbett verbracht haben, geschweige denn einen Nachtdienst durchgestanden hätten. Und diejenigen, die wirkliche Insiderkenntnisse besitzen, würden sich nicht den Frust antun, den mühevollen Weg in eines der wirklich mächtigen Gremien zu gehen. Dies käme einem Verlust ihrer Identität gleich. So wird die Ärzteschaft wahrscheinlich weiter fremdbestimmt und abhängiger Leistungserbringer bleiben, sie muss sich weiterhin vor den Karren der mächtigen Spieler im Hintergrund spannen lassen, sie lässt sich zum Büttel zahlreicher Interessensvertreter machen. Und dieser nicht beeinflussbare Rahmen wie auch die ständigen bürokratischen Nadelstiche des Alltags zerstören das einst stolze Berufsbild des Arztes, der in seinen Entscheidungen vollständig unabhängig und ausschließlich dem Wohl des Patienten verpflichtet sein sollte.

Damit nicht genug. Es mehren sich die Anzeichen, dass die Ärzteschaft der Kliniken bereits in naher Zukunft weitere Aufgaben der allgemeinen Krankenversorgung zu übernehmen hat. Nehmen wir als erstes Beispiel die medizinische Versorgung des ländlichen Raumes. Das Problem ist ein vielschichtiges. Zum einen ist die niedergelassene Ärzteschaft stark überaltert, so dass in den nächsten 10 Jahren fast 50 % der Allgemeinärzte in den Ruhestand gehen werden. Es hat auch mit dem Nachwuchs zu tun und dem schwindenden Interesse daran, sich niederzulassen. Es hat auch mit dem Anspruchsdenken der Bevölkerung zu tun, mit dem Vertrauen oder besser Nichtvertrauen in das Leben oder in das Schicksal, mit Pfründen und mit antiquierter Standespolitik. Darüber ist noch zu sprechen.

Das zweite Beispiel ist aktuell und betrifft die Notfallversorgung. Deutschland verfügt über eines der besten und schnellsten Notsysteme der Welt, hält dafür Hunderte von Notarztstandorten und zahlreiche Hubschrauber vor, so dass die rettende Hilfe innerhalb weniger Minuten vor Ort sein kann. An den meisten Klinken wurden Polytraumazentren eingerichtet mit bestens trainierten und vorbereiteten

Ärzten, Schwestern, perfekt eingerichteten Schockräumen und Intensivstationen. Trotzdem herrscht auch hier ein Verbesserungs- und Optimierungswahn, der keine vernünftigen Grenzen mehr kennt. So besteht der politische Wille, die Hilfsfristen der Notarztbesatzungen um weitere Minuten zu verkürzen, um noch schneller vor Ort sein zu können. Niemand fragt nach, wie viele Menschen sich dadurch wirklich retten lassen oder ob vielleicht nur die Quote der bedauernswerten Menschen ansteigt, bei denen noch eine Reanimation eingeleitet wurde und die dann mit einem hypoxischen Hirnschaden auf eine Intensivstation gelangen. Und bei denen eine weniger kurze Hilfsfrist und ein weniger aktionistischer Notarzt Gnade bedeutet hätten. Niemand hinterfragt die wirkliche Sinnhaftigkeit der Maßnahme. Aber sie wird kommen.

Der niedergelassene Bereich zieht sich immer mehr aus dieser Verpflichtung, so dass der Bannstrahl von Politik und Kassen vor allem die Krankenhäuser trifft. Diese sind auf eine solche Mammutaufgabe nicht vorbereitet. Es gibt zum einen zu wenig entsprechend ausgebildete Notärzte in den Kliniken und die Aufgabe ist auch in einem überschaubaren Zeitraum nicht zu leisten. Dazu kommt die unsägliche Debatte über die sogenannte Scheinselbstständigkeit, die eine große Zahl von Notärzten veranlassen wird, ihre Notarzttätigkeit zu quittieren. Der politische Wille nimmt keine große Rücksicht auf die bereits ausgequetschten Klinikstrukturen mit Tausenden von frustrierten Ärzten, die als Konsequenz einer drohenden zunehmenden Arbeitsbelastung eher die Kündigung einreichen, als noch einen zusätzlichen Dienst übernehmen.

Wie in vielen anderen Bereichen auch, wird imperativ über die Köpfe der Menschen in den Klinken entschieden auf Grund eines fadenscheinigen Qualitätsgedankens, den Niemand öffentlich zu hinterfragen wagt. Um das letzte Prozent zu optimieren, wird das Grundgerüst angesägt. Und das Argument ist nicht weit, dass der Arzt im Dienst der Gesellschaft einfach zu funktionieren hat, denn dazu hat man ihn schließlich studieren lassen. Man lässt bei dieser Argumentation außer Acht, dass der Arztberuf immer noch ein freier ist und der Assistenzarzt an einer Klinik schnell mit den Füßen abstimmt, wenn der Druck zu groß wird. Er wird bei der aktuellen Stellenmisere an jeder anderen Klink mit Handkuss eigestellt. Wobei er leider sehr schnell mit derselben Misere konfrontiert wird.

Wird der Frust zu groß, wird die Karte Europäisches Ausland schnell gezogen. Pro Jahr wählen mehr als 2000 deutsche Ärzte diese Option. In den typischen Zielländern Schweiz, Skandinavien, Großbritannien winken verlockende Arbeitszeitmodelle, attraktive Gehälter, eine höhere Akzeptanz durch die Bevölkerung. Wobei ein gewisser Ausgleich durch Zuzug von Ärzten aus dem – meist südosteuropäischen Ausland entstanden ist. Deren absolute Zahl hat sich in den letzten 20 Jahren verdreifacht und steht aktuell bei 30.000. Wobei wir besser nicht nachfragen, wie sich nach dem Weggang der jungen Medizinergeneration die medizinische Versorgung in Rumänien, Ungarn, Griechenland, dem ehemaligen Jugoslawien, oder den geschundenen nordafrikanischen Staaten gestaltet. Die Gründe sind unter anderem in einer trostlosen Perspektivlosigkeit, den miserablen medizinischen Arbeitsbedingungen, der schlechten Bezahlung, der blühenden Korruption, der politischen Instabilität zu sehen. Und so fliehen die klugen Jungen, die eigentliche Zukunft dieser

Länder, um nie wiederzukehren. Und uns ist das Hemd näher als die Hose. Tatsache ist, dass zahlreiche Kliniken in Deutschland, vor allem in eher ländlich geprägten Regionen, ohne unsere ausländischen ärztlichen Mitbürger ihre Pforten längst hätten schließen müssen. Dies betrifft übrigens in ähnlichem Ausmaß auch die Pflege.

Bei der Optimierungs- und Hilfsdebatte für den ländlichen Raum, wie auch für die Notfallversorgung fehlt ein weiteres, entscheidendes Argument. Schon heute lässt sich der Alltag in den Kliniken nur mit großer Anstrengung organisieren. Das geforderte Übernehmen weiterer Aufgaben in außerklinischen Bereichen engt die Spielräume so stark ein, dass die Tagesstrukturen, die Op. – Pläne, die Dienstpläne oft genug kollabieren mit der direkten Folge eines weiteren Vertrauensverlustes der Bevölkerung in ihre Kliniken und einer weiteren Arbeitsverdichtung für Ärzte. Dienst nach Vorschrift ist die Folge. Ohne die für den Arztberuf essentielle emotionale Beteiligung werden dann eben SOP's (Standard Operating Procedures) abgearbeitet und dem Arbeitsende entgegengesehen.

Natürlich unterliegen Ärzte aber auch den gesamtgesellschaftlichen Veränderungen und der in den letzten Dekaden stark verschobenen Einstellung zu Arbeit, Freizeit, Geld und Sinn. War früher noch das Geld der Motor für Leistung, wurde dies für die heute 50 oder 60 – jährigen der berufliche Aufstieg, die Position und das dadurch erworbene Ansehen in einer Klinik. Es war selbstverständlich, dass man nach der Grundausbildung zum Facharzt eine höhere Position anstrebte, also irgendwann Oberarzt oder vielleicht auch Chefarzt werden wollte. Dafür war man bereit, alles zu investieren, Zeit, Kraft, viele Wochenenden, viele Fortbildungen. Man war vor allem auch bereit, unwürdige oder schlechte Arbeitsbedingungen zu akzeptieren oder auch einen autoritären Chef.

Heute sucht man den Sinn seines Lebens nur noch partiell im Beruf und auch nur dann, wenn dieser oder die Führungsmannschaft in einer Abteilung oder einer Gesamtklinik es verstehen, in irgendeiner Form sinnstiftend zu wirken oder zu agieren. Aber selbst bei optimalen Arbeitsbedingungen lässt sich heute ein Arzt bei weitem nicht mehr so ausnützen und ausquetschen wie vor 20 Jahren. Die immer engeren administrativen Handschellen, die ihm angelegt sind, verhindern eine selbstlose Hingabe an Beruf oder Patient. Bei der jungen Generation stehen heute Partnerschaft, Familie, Freunde und vor allem die Entfaltung der eigenen Persönlichkeit im Hobby- und Freizeitbereich viel höher im Kurs als berufliches Fortkommen, Karriere oder Einkommen. Man arbeitet schon gern und intensiv, auch auf anspruchsvollem Niveau, aber eben nur in einem klar definierten zeitlichen und inhaltlichen Rahmen. Und die Gewichtung zwischen beruflichem und privatem Engagement variiert individuell erheblich. Je schlechter die Arbeitsbedingungen empfunden werden, umso eher verlagert ein junger Arzt seine Schwerpunkte. Immer häufiger hört man den Wunsch, auch von männlichen Mitarbeitern, nach Reduzierung der Arbeitszeit, dies gleichbedeutend mit der mehr oder weniger deutlich ausgesprochen Absage an ein berufliches Fortkommen.

Zusammenfassend findet man bei sehr vielen Kollegen eine veränderte Grundeinstellung, die das Medizinerleben nicht mehr als Beruf oder Berufung begreift, die ganze Persönlichkeit vereinnahmend, sondern eher wie den Job in einem Industrieunternehmen, den man mit Engagement angeht und durchführt, aber nicht mehr mit der ausschließlichen Begeisterung oder dem ausschließlichen Einsatz des ganzen Menschen. Und damit kommt man dem ständig wiederholten Mantra der Berater entgegen, den Patient wie einen Kunden zu sehen. „Was nicht sein kann, denn ein Patient kann sich seine Erkrankung oder Verletzung nicht selbst aussuchen. Er ist abhängig, ausgeliefert, und bedarf ganzheitlicher Hilfe. Er ist leidender Mensch und geht nicht als Käufer einer medizinischen Dienstleistung in ein medizinisches Großhandelsklinikum. Der Arzt wird zunehmend in eine Dienstleistungsrolle gedrängt. Er muss sein Rollenbild, sein medizinisches Ethos vergewaltigen, wird Handlanger der Verwaltungen gegen eigene Überzeugung. Der junge Arzt kann diesen Widerspruch nicht mehr erkennen und wird verführt. Der ältere kämpft ständig mit dem eigenen Gewissen und reagiert in abhängiger Position mit Zynismus" (Giovanni Maio).

So schließt sich der Kreis: der medizinindustrielle Leistungserbringer arbeitet professionell das Werkstück Kunde ab und geht dann froh und ohne wesentliche emotionale Beteiligung nach Hause, um seinen wahren Interessen engagiert nachzugehen. Messbar, sauber, transparent, austauschbar, für Verwaltungen optimal planbar, so gewünscht von Kassen und kassenärztlichen Vereinigungen. Der Arzt bleibt auf der Strecke.

Die vollständige Hingabe an den Beruf des Arztes ist Geschichte. Die Wertigkeiten von Familie, Freizeitaktivitäten, außerberuflichem Engagement sind gestiegen und die notwendigen zeitlichen Räume dafür werden imperativ eingefordert. Berufliche Hingabe und Erfüllung, Karriere sind wichtig, aber nicht ausschließlich. Ich habe vor ein paar Jahren einem jüngeren, sehr engagierten und durchsetzungskräftigen, sowie fachlich sehr versierten Kollegen angeboten, ihn einige Jahre zu trainieren und dann für meine Nachfolge als Chefarzt vorzubereiten. Seine Antwort war: wissen Sie überhaupt, ob ich das will. Er hat dann die Konsequenz gezogen, war mit einer subalternen Stellung zufrieden und hat seinen sportlichen Ambitionen gelebt. Dies wäre vor 20 Jahren undenkbar gewesen. Jeder wollte etwas werden, auf der Karriereleiter aufsteigen und nach Jahren als Befehlsempfänger endlich selbst bestimmen und seine Vorstellungen von medizinischer Tätigkeit umsetzen zu können.

Natürlich hat sich die Gesellschaft rasant verändert und wird dies weiter tun. Es gibt die Generationen X und Y, wahrscheinlich bald Z und es werden andere Dinge wichtig. Aber vergessen wir nicht einen wesentlichen Faktor. Die Zufriedenheit im medizinischen Beruf und Alltag, die optimalen Arbeitsbedingungen sind der essentielle Motor, der den Arzt über die Jahre trägt. Ohne diese Zufriedenheit und ohne wirkliches Interesse am leidenden Menschen und dem Wunsch dieses Leiden zu lindern, ohne dem tiefen Interesse daran, seine medizinischen Fähigkeiten und Fertigkeiten ständig zu verbessern, wird es keine gute Medizin und keine wirkliche Qualität, von der heute alle sprechen, geben. Das Entwickeln dieser Eigenschaften braucht Zeit und Hingabe. Gewährt man diese zeitlichen und inhaltlichen Bedingungen nicht mehr oder wollen kommende Ärztegenerationen diese Hingabe nicht mehr leisten, bekommen die Gesellschaft und damit die leidenden Menschen allenfalls noch Ärzte Light, Verfahrenstechniker, gesprächstrainierte Moderatoren, Operationsmechaniker oder Case Manager. Vielleicht noch medizinisch trainierte, wegweisende Lotsen durch den Spezialistendschungel. Diese werden ja bereits von den Kassen angeboten. Damit haben wir auch bereits die maßgeblichen selbst ernannten Größen im System benannt.

Zurück zu den Arbeitsbedingungen. Neben den gesellschaftlichen Veränderungen und Verwerfungen spielen diese eine wesentliche Rolle für die Zufriedenheit am Arbeitsplatz. Und neben der vielbeschriebenen Bürokratisierung in den Kliniken und Praxen ist es vor allem die enorme Einschränkung der medizinischen Freiräume und der Kreativität, die die Ärzteschaft in die Frustration treibt. Zeit ist heute in Klinken pures Geld. Man erlöst umso mehr, je weniger Zeit ein Arzt mit einem Patienten verbringt. Die Ärzte werden damit gezwungen, ihren Patienten eine der wichtigsten Ressourcen einer tragfähigen Arzt – Patienten – Beziehung vorzuenthalten. Und es bleibt das ohnmächtige Gefühl, nicht mehr Frau oder Herr der medizinischen Direktiven zu sein.

Noch eine Bemerkung zu dem zunehmenden Mangel an ärztlichem Fachpersonal. Noch vor wenigen Jahren bekam ein Chefarzt mehrere Initiativbewerbungen jede Woche auf seinen Schreibtisch und konnte davon die interessantesten Bewerber auswählen und zu einem Gespräch einbestellen. Er hatte damit noch eine richtige Wahlmöglichkeit und war Herr des Geschehens. Heute gibt es keine Initiativbewerbungen mehr, zumindest an den kleinen Krankenhäusern in der Fläche, und man ist froh um jeden Bewerber, von denen die meisten aus dem europäischen Ausland stammen. Damit hat der „war on talents" in voller Schärfe begonnen. Die Personalabteilungen geben heute Zehntausende aus für Annoncen oder beschäftigen Headhunter, um in dem leeren Markt überhaupt noch Ärzte zu bekommen. Das Gros dieser Bewerber – meist aus dem südeuropäischen Raum – ist höchst motiviert und engagiert, aber es tut trotzdem einer Abteilung nicht gut, ausschließlich Assistenten zu beschäftigen, die der deutschen Sprache nur grenzwertig mächtig sind. Die Patienten vor Ort, vor allem im eher ländlich geprägten Umfeld, fühlen sich häufig mit ihren Ängsten und Sorgen nicht wirklich gut aufgehoben, wenn die sprachlichen Nuancen nicht verstanden werden.

In puncto Arbeitszufriedenheit wird dieser zunehmende Arztmangel brisant. Schafft es ein Team um einen Chefarzt oder eine Abteilung oder ein Krankenhaus nicht, in den bezüglich des Arztschlüssels knapp gehaltenen Abteilungen eine Wohlfühlatmosphäre für die jungen aber auch die erfahrenen Ärzte herzustellen, werden sich diese dauerhaft nach Alternativen umsehen. Sie erwarten eine optimale Arbeitsatmosphäre, dies bezüglich der harten und weichen Faktoren. Das Gehalt ist überall ungefähr gleich und spielt damit nur eine untergeordnete Rolle. Wichtig sind flexible Arbeitszeiten, eine optimal organisierte Rotation durch die verschiedenen Funktionsbereiche, die Bereitstellung der notwendigen, zum Facharzt führenden Eingriffe, ein straffes Mentorensystem zur optimalen Strukturierung der Ausbildung. Viele Bereitschaftsdienste, viel ätzende Routine, häufiges Parken auf uninteressanten Stationen stehen nicht auf der Wunschliste.

Noch bedeutsamer scheinen mir jedoch die Soft Skills einer Abteilung, das Umgehen miteinander, die Teamfähigkeit, der Respekt und die Aufmerksamkeit der Vorgesetzten im Kontakt mit den Jungen. Die jungen Wilden erwarten flache Hierarchien und anspruchsvolle Aufgaben. Vor allem der erste Punkt ist bei immer komplexeren Verläufen und kränkeren Patienten mit hohem Anspruch und bei der Letztverantwortung des Chefarztes nicht einfach umzusetzen. Zusätzlich sind die Leitungspersonen immer mehr einer teilweise rüden Kritik der Jungen ausgeliefert, da etablierte Prozesse gerne hinterfragt werden und viel Führungsqualität erforderlich ist, um die Jungen mit interessanten Aufgaben bei der Stange zu halten. Man hat aktuell nicht selten den Eindruck, dass die wahre Macht in den Kliniken bei den jungen Assistenten liegt. Diese sind schwerer zu kriegen als ein Chefarzt und dieser Fakt dominiert zunehmend das kritische Umgehen der Verwaltungen mit ihrem Führungspersonal. Übrigens ein wesentlicher Grund dafür, dass so viele Chefärzte wie noch nie früh das Handtuch werfen und in die lukrativere Praxis wechseln, in der sie sich nicht mit imperativen Verwaltungen und kritischen Mitarbeitern auseinanderzusetzen haben.

Insgesamt bedarf es heute feiner Antennen im Umgang mit den Assistenten bei den Chefs, aber auch bei den Personalabteilungen. Sind diese nicht sensibel genug, liegt die Kündigung schnell auf dem Schreibtisch. An jedem anderen Krankenhaus wird dieser Assistent mit offenen Armen empfangen.

Dieser Fakt verändert die Personallandschaft. War es vor ein paar Jahren noch üblich, die jungen Assistenten hart und konsequent zu erziehen zu stabilen Ärzten, Internisten, Chirurgen oder anderen Spezialisten, so geht man heute viel weicher und kollegialer miteinander um. Man spricht gerne von flachen Hierarchien. In Wirklichkeit hat jeder Chef heute die ständige Angst, seine Assistenten zu hart anzufassen, damit diese zu verlieren und die freien Stellen nicht besetzen zu können. Damit schlechtere Arbeitsbedingungen für die Restassistenten, weniger Arbeitsqualität, weitere Kündigungen. Auf diesem Wege sind bereits Abteilungen zu Grunde gegangen. Die Chefs von heute sind weichgespült und haben ihre Konturen im Sandwich zwischen Verwaltungen und eigenen ärztlichen Mitarbeitern verloren und werden diese weiter verlieren.

War früher die Zufriedenheit am Arbeitsplatz vielleicht auch nicht immer optimal, so gab es für die jungen Kollegen keine wirklich guten Alternativen. An anderer Stelle, so man eine solche bei zahlreichen Mitbewerbern überhaupt bekam, war der Drill ähnlich, die Hierarchien ebenso steil wie am eigenen Haus und die Ausbildung auch nicht besser. So schluckte man eben und blieb. Am Schluss war der Assistent mit seiner Ausbildung meist zufrieden und hatte vor allem das Standing erlernt, ein Medizinerleben – an welcher Front auch immer – durchstehen zu können. Davon hat der Patient profitiert. An dieser harten Schule sind allerdings nicht Wenige zerbrochen. Das war das eine Extrem, heute schlägt das Pendel zur anderen Seite.

Das festgefügte System, das noch vor wenigen Jahren die Laufbahn eines Arztes über die Zeit seiner Berufstätigkeit bestimmt hat, hat seine Gründung und viele seiner Werte verloren und findet sich aktuell auf schwankendem Terrain. Die Probleme sind innerhalb der Ärzteschaft bekannt und werden auf allen Ebenen diskutiert. Meist ohnmächtige Lösungsvorschläge finden sich genügend vor allem in den Magazinen der Fachgesellschaften. Sie adressieren kleine Stellschrauben an der übermächtigen administrativen Maschine, um zumindest das tägliche Leben erträglich zu gestalten.

Aber kann das der Arztstand auf Dauer aushalten? Will er sich damit abgeben, willfähriges, abhängiges Instrument einer grenzenlos fordernden Gesellschaft und ihrer administrativen Instrumente zu sein? Wie kann es gelingen, dem einstmals stolzen Arztstand sein Selbstbewusstsein, seine Freiheit, seine Unabhängigkeit zurück zu geben, die er braucht als zentraler Hort einer gesunden und stabilen Gemeinschaft?

DRG: Diagnosis Related Groups – Fallpauschalen

Die Daumenschrauben der Macht 1

Was kostet was und wie verändert der Preis den Inhalt?

Ich möchte dieses Kapitel beginnen mit der Zusammenfassung des sehr lesenswerten Artikels der Autoren A. Dohmen und M. Fiedler aus dem Deutschen Ärzteblatt vom Februar 2015 (Dtsch Arztebl 2015;112:312–314). Sie analysieren die fundamentalen Überlegungen zur Krankenhausfinanzierung der letzten Dekaden: bis etwa 1990 arbeiteten Krankenhäuser in Deutschland unter dem sogenannten Selbstkostendeckungsprinzip. Sie bekamen von den Krankenkassen die durchgeführten Leistungen erstattet und den zeitlichen Aufenthalt eines Patienten. Das warme Bett zählte. Für jeden Aufenthaltstag eines Patienten gab es den dafür notwendigen Betrag. Damit waren Klinken klassische Institutionen der öffentlichen Daseinsvorsorge und konnten unter diesem sicheren Schirm unabhängige Medizin betreiben, der Solidarität des Gemeinwesens verpflichtet. Ein Gewinn konnte nicht erwirtschaftet werden, für notwendige Investitionen standen Träger, Land oder Bund bereit. Das Konzept war über viele Jahrzehnte tragfähig, gesellschaftlich akzeptiert, erlaubte eine flächendeckende Patientenversorgung und ungehinderten Zugang zu medizinischen Leistungen.

Mitte der achtziger Jahre des letzten Jahrhunderts gewannen marktwirtschaftliche Überlegungen zunehmend an Bedeutung. Eine der Ursachen dieser Entwicklung war natürlich in der offensichtlichen Unwirtschaftlichkeit dieses Konzeptes zu sehen. Kliniken behielten Patienten oft weit über das erforderliche Maß in ihrer Betreuung, um einen Leerstand zu vermeiden, milderten damit allerdings auch Unzulänglichkeiten und Defizite des sozialen Netzes. Und die Bevölkerung hat sich in vielen Jahrzehnten an diese Bequemlichkeit gewöhnt. Noch heute, über 15 Jahre nach Einführung des Fallpauschalensystems, kann vor allem die ältere Bevölkerungsschicht kein Verständnis dafür aufbringen, dass meist direkt nach einer durchgeführten Maßnahme die Klinik wieder zu verlassen ist oder dass ein Leiden oder eine Verletzung vielleicht überhaupt keinen stationären Aufenthalt mehr begründen.

© Springer-Verlag GmbH Deutschland, ein Teil von Springer Nature 2020
M. Wiedemann, *Die Medizin verkauft ihre Seele*,
https://doi.org/10.1007/978-3-662-60956-9_6

Mit dem Gesundheitsstrukturgesetz von 1992 wurde das bis dato herrschende Selbstkostendeckungsprinzip ausgehebelt und gleichzeitig der Einfluss privater Investoren ermöglicht und gestärkt. Die Autoren beschreiben den Einfluss neoliberaler Überlegungen auf die Versorgungssysteme der Daseinsvorsorge. In Kürze bedeutet diese idealtypische ökonomische Lehrmeinung, dass bei Verteilung begrenzter Güter der wirtschaftliche Wettbewerb in freien Märkten als überlegenes Verfahren anzusehen ist. Trotz fehlender Evidenz wurde und wird dieses theoretische Konzept bis heute zur Grundlage politischen Handelns gemacht.

Damit wurden Kliniken unvorbereitet immer mehr zu Wirtschaftsunternehmen und mussten Überschüsse oder Defizite ausweisen. Kommunale oder kirchliche Häuser und ihre Träger waren oft mit dieser Entwicklung überfordert, so dass der Anteil privater Häuser schnell zunahm. Der ökonomische Druck auf alle Häuser blieb jedoch bestehen und nahm bis zum heutigen Tage zu. Die herrschende politische Meinung über alle Parteien hinweg sah als Ursache der klammen finanziellen Situation unserer Krankenhäuser deren fehlende Effizienz oder/und nicht ausreichende ökonomische Kompetenz. So kam es zum politisch folgerichtigen nächsten Schritt, einer radikalen Veränderung des Systems und der Einführung eines flächendeckenden Fallpauschalensystems ab 2004 zur Bezahlung aller stationären Leistungen. Das Ziel war der Aufbau einer leistungsgerechten und -leistungsangepassten Finanzierungsbasis. Soviel zum Artikel der Autoren Dohmen/Fiedler.

Mit Einführung der Fallpauschalen hat im deutschen Gesundheitswesen eine vollständig neue Zeitrechnung begonnen. Hatte man bis dato ausreichend Zeit und Gelegenheit, einen Menschen zu behandeln in seiner ganzheitlichen Komplexität und hatte dieser kranke Mensch ausreichen Zeit, sich mit seiner meist überraschenden Rolle als Patient anzufreunden oder auch abzufinden, standen Behandler und Patient unvorbereitet vor einer neuen Situation. Lag vor der Stunde null die mittlere Verweildauer in deutschen Kliniken bei 15 Tagen, kam es zu einer erdrutschartigen Verkürzung, Jahr für Jahr einen weiteren Tag weniger bis zum heutigen Mittelwert von sechs Tagen oder darunter. Gab es früher keinen Anreiz für ein schnelles Durchschleusen der Patienten, hat sich vor allem bei diesem Faktor ein radikaler Paradigmenwechsel vollzogen. Je schneller alle Abläufe organisiert werden können, umso größer ist die Chance, schwarze Zahlen zu erreichen.

Andere Länder hatten sich der früheren, nicht sehr produktiven und unökonomischen Situation im Krankenhauswesen bereits angenommen und für einen Teil der Erkrankungen das System der Fallpauschalen erfunden und umgesetzt. Vor allem in den USA und in Australien hatte man Erfahrungen gesammelt, wobei als primäres Ziel eine Qualitätsverbesserung und nicht eine höhere Wirtschaftlichkeit angestrebt wurde. Das auf deutsche Verhältnisse adaptierte und perfektionierte System sollte jedoch alles können, also eine Abrechnungsbasis für alle, auch die komplexen Fälle und Verläufe darstellen und damit, nach anerkannten Prinzipien aus der Wirtschaft, auch eine externe Kontrolle und Beeinflussung ermöglichen. Das anfangs nicht ausgesprochene Ziel war und ist eine Bereinigung der Krankenhauslandschaft, also eine Reduzierung von Krankenhausbetten und Krankenhäusern. Das Fernziel kann damit logischerweise nur eine völlige Privatisierung und Ökonomisierung darstellen.

Es gab viele Stimmen aus den Kliniken, die dazu geraten haben, nur einen Teil der Krankheitsbilder über Fallpauschalen zu definieren, etwa die Gallenblasenentfernung, die Operation eines Speichenbruches oder die Mandeloperation beim ansonsten gesunden Menschen. In diesen Fällen wären die Klassifizierung und Gruppierung, wie auch das ganze Paket, geschnürt aus Verweildauer in der Klinik, operativem Aufwand bis hin zum Erlös, relativ klar und sauber zu kalkulieren gewesen. Es war jedoch politischer Wille bis zur heutigen Realität, alle Verfahren und Inhalte der medizinischen Behandlungen aller Fachgebiete trotz ihrer enormen Komplexität auch beim vielfach kranken Menschen zahlenmäßig abzubilden und damit die Grundlage für eine komplette Transparenz und Durchleuchtung der Abläufe in den Krankenhäusern zu schaffen. Der dafür notwendige administrative Apparat wurde auch gleich mit ins Leben gerufen, das Institut für das Entgeltsystem im Krankenhaus (InEK). Dieses kalkuliert und optimiert die Erlöse, auch bei komplexer Situation, passt sie jährlich neu an und benützt dafür die von ausgewählten Klinken gelieferten Daten.

Mit Einführung der Fallpauschalen begann in den Krankenhäusern eine neue Zeitrechnung. Plötzlich war nicht mehr der leidende Patient in seiner komplexen Vielfalt im Mittelpunkt aller Anstrengungen, sondern ein dokumentierbares und damit abrechenbares Wesen, ein Konstrukt aus Haupt- und Nebendiagnosen, Morbiditäten, Komorbiditäten, Komplikationen und vielen weiteren Faktoren, die sauber und aufwendig dokumentiert, in ihrer Summe ein pekuniäres Ergebnis erbrachten, das dann vielleicht von den Kassen über ihr Kontrollinstrument MdK (Medizinischer Dienst der Kassen) nach kritischer Überprüfung akzeptiert und beglichen wurde. Der leidende Mensch wurde zu einem Konsumenten oder zu einem Kunden im wirtschaftlichen Sinne umdefiniert. Die unwägbare, unplanbare Krankheit oder Verletzung eines Patienten musste benutzt werden, um wirtschaftlichen Erfolg für die Institution Krankenhaus zu erlangen.

Mit dieser Zäsur begannen in den Kliniken unzählige Schulungen, zuerst des Führungspersonals und später aller am Patienten arbeitenden Mitarbeiter, um in die Besonderheiten der umfassenden, MdK – gerechten Dokumentation hineinfinden zu können. An den Kliniken wurden Dokumentations- und Controlling Abteilungen eingerichtet, die nach ausgiebigem Coaching und personeller Präsenzerhöhung auf den Stationen zuerst alle Akten analysierten und bald auch die Abläufe am Patienten beobachteten und begutachteten, ob der Standhaftigkeit der Dokumentation vor einer späteren MdK Überprüfung. Diese Controlling Abteilungen haben sich heute zum wirtschaftlichen Herz der Krankenhäuser entwickelt und ihre Personalstärke wird ständig angepasst, also erhöht. Für diese Abteilungen ist in den InEK Kalkulationen keine besondere Vergütung vorgesehen, was in praxi eine Reduzierung des am Patienten arbeitenden Personals bedeutet.

Die Einführung der allumfassenden Fallpauschalen und die Generierung von Zahlen aus Behandlungsfakten bedeutete aber auch eine bis dato undenkbare Ausweitung der EDV. Die erforderlichen gewaltigen Programme waren bei Einführung der DRG's noch nicht vorhanden, wurden schnell entwickelt und bis heute ständig angepasst. Die Klinken mussten dafür stark aufrüsten mit PC – Einheiten an jeder Ecke der Klinik, an der Leistung anfällt, mit starken Servern, schnellen

Leitungsnetzen und natürlich Auf- und Ausbau der EDV – Abteilungen. Auch stiegen die Kosten für neue starke Programme, die in der Lage waren, die anfallenden gewaltigen Datenmengen zu verarbeiten, für Schnittstellen und entsprechende Schulungen der Mitarbeiter in enorme Höhen.

Heute geht das EDV – Budget einer mittleren Klinik in die Millionen. Doch es werden nicht nur Programme abgearbeitet, die Daten sammeln, gruppieren, analysieren und dann diese an Kassen oder MdK weiterschicken. Alle Daten, die das Haus verlassen, werden vorher auf Validität geprüft und entsprechend geschultes Personal überprüft sehr sorgfältig, welcher Abrechnungsmodus der lukrativste ist, um nicht zu viel Geld zu verschenken. Braucht es dazu eine Nachjustierung der Daten oder eventuell auch der Behandlung, also vielleicht noch eine spezielle Diagnostik oder Behandlungseinheit, wird der Stationsarzt entsprechend informiert. Die Patientendaten müssen in spezielle Raster passen, sonst kann bereits das Fehlen einer Nebensächlichkeit im Behandlungsablauf den gesamten Erlös in Frage stellen. Und es geht dabei schnell um 10.000 €.

Also haben die Kliniken gar keine andere Möglichkeit, als sich in das perfide Spiel als aktiver Mitspieler einzubringen. Sie müssen kreative Strukturen entwickeln und haben dabei alle anderen Krankenhäuser an ihrer Seite. Dies bedeutet, dass sich Controlling Mitarbeiter über die Kliniken hinweg ständig austauschen, an entsprechenden Fortbildungen teilnehmen und von Spezialisten in der Dokumentationsaufgabe intensiv trainiert werden, um ihrem Krankenhaus durch Fehldokumentation keinen Schaden zuzufügen. Natürlich kennen sich die Spieler auf den verschiedenen Seiten inzwischen gut genug und Kassen sowie ihr langer Arm MdK haben ihre Gegenmaßnahmen ebenfalls ständig angepasst. So haben sich die verschiedenen Seiten politisch gewollt und administrativ gezwungen auf ein hohes Niveau der verfestigten Streitkultur hochgeschaukelt, auf dem eine rationale Diskussion nicht mehr möglich ist und haben sich dort auch bequem eingerichtet

Die Kosten für dieses Dokumentations- und Prüfungsgebäude, für Controlling Personal, Hard – und Software, unzählige Dokumentationsassistentinnen, Schulungen usw. sind durch keinen Erlös der Kassen gegenfinanziert oder in den Investivkalkulationen der Träger eingerechnet. Sie müssen aus den Erlösen der Kassen für die eigentliche Patientenbehandlung herausgenommen werden. Damit gehen dieser enorme Betrag und Aufwand der direkten Patientenbetreuung in Form fehlender Personalaufwendungen vollständig verloren. Nur als ungefähre Richtgröße: für 1 Million Euro ließen sich 20 Pflegestellen finanzieren oder die Pflegekräfte besser bezahlen, ein überlegenswerter Weg.

Ein kurzer Ausflug zur dadurch generierten Bürokratie. Geschehen ist nur, was auch dokumentiert wurde. Mit diesem Spruch wird man im heutigen Krankenhaus ständig konfrontiert. So braucht es Jemanden, der diese eher intelligenzarme, aber für den Erlös enorm wichtige Aufschreibetätigkeit leistet. Diese Aufgabe trifft in den meisten Fällen den Arzt, der die Tätigkeit (Operation, Punktion, Intervention …) durchgeführt hat. Die Kassen sprechen in diesem Zusammenhang gerne von den Leistungserbringern, ungern von Ärzten oder Schwestern, um die Zahlenspiele nicht mit unnötiger Emotionalität aufzuladen. Begriffe wie Mitmenschlichkeit, Anteilnahme oder Empathie, die für Ärzte und Schwestern im Dienst am kranken Mitmenschen die entscheidende Rolle spielen, kommen im Kassenjargon möglichst nicht vor.

Das bedeutet für den Leistungserbringer, zum Beispiel einen Operateur nach einem anstrengenden zweistündigen Eingriff, wenn er eigentlich auf seine Station gehen sollte zur Visite oder zu einem Gespräch, dass er sich zuerst eine Viertelstunde um die pedantische Dokumentation seines Eingriffes zu kümmern hat. Jede Aktion, von der Darmspiegelung über die kleine Wundversorgung in der Ambulanz bis zur physiotherapeutischen Behandlung ist subtil am PC zu dokumentieren, damit jederzeit die stattgehabte Handlung nachgeprüft oder bewiesen werden kann. Wobei immer alles aufgeschrieben werden muss, was auch nur annähernd erlösrelevant sein könnte, denn aus der Kombination zahlreicher Faktoren eines Falles und eventueller Begleiterkrankungen errechnet sich der später an die Klinik überwiesene Betrag. Dokumentationszeit und Dokumentationsfrust bestimmen heute in nicht unerheblichem Maße den Klinikalltag. Und es gibt kein Entkommen.

Die Fallpauschalen sind also feste Größen und geben den Rahmen vor, in dem eine Behandlung stattfinden muss und dann vielleicht auch kostendeckend vergütet wird. Da eine Klinik ihre Aufwandsgrößen, vor allem personeller und apparativer Art und die sonstigen Fixkosten eines Krankenhausunternehmens genau kennt, kann sie annähernd kalkulieren, in welcher Aufenthaltszeit eines Patienten Geld gewonnen oder verloren werden kann. Diese liegt knapp unter der sogenannten mittleren Verweildauer, eine zentrale Richtgröße, die von den Kassen vorgegeben wird.

Dabei kann bereits ein Tag mehr oder weniger über Gewinn oder Verlust entscheiden. Große Spielräume gibt es nicht und bleibt ein Patient aus Gründen eines nicht ausreichend stabilen sozialen Nachsorgenetzes einige Tage länger in seinem Bett, überwiegt der Aufwand den Erlös, die Klink arbeitet defizitär. Da der Wunsch des Patienten üblicherweise immer dahin geht, länger in der Klinik zu bleiben, finden die täglichen Gespräche zwischen Arzt und Schutz befohlenem Patienten immer an der Grenze der Konfrontation statt, da der Arzt natürlich von Seiten seiner Administration gehalten ist, ein zügiges Entlass – Management durchzuführen. Fallpauschalen stören und zerstören damit eine vertrauensvolle Arzt-Patient-Beziehung.

Und es besteht eine erhebliche Unschärfe und Ungenauigkeit. Vor allem bei Vorliegen komplexer Krankheitsbilder, also zum Beispiel bei Multimorbidität eines Patienten, wenn sich mehrere Krankheiten überlagern und zahlreiche Aktionen durchzuführen sind, liegt der spätere Erlös im Dunkeln. Das ist zum einen gut so, da ansonsten bestimmte Maßnahmen aus Kostengründen hinterfragt und damit die sowieso ethische Fragwürdigkeit des ganzen Verfahrens noch verstärkt würde. Zum anderen ist allerdings auch keine sinnvolle Kalkulation möglich, denn das Krankenhaus weiß in diesen häufigen Fällen nicht genau, wie viel Geld später fließen wird und ob dieses den eingesetzten Aufwand zumindest annähernd deckt. Die Komplexität vieler Krankheitsbilder ist mit einem noch so sensiblen Zahlencode nicht abzubilden, so dass die Krankenhäuser oft nicht kostendeckend kalkulieren oder arbeiten können. Die logische Konsequenz ware ein Herausnehmen komplexer

Krankheitsbilder aus dem DRG System, wie dies viele Länder praktizieren. Damit könnte vor allem die ethische Problematik sauber von der Ökonomie getrennt werden.

Aber die Unsicherheit ist noch nicht zu Ende. Das DRG System ist nur dann vollkommen, wenn die Angaben, übermittelten Zahlen und Daten aus den Klinken ständig überprüft und damit eine straffe Kontrolle ausgeübt werden kann. Das gesetzliche Instrument für diese Kontrollen heißt Medizinischer Dienst der Kassen und ist heute der Generalfeind der Krankenhäuser. Wie beschrieben, ist aufgrund der Komplexität vieler Fälle bereits eine sichere interne Kalkulation schwierig. Diese Unsicherheit wird potenziert durch das Eingreifen des MdK. Denn stimmt die Dokumentation nicht oder fehlt ein kleines, aber vielleicht nach Sicht des MdK entscheidendes Detail, wird der Erlös radikal gekürzt und der Klinik das ihr zustehende Entgelt – denn die Leistung hat ja stattgefunden – vorenthalten. Es geht dabei im Verlauf eines Jahres um Millionensummen, die erst Monate nach Entlassung eines Patienten freigegeben, gekürzt oder vollständig zurückgehalten werden. Eine kleine Gruppe von mehr oder weniger kompetenten Ärzten im Dienst der Krankenkassen übt damit eine gewaltige Macht über die deutschen Krankenhäuser aus und stellt in ihrer administrativen Hybris eine der wesentlichen Ursachen für die äußerst kritische finanzielle und wirtschaftliche Situation der Klinken dar.

Das Fallpauschalen System setzt darüber hinaus falsche und perfide Anreize. Als Beispiel mag die Entscheidung zwischen konservativem und operativem Weg angeführt werden. Bekannt ist die Handlungslastigkeit des Systems. Aktionismus ist gut abgebildet und bringt Geld. Zuwarten und dann einen konservativen Weg gehen, wird vom System bestraft. Also stellt man im Zweifel fragwürdige Operationsindikationen, auch wenn die Komplikation schon fast absehbar ist. Nehmen wir eine relative Operationsentscheidung beim alten Menschen mit einem unkomplizierten Leistenbruch. Liegen mehrere Komorbiditäten vor, ist mit einer gewissen Wahrscheinlichkeit von einem komplikativen Verlauf auszugehen (bei größeren visceral-chirurgischen Eingriffen wird die Komplikationsrate mit bis zu 10 % angegeben). Braucht es bei einem solchen Verlauf eine anschließende intensivmedizinische Betreuung, freut sich der Ökonom. Denn diese ist besonders gut vergütet. In den Kalkulationen der Verwaltungen spielen die Beatmungsstunden eine große Rolle. Es wird damit unterschwellig das saubere, rein patientenorientierte Denken des verantwortlichen Arztes sabotiert. Er weiß im Unterbewussten, dass er ruhig den operativen, eventuell riskanten Weg wählen kann, das System verzeiht einen Fehler, ja es vergütet ihn in diesem Falle besonders gut.

Viel hochwertige Leistung bringt viel Geld. Geld für die Klinik, dessen Angestellten, die Energiekosten, die überfälligen Investitionen. Diese Maxime spielt vor allem in die diagnostischen und therapeutischen Grauzonen hinein. Vieles im Krankenhaus fällt unter den Begriff der relativen Behandlungs- oder Operationsindikation. Man kann sich je nach individueller Situation oder eigener Erfahrung oder Neigung eines Patienten eher aggressiv oder eher konservativ entscheiden. Die sogenannten Leitlinien der Fachgesellschaften geben vor allem im indikatorischen Bereich weite Spielräume. Wer einem wirtschaftlichen Betrieb oder einem ambulanten Operationszentrum vorsteht und wirtschaftliche Verantwortung trägt, ist trotz aller Beteuerungen nicht unabhängig und bewegt sich in dieser Grauzone zwar gesellschaftlich und medizinisch in einer sicheren Zone, aber er muss zwei Herren und zwei Herzen dienen. Und das ist bekanntermaßen nicht einfach. In dieser Grauzone liegen Milliarden und es wäre von höchstem gesellschaftlichem Interesse, genau nachzusehen, welche Maßnahmen aus sauber medizinischem Grund oder aus ökonomischen Erwägungen durchgeführt werden.

Es müssen noch weitere Besonderheiten des DRG System angeführt werden, die den klinischen Alltag bestimmen. Vor noch nicht allzu langer Zeit war es in Krankenhäusern Usus, nicht nur ein Hauptproblem zu behandeln, sondern bei Bedarf noch diese und jene kleine Störung mit zu lösen. Stellte man zum Beispiel während eines Aufenthalts auf der inneren Abteilung einen operationspflichtigen Leistenbruch fest, wurde dieser eben beseitigt. Der Patient lag einige Tage länger in der Klinik, aber er war sinnvoll und ganzheitlich versorgt worden. Heute ist dies unmöglich, da verschiedene Diagnosen zusammengeführt werden und dann nur noch eine Hauptdiagnose finanziell berücksichtigt wird. Die Operation würde also in dieser Situation vollständig unter den Tisch fallen, dass Krankenhaus erhielte für seine Leistung keine Vergütung. Dies betrifft zahllose kleinere Dienste, wie die Entfernung von Hauttumoren, Darmspiegelungen zu Vorsorgezwecken, Röntgenuntersuchungen bei zusätzlich beklagten Gelenkschmerzen und andere mehr. Der niedergelassene Sektor freut sich, die insgesamten Kosten für das System steigen jedoch. Der Patient kann heute aus ökonomischen Gründen in seiner Problemwelt nicht mehr ganzheitlich gesehen werden. Das System zwingt zu Stückwerk und Flickschusterei, der geplagte Mensch muss für seine zusätzlichen Probleme wieder den mühsamen Weg durch die verschiedenen Ebenen des ambulanten Gesundheitsbetriebs gehen.

Gleichermaßen sollte ein älterer, vielleicht dementer Patient im Krankenhaus nicht aus dem Bett fallen, wobei dies jedoch nie vollständig vermeidbar ist. Bricht er sich bei seinem Aufenthalt auf der inneren Abteilung den Schenkelhals und muss operiert werden, verliert im Rahmen der Diagnosezusammenführung das Krankenhaus einen Teil seiner Leistung. Vergütet wird im obigen Beispiel die zur Aufnahme führende Pneumonie, der gesamte Aufwand zur Therapie des Schenkelhalsbruches mit Operation, Narkose, Nachbetreuung usw. wird jedoch nicht vollständig berücksichtigt, die Klinik bleibt auf ihren Kosten sitzen. Und das ärztliche und pflegerische Personal, das diesen Patienten vielleicht während des Dienstes am Wochenende versorgt, ist sich mit Freude bewusst, dass seine Arbeit den Kassen und damit der Gesellschaft keinen Cent wert ist.

Eine weitere stete Freude für Klinikmitarbeiter wird elegant mit dem Begriff Fallzusammenführung beschrieben. Das Beispiel: ein kunstgerecht mit großem Aufwand operativ behandelter Patient, vielleicht nach Versorgung mit einem künstlichen Hüftgelenk, entwickelt während der Rehatherapie einen Bluterguss, ein Hämatom. Er muss wieder aufgenommen werden, ein oder zwei Eingriffe sind erforderlich zur Beseitigung des Problems. Diese Eingriffe werden jedoch nicht gesondert gewertet und vergütet, sondern mit dem ersten Aufenthalt zusammengeführt und damit stark in der finanziellen Berücksichtigung abgewertet oder überhaupt nicht berücksichtigt. Das Krankenhaus wird damit für eine Situation, für die nur eine äußerst geringe Verantwortung besteht, abgestraft.

Medizin ist nicht komplett vorhersehbar. Trotz höchster Sorgfalt gehen oft Verläufe anders, als geplant, zum Leidwesen aller, der Patienten, auch der Klinikmitarbeiter – der liebe Gott spuckt zum Glück auch seinen besten Ärzten oft genug in die Suppe – und es zeugt von einer grenzenlosen Arroganz, dafür den Kliniken die vorgesehene Vergütung vorzuhalten. Dies geschieht mit einem Verweis auf die Qualität, die man damit einfordern möchte. So sieht das InEK – System bewusst für komplikative Verläufe negative Deckungsbeträge vor unter der Vorstellung, damit die Qualität zu heben. Bei der Komplexität vieler Erkrankungen und der zunehmenden Multimorbidität der Patienten können Ärzte auf viele Verläufe jedoch nur begrenzt Einfluss nehmen und sind so diesem System wehrlos ausgeliefert, sie werden bestraft trotz bester Absicht und bester Medizin. An einer gut arbeitenden und geführten Klinik dürfen einfach keine Komplikationen auftreten, so ist die politische Botschaft. Der erfahrene Kliniker kann ob dieser simplen Argumentation nur den Kopf schütteln, er arbeitet frustriert die korrekten medizinischen Abläufe ab und ist sich oft schmerzlich bewusst, dass dies zum Nulltarif geschieht.

Der Mechanismus der Fallzusammenführung spielt noch in anderer Form eine groteske Rolle und wird direkt auf dem Rücken der Patienten ausgetragen. Nehmen wir ein Beispiel aus der modernen Wirbelsäulenchirurgie. Bei instabilen Wirbelbrüchen sind zur dauerhaften Stabilisierung des zentralen Achsenorgans zwei Teileingriffe erforderlich. In einem ersten Akt wird mittels eines Zuganges von hinten, also durch die Rückenmuskulatur, eine Aufrichtung und Stabilisierung durchgeführt, im zweiten Operationsteil wird der zerstörte Wirbelkörper von vorne, also am Bauchraum entlang, durch ein Implantat ersetzt. Zweckmäßig und für den Patienten sinnvoll, sollten diese Operationsteile in einem einzigen Eingriff oder kurz nacheinander erfolgen. Im Rahmen eines einzigen stationären Aufenthalts wäre der Patient dann ausversorgt und könnte die angezeigten Rehabilitationsmaßnahmen beginnen. So sollte es sein.

Nach Lesart des MdK würde bei dieser Vorgehensweise jedoch einer der beiden aufwendigen Operationsteile komplett unter den Tisch fallen. Die Fall- und Leistungszusammenführung würde greifen, der Erlös wäre weit unter Kostendeckungsniveau. Also folgt die Medizin der Ökonomie. Die Eingriffe werden so geteilt, dass dazwischen mehr als vier Wochen liegen. Der Patient wird zwischen den Eingriffen entlassen und wieder neu aufgenommen. Die erforderlichen Reha – Maßnahmen werden auf später verschoben. Damit wird ein neuer Fall generiert und es fließt für jeden Eingriff der volle Erlös. Die sinnvollen medizinischen Abläufe müssen sich anpassen, sie müssen fragmentiert werden, um annähernd kostendeckend umgesetzt werden zu können. Der Leidtragende ist der Patient.

Das Fallpauschalensystem setzt jedoch nicht nur falsche und gefährliche Anreize im Behandlungsverlauf. Bereits zu Beginn einer Behandlungskaskade werden viele Menschen erst zu lukrativen Patienten gemacht. Wo Erlöse winken, vielleicht sogar sehr gute Erlöse, muss eine Klinik natürlich präsent sein, eventuell neue Abteilungen aufbauen oder bestehende entsprechend anpassen. Dies ist eine der Kernaufgaben der Klinikadministrationen und der Träger. Politiker sprechen in diesem Zusammenhang gerne von Leuchttürmen, Spezialabteilungen an ihren Krankenhäusern, stark imagebildend und in die Umgebung hinein strahlend, damit Patienten anziehend.

Weiße Flecken in der Diagnose- und Therapielandschaft einer Region werden detektiert und besetzt, eventuell werden sogar erst Diagnosen und Indikationen geschaffen und Menschen, die bisher konservativ behandelt wurden, zu guten operativen Patienten gemacht. Beispiele gibt es genug, vor allem aus dem Bereich der Orthopädie, aber auch der Inneren Medizin, der Urologie, der HNO – Medizin. So machen Fallpauschalen entgegen der Intention ihrer Erschaffer die Medizin nicht billiger, sondern teurer und komplikationsträchtiger. In den letzten 10 Jahren seit Einführung des Systems weist das deutsche stationäre Gesundheitswesen die größten Steigerungsraten seiner Geschichte auf. Und man ist einmal angetreten mit dem Anspruch, die Kosten zu senken.

Die lokalen Versorgungsmöglichkeiten führen damit zu erheblichen Unterschieden in der Versorgungsdichte mit gewissen Eingriffen. Auch dafür lohnt die Lektüre eines Artikels im Deutschen Ärzteblatt, verfasst von D. Klemperer und B. Robra (Dtsch Arztebl International 2014;111:118–20), da hier sehr anschaulich die ökonomischen Triebfedern für die Begründung und Durchführung einer invasiven Maßnahme, allerdings in den fernen Vereinigten Staaten, beschrieben werden. Gestatten Sie eine kurze Zusammenfassung: Die Aufdeckung von starken regionalen Unterschieden im Versorgungsgeschehen des US – Staates Vermont in den 70er-Jahren ist mit dem Namen John Wenneberg verbunden. Er konnte nachweisen, dass diese Unterschiede in keinster Weise medizinisch begründet waren und fand stark unterschiedliche Operationsfrequenzen u. a. bei Tonsillektomien, Appendektomien, Prostatektomien, Mastektomien. Außerdem waren die Krankenhausausgaben und die Inanspruchnahme von medizinischen Leistungen je nach Region stark unterschiedlich. Dies erschütterte die traditionellen Vorstellungen über das Wesen ärztlicher Handlungen, von denen vorausgesetzt wurde, dass aufgrund des hohen ärztlichen Berufsethos allein das Wohl des Patienten im Mittelpunkt einer Entscheidung steht und nicht Eigeninteressen oder pekuniäre Überlegungen. In praxi führte dieses Vorgehen neben einer vermehrten Zahl von unnötigen Operationen auch zu einer Verkürzung der Lebenszeit oder einer Verschlechterung der Lebensqualität.

Daraufhin wurden nach Befragung von Patienten objektive Entscheidungshilfen entwickelt (decision aids), deren Einsatz zu einer drastischen Senkung der Operationsfrequenzen führte. Die Entscheidung über die Durchführung eines Eingriffs wurde an den Patienten delegiert, dies nach fairer, umfassender und verständlicher Aufklärung. Das bis Dato herrschende Konzept wurde auf den Kopf gestellt, den Versorgungsbedarf definieren die Patienten auf Grundlage ihrer Präferenzen und nicht mehr die Ärzte (präferenzsensitive Versorgung). Daneben steht natürlich die effektive Versorgung (klares Überwiegen des Nutzens im Vergleich zum Schaden). Die angebotssensitive Versorgung (das Erbringen einer Leistung hängt von der Dichte der lokalen Infrastruktur ab – Hausärzte, Fachärzte, bestimmte Krankenhausabteilungen) wurde damit zumindest zurückgedrängt. Trotz massiver Bekämpfung der Wenneberg'schen Daten hat sich das präferenzsensitive Versorgungskonzept durchgesetzt und Obamacare setzte dieses Konzept in großen Bereichen um. Soweit das Zitat aus dem Artikel von Klemperer und Robra.

In Deutschland finden sich ebenfalls starke regionale, angebotsinduzierte Unterschiede in der Versorgungsdichte, wobei der wesentliche Motor in der Tatsache begründet ist, dass invasive Handlungen hoch vergütet sind im Vergleich zum vielleicht klugen Zuwarten. Beispiele gibt es genug. Leistenbrüche werden in großer Zahl operativ versorgt, wobei viele Hernien ohne Nachteil für den Patienten konservativ behandelt werden können. Die Zahl der Schilddrüsenoperationen in Deutschland ist ohne harte Fakten drei- bis achtmal häufiger als in Großbritannien oder der USA, bei Versorgung der Population mit künstlichen Gelenken führt Deutschland die internationale Rangliste an, die Zahl von Tonsillektomien ist vervielfacht im Vergleich mit anderen europäischen Staaten. Besonders beeindruckend ist die hohe Zahl an Gelenkspiegelungen und an plastischen Operationen bei Bandschäden. Die Zahlen korrelieren mit dem Versorgungsangebot in einer bestimmten Region.

Natürlich gibt es Widerspruch zu dieser Sichtweise und gut begründet. Wir leben in einer Zeit, in der das Individuum Mensch nur schwerlich akzeptiert, dass man außerordentlich gut und risikoarm mit einem kleinen Makel, ob nun sichtbar oder nicht, leben kann. Was kaputt oder neben der Norm ist, gehört repariert oder doch zumindest so umfassend behandelt, wie die Spezialisten es multimedial versprechen und anbieten. Die Ratschläge zu operativem Vorgehen beruhen jedoch nicht selten auf einer kurzsichtigen Betrachtungsweise und berücksichtigen nicht immer den dauerhaften Benefit für einen Patienten. Eine wirklich gründliche Aufklärung müsste auch die wertfreie Information über konservative Alternativen und die wirklichen Risiken eines invasiven Vorgehens beinhalten. Zwar werden bei Beratungen zur Durchführung einer invasiven Maßnahme Leitlinien und wissenschaftliche Ergebnisse angeführt und für die Indikationsstellung als starke Argumente verwendet. Ein wesentlicher Motor im Hintergrund ist jedoch das Vorhandensein der Produktionsmittel, des Personals und der Geräte, die sich nur amortisieren können, wenn in dauerhaftem Betrieb.

Und in den meisten Fällen findet sich bei weichen und relativen Indiktionen gar nicht mehr die Zeit, so gründlich und wahrhaftig aufzuklären, dass der dann mündige Patient wirklich frei entscheiden kann. Wir sind trotz aller Diskussionen und rechtlichen Vorschriften von einer wirklich präferenzsensitiven Entscheidungsebene im Wenneberg'schen Sinne weit entfernt, wobei ich natürlich harte anerkannte Indikationen im Sinn einer effektiven Versorgung (Notfälle, Tumorerkrankungen …) ausdrücklich ausnehme. Der ökonomische Druck im Hintergrund und der zeitliche Druck im Vordergrund, lassen eine wirklich umfassende Aufklärung in vielen Fällen zur Makulatur verkommen. Schuld an dieser Entwicklung trägt vor allem die extrem gute Vergütung des Handelnden im Vergleich zum Abwartenden oder konservativ Denkenden. Die Einführung der Fallpauschalen zementiert diesen entscheidenden Webfehler im System. Und es ist fatal, dass auf eine Population mit exponentiell steigender Erwartungshaltung ein ökonomisches, faktenabhängiges Gesundheitssystem trifft, das genau die Wünsche der Bevölkerung bedient. So ist der Böse nicht immer nur Derjenige, der schlecht aufklärt. Es ist genauso Derjenige, der in den Worten des Aufklärenden nur das für Ihn Segensreiche heraushören möchte.

Einen weiteren Faktor, den Einfluss des zunehmenden Älterwerdens der Bevölkerung, also den demografischen Faktor, gilt es ebenfalls zu diskutieren. Vor allem die Versorger führen an, dass ein Großteil der Versorgungszahlen, nach Untersuchungen aus dem DRG – Umfeld bis zu 40 %, wie auch der steigenden Kosten auf die Zunahme des Lebensalters zurückzuführen ist. Krankheiten und Läsionen, die noch vor wenigen Jahren oder Jahrzehnten keiner vernünftigen Therapie zugängig waren, sind heute dank besserer Techniken, erweiterter wissenschaftlicher Ergebnisse, verbesserter Materialien, cleverer Apparate, angehbar und führen zu einem gewissen Teil auch zu einer Heilung oder zumindest Linderung. Vor allem die Möglichkeiten der Intensivmedizin und der Anästhesie erlauben es zunehmend, auch alte und schwer kranke Menschen auf einen Operationstisch zu legen. Dies ist ein heikles Thema, da den heutigen Möglichkeiten der Medizin nicht immer eine saubere, ethische Denkweise unter Berücksichtigung des individuellen Wollens zugrunde liegt. Bei weitem ist nicht alles gut, was machbar ist, auch wenn das der gutgläubigen Gesellschaft gerne suggeriert wird.

Was bis heute komplett fehlt, ist eine gesamtgesellschaftliche Diskussion zu diesem Thema und der Medizin, die wir unseren schwer kranken, älteren Mitmenschen oder uns irgendwann selbst noch zumuten wollen. Denn der perfide Grundgedanke der Fallpauschalen greift natürlich auch hier. Der agierende Arzt kann seine Entscheidung nicht im völlig freien Raum entwickeln, er steht unter dem Diktat der pekuniären Rahmenbedingungen. Und handelt eher als dass er in die ethische Grundsatzdebatte einsteigt, wie viel Benefit seine Maßnahme für den Patienten wirklich bringt. Löst man dieses Problem in unserer Gesellschaft nicht ehrlich und wahrhaftig, wird der demografische Faktor ins Unermessliche steigen und irgendwann die letzten beiden Jahre im Leben noch viel mehr kosten als die heutigen 50 % der insgesamten Lebensgesundheits- und krankheitskosten.

Natürlich ist bei Diskussion der steigenden Zahlen neben dem DRG Effekt auch die haftungsrechtliche Situation und die Einstellung der Gerichte zu beachten. Ärzte wählen auf Grund der heutigen Rechtsprechung viel eher den operativen Weg, um keine Unterlassung und damit einen möglichen Kunstfehler zu begehen. Das durch die Maßnahme selbst eingegangene Risiko zählt in den Augen der Ärzte, aber auch der Patienten und vor allem der Gerichte geringer als die vollständig unterlassene Maßnahme, die vielleicht ebenfalls ein Defizit oder einen Defekt für den Patienten bedeuten würde. Der Handelnde ist immer im Vorteil. Auch dieser Effekt macht die Medizin teuer und erschwert die offene Diskussion.

Die Krankenkassen können die enorme Zunahme bestimmter Diagnosen seit Beginn der Fallpauschalenaera gut nachweisen. Beispiele finden sich in großer Zahl in den Bereichen Wirbelsäulenchirurgie, Gelenkchirurgie, Gefäßchirurgie, Gynäkologie, orthopädische Bandchirurgie. Keine Zahlen gibt es leider zu dem wirklichen Nutzen für die Menschen, aber auch nicht zu den Komplikationen und deren Kosten durch die starke Zunahme der Operationsfrequenz.

Die Ärzteschaft muss sich damit den diffamierenden Vorwurf gefallen lassen, dass viele Tausende von Patienten operativ versorgt werden, die dies objektiv bei wirklicher kritischer Stellung einer Indikation nicht nötig haben und damit eigentlich der Tatbestand der organisierten Körperverletzung gegeben wäre. Und der

Vorwurf ist nicht vollständig von der Hand zu weisen. Die Treibkraft jedoch, die Ärzte überhaupt in diese missliche Situation gebracht hat, ist die Verknüpfung zwischen Geld und Medizin durch das DRG System. Krankenhäuser und die wachsende Zahl von ambulanten Operationszentren können bei der knappen Kalkulation der Normalleistung und bei dem wachsenden Anspruch der Bevölkerung an Behandlungsqualität und Service gar nicht anders als die Karte der Indikationsausweitung zu ziehen, um überleben zu können.

Die Kassenpolitik hat das Problem natürlich erkannt und versucht durch Drehen an diversen Stellschrauben eine Schadensbegrenzung zu erreichen. Zu nennen sind aus dem Arsenal der Daumenschrauben, die Klinikmitarbeiter immer mehr in den Wahnsinn treiben, vor allem die Instrumente Mehrerlösausgleich, Mindererlösausgleich, Vereinbarungsprinzip, Mengendegressionseffekt.

Unter Vereinbarungsprinzip ist zu verstehen, dass die Vertreter der Kostenträger jährliche Gespräche mit den Klinikadministrationen führen, in denen die voraussichtlichen Budgets für das Folgejahr vereinbart werden. Bei diesen Gesprächen, dem Feilschen auf einem nordafrikanischen Basar vergleichbar, geht es grob um die ungefähre Festlegung der erwarteten Leistungsmenge im Folgejahr, ein Zahlenkonstrukt aus Patientenzahl sowie Krankheits- oder Verletzungsschwere unter Berücksichtigung der durchgeführten Maßnahmen einer gesamten Klinik. Je kränker die Patientenpopulation eines Krankenhauses und je invasiver die Maßnahmen erwartet werden, umso mehr Geld wird von Seiten der Kassen fließen. Natürlich spielen die Zahlen der vergangenen Jahre eine entscheidende Rolle. Je höher diese Leistungszahlen waren, umso besser ist für die Klinik zu verhandeln. Im Wesentlichen bedeutet dieser Fakt, dass ein Krankenhaus, das viele hochpreisigen Leistungen in seinem Portfolio anbietet, auch gut und dann immer besser dasteht. Die Ausgangsbasis für das nächste Jahr ist optimaler, das Haus kann eine höhere Leistungsmenge vereinbaren.

Die Kliniken haben wegen dieses Effektes überhaupt keine andere Möglichkeit, als auf den Faktor Invasivität zu setzen. Liegen nur konservativ zu behandelnde Patienten mit einem niedrigen Case Mix Index (CMI) – dieser Faktor beschreibt die Krankheitsschwere – in den Betten, ist die Klinik in ein paar Jahren tot oder privatisiert mit erheblichen Folgen für das Umfeld. Über 200 Kliniken sind diesen schweren Weg in den letzten 10 Jahren gegangen. Also haben die Kliniken in eigenem und Trägerinteresse neue Segmente zu installieren, neue Chefärzte einzustellen und für ihre moderne Medizin zu werben. Es geht vor allem auch darum, für Eingriffe zu interessieren und in angrenzenden Regionen zu wildern. Das Patientengut im direkten Umfeld reicht meist nicht aus, um die gewünschten Zahlen zu generieren.

Hier wird der Mengendegressionseffekt wirksam. Durch den Konkurrenzkampf zwischen den Kliniken verändert sich die absolut zur Verfügung stehende Geldmenge nicht. Damit zahlen Kliniken mit geringer Mengensteigerung oder Mengenrückgang für die Mehrleistungen anderer Häuser. Die Starken werden so immer stärker, die Schwachen immer schwächer. Befindet sich ein Haus einmal in einer abwärts gerichteten Spirale, ist ein Herauskommen schwierig.

Die Regulationsinstrumente der Kostenträger zielen auf eine Begrenzung der Leistungsausweitung und eine Abmilderung der Leistungsminderung. Im ersten Fall kommen die sog. Mehrerlösausgleiche zum Ansatz. Kliniken, die eine größere Anzahl an Patienten behandeln als mit den Kassen vereinbart, erhalten nicht den vollen Erlös für diese Leistungen, und werden damit wirtschaftlich abgestraft. Im zweiten Fall, wenn weniger Patienten kommen als erwartet und ein Jahr vorher vereinbart, bekommt die Klinik einen geringen Betrag zum partiellen Ausgleich der Vorhaltekosten von Personal und Strukturen. In beiden Fällen arbeitet die Klinik defizitär, die Ausgleiche sind so gehalten, dass eine wirtschaftliche Kalkulation nicht erreicht werden kann. In diesem Hamsterrad bewegen sich nun die Kliniken und rennen einer ausgeglichenen Bilanz hinterher. Nur unter optimalen Bedingungen ist ein ausgeglichener Haushalt überhaupt erreichbar. Meist treiben die Komplexität der inneren Klinikstrukturen und die Sprunghaftigkeit der Politik die Kliniken in eine schwierige finanzielle Situation, was in aller Regel vermehrten Druck auf das Personal bedeutet.

Nur am Rande sei erwähnt, dass Klinken auch unter Versäumnissen oder Defiziten auf anderen Versorgungsebenen zu leiden haben. So sind die ambulanten Strukturen immer weniger in der Lage, und dies nicht nur in Notfallsituationen, die Patientenzahl zu bewältigen. Diese Menschen schwappen in großer Zahl in die Ambulanzen der Kliniken, die für diesen Versorgungsauftrag jedoch nicht vorbereitet und richtig aufgestellt sind. Auch die oftmals überbelegten Institutionen der sozialen Netze, wie geriatrische Reha – Einrichtungen, Kurzzeitpflegeplätze, Altenheime, soziale Dienste sind ein Grund für einen Verlegungsstau von versorgten Patienten. Das Risiko dafür tragen die Klinken allein.

Der Leser dieser Zeilen wird natürlich den Kliniken und vor allem den Ärzten Käuflichkeit vorwerfen und die Frage nach dem medizinischen Ethos des Arztberufes stellen. Ich hoffe nicht, dass sich meine Arztkollegen aus dem großen Selbstbedienungsladen auf dem Rücken ihrer ausgelieferten Patienten mit klarem Kalkül bedienen. Ich prangere jedoch die schiere Tatsache an, dass das System dem Arzt überhaupt die Möglichkeit eröffnet, durch Justierung an der Behandlung ökonomische Vorteile zu erlangen. Und besteht die theoretische Möglichkeit, besteht zweifellos auch ein starker, wenn auch unbewusster Einfluss auf Denken und Handeln in den Köpfen von Arzt und Administrator.

Wir zwingen höchst differenzierte, komplizierte und nie vollständig vergleichbare Abläufe im Wechselspiel zwischen Diagnose, Therapie und Ergebnis in ein vorrangig wirtschaftlich geprägtes, angeblich vorhersehbares und vollständig beherrschbares Prokrustesbett und fordern den Arzt auf, in diesen Strukturen zu denken und zu handeln. Wir übertragen die Denkstrukturen der Wirtschaft für eine klar definierte Dienstleistung, also die Herstellung eines Werkstückes, ohne Not auf die Behandlung von menschlichen Geschöpfen. Diese folgt jedoch vollständig anderen Regeln und kann nie mit absoluter Sicherheit vorhergesagt werden kann. Es wird uns damit nie gelingen, trotz aller Versprechungen der Qualitätsinstitute, die überraschende Biologie mit ihren vielfältigen Spielarten in den Griff zu bekommen. Und das ist auch gut so. Sonst wäre die Hybris des Menschen ohne Grenzen.

Die Einführung der Fallpauschalen als zentralen Überlebensfaktor für das Krankenhaus verändert die Schwerpunkte in Denken und Handeln des Arztes, damit auch der Medizin, die er ausübt und dies gegen seinen Willen und ohne seinen Einfluss. Der Arzt verliert seine medizinische Unabhängigkeit. Er muss seine innere Freiheit, die sein Berufscredo prägen sollte, gegen eine kleinliche Krämerseele tauschen, um das Überleben seiner Arbeitsstelle zu sichern. Er ist einem ökonomisch geprägten System schutzlos ausgeliefert. Da er sich dessen schmerzlich bewusst ist und in vielen Fällen eine Entscheidung zu treffen hat, wem er dienen will, dem Patienten oder seinem wirtschaftlichen System, befindet er sich in einem ständigen Interessenkonflikt.

Das System folgt bevorzugt wirtschaftlichen Kennzahlen, zielt auf eine komplette Transparenz der messbaren Abläufe und führt damit zu einer schonungslosen Kontrolle durch externe Institute jeder Art, also zum Orwell'schen Krankenhaus. Nur wird nicht Medizin, Menschlichkeit, Empathie, Ethos gemessen und überprüft, sondern das zahlenmäßige Substrat von Abläufen und Leistungen im Zusammenhang mit der Durchschleusung eines Menschen durch den Krankenhausbetrieb. Arzt und Schwester werden damit im ökonomischen Jargon und Sinne zu Fertiger eines industriellen Produkts, vergleichbar einem Industriebetrieb, der Kühlschränke herstellt. Die komplette Entkoppelung der alltäglichen Arbeit vom tradierten und eigentlich geforderten und gewünschten Arzt- und Schwestersein ist nicht mehr weit.

Vieles bleibt auf der Strecke. Menschliche und medizinische Sorgfalt um ihrer selbst willen, die humanitären Wurzeln unserer Gesellschaft, unsere christliche Gründung. Wir haben optimal dokumentiert, nachvollziehbar vordergründig medizinisch richtig gehandelt und trotzdem großen Schaden an unserer Seele und unserer Fürsorgepflicht dem anderen gegenüber angerichtet. Wir haben die wahren ganzheitlichen Bedürfnisse des leidenden Menschen, dessen Ängste, Sorgen und Nöte, auf Druck und Aufforderung einer externen administrativen Gruppe hin ignoriert und eventuell sogar noch eine Diagnose frisiert, um für die stattgehabte Leistung überhaupt Geld zu bekommen.

Wollen wir dies dauerhaft so akzeptieren? Wollen wir wirklich dem Schreibtischarbeiter eines medizinischen Dienstes so weitreichenden Einfluss auf die Behandlungen von Menschen gewähren? Zur Zeit scheinen viele Verantwortliche im System damit zufrieden zu sein, vor allem die sprachgewaltigen Vertreter der Krankenkassen. Natürlich profitieren sie von diesem System. Es bringt Macht und Einfluss über Krankenhäuser und Ärzte, es bringt Transparenz in ein undurchschaubares Medizinsystem und zumindest so postuliert, auch eine Kostendeckelung.

DRG und MdK bringen Unruhe in die Phalanx der Leistungserbringer und brechen die bisherige vorherrschende Allmacht der Ärzte. Diese haben im Spiel der Mächte nun nichts mehr zu sagen, sie hängen am Gängelband der Verwaltungen, werden immer mehr zu Abhängigen. Vordergründig und plakativ werden sie hofiert, aber in den Abläufen vor Ort spielen sie eigentlich keine Rolle mehr. Sie sind nur Spieler auf den Schachbrettern der Ökonomen und schaffen die Zahlen herbei, mit denen diese Ökonomen nun ihr Spiel treiben. Das dadurch veränderte Selbstverständnis der Ärzte ist aber nicht ungefährlich für die Gesellschaft. Man kann vor allem bei jungen Ärzten erhebliche Verwerfungen ihres Berufsbildes feststellen und dies führt nicht nur zu einer Verschiebung der sogenannten Work-Life Balance hin zur Freizeitorientierung, sondern auch zu einem zunehmenden Verlassen des deutschen Gesundheitssystems.

Ich bin wie die meisten Ärzte nicht sonderlich machtorientiert. Wir sind einmal angetreten, gute Medizin zu machen jenseits von Kosten- oder Erlösüberlegungen und dieses spezielle ökonomische Denken hat erst in der letzten Dekade Raum gegriffen. Der anstrengende, medizinische Alltag lässt keinen großen Raum für strategische, politische oder machtorientierte Überlegungen. Er folgt anderen Gesetzen als Wirtschaft oder Ökonomie. So sind die meisten Ärzte, auch die leitenden, diesbezüglich nur laienhaft ausgebildet, eigentlich an diesen Gedanken nicht wirklich interessiert und lassen sich so am Nasenring durch die Manege der Gesundheitspolitik führen. Einige wenige sitzen in der insgesamt nicht sehr mächtigen Berufspolitik, im Bundestag nahezu keiner mehr, der noch einen Bezug zur medizinischen Wirklichkeit hätte. Und damit ist der Arzt vor Ort ausgeliefert und er fühlt sich auch so. Diese Ohnmacht führt zu einer hohen Frustration und zerstört in zunehmendem Maße das Selbstverständnis des unabhängigen und nur seinem Patienten und dessen Wohl verpflichteten Arztes.

Das etwas reifere Semester lebt noch seinen altruistischen und anerzogenen Prinzipien. Der junge Arzt jedoch ist dem System hilflos ausgeliefert und wird immer mehr zum treuen Diener des primär wirtschaftlich orientierten Brotgebers. Der Arzt ethisch einwandfreier und unabhängiger Prägung wird verschwinden. Damit der Ansprechpartner für einen kranken Menschen in seinen vielschichtigen Sorgen und Nöten. Der zukünftige Patient kommender Generationen muss davon ausgehen, dass sein vertrauensvoll ausgewählter Arzt viele Faktoren bedenken muss, von denen das medizinisch Sinnvolle und Notwendige nur einer unter vielen ist. Diese Entwicklung ist aber keine von innen heraus, sie ist gesellschaftlich und politisch verursacht und durch den Arzt gar nicht mehr zurück zu drehen oder zu verändern. Diese Veränderung ist grotesk in einem christlich und humanitär seit Jahrhunderten geprägten Land. Unverständlich ist die politische Absicht, dem so hoch geschätzten Berufsstand des Arztes das Joch und die Verantwortung für die Wirtschaftlichkeit aufzubürden, ihm dafür aber keine Instrumente, keine Zeit und keine wirklichen Spielräume in die Hand zu geben. Und ihn allein zu lassen im nicht zu überbrückenden Gegensatz zwischen Ökonomie und Menschlichkeit.

Die wahre Qualität einer Behandlung lässt sich nicht auf die Kürze der Verweildauer, die Beweglichkeit eines Gelenkes und die Tausenden abgefragter Parameter reduzieren, sondern hat viel tiefere und wichtigere Dimensionen, auch durchaus mystische. Diese Dimensionen spielen schon heute und voraussichtlich in der Zukunft keine Rolle mehr, sie sind für die Wirtschaftlichkeit ohne Bedeutung und gehen verloren. Nach Giovanni Maio, einem der führenden Ethiker Deutschlands, bräuchte es dringend wieder eine Kultur der Unmessbarkeit. Die Fallpauschalen sind die Totengräber einer Medizin mit menschlichem Antlitz.

Die Daumenschrauben der Macht 2

Big Brother verändert Alles

Ein rein ökonomisch basiertes System, das ein großes Selbstbedienungspotential beinhaltet, in einer hoch kompetitiven Landschaft, in Einrichtungen der Öffentlichkeit, an denen Hunderttausende von Leistungsträgern beschäftigt sind, braucht natürlich eine wirksame Kontrolle. Dies wurde bei Einführung der Fallpauschalen erkannt und dementsprechend umgesetzt. Die Kontrollinstanz heißt Medizinischer Dienst der Krankenkassen und ist letztlich in deren Auftrag tätig. Dieser Dienst ist gesetzlich legitimiert und hat die Aufgabe, die stetig nach oben zeigende Kostenentwicklung im deutschen Gesundheitswesen zu begrenzen. Der MdK wurde 1989 im Auftrag der Kassen geschaffen und war in den ersten Jahren für Begutachtungsfragen, Bedarfsplanung, Pflegeversicherung, Einschätzung der Pflegestufe und die Qualitätsüberprüfung in Pflegeeinrichtungen zuständig. Im Verlauf der Jahre wuchsen die Zahl der Aufgaben und damit auch die Machtfülle. Der Gesetzgeber hat den MdK als unabhängige kassenartenübergreifende Arbeitsgemeinschaft eingerichtet und der Landesaufsicht der Bundesländer unterstellt. Die ärztlichen Gutachter sollen ausschließlich ihrem eigenen Gewissen unterworfen sein. Auch eine Einheitlichkeit der Beurteilung über die Landesgrenzen hinweg soll gewährleistet sein. Der MdK beschäftigt heute deutschlandweit ca. 8000 Mitarbeiter, davon ca. 2000 Ärzte und 2500 Pflegefachkräfte.

Dies bedeutet, dass die medizinischen Dienste über das Wohl und Wehe, und damit auch über das Überleben von Krankenhäusern entscheiden können. Sie besitzen dafür ein Budget, das aus den Kassenbeiträgen der Mitglieder finanziert wird. Die ärztlichen Gutachter sichten und analysieren jedes Jahr Hunderttausende von Krankenakten, ob deren sauberer Dokumentation und der Rechtmäßigkeit der Geldforderungen aus den Krankenhäusern für die stattgehabten Behandlungen.

Der Krankenhauslaie mag sich den Ablauf folgendermaßen vorstellen: ein Patient wird mit einer mehr oder weniger einfachen Erkrankung oder Verletzung in ein

© Springer-Verlag GmbH Deutschland, ein Teil von Springer Nature 2020
M. Wiedemann, *Die Medizin verkauft ihre Seele*,
https://doi.org/10.1007/978-3-662-60956-9_7

Krankenhaus eingeliefert. Es besteht ein sozialer Hintergrund, der von stabil bis äußerst instabil reichen kann. Nehmen wir als Beispiel einen älteren Herrn, der bisher noch in einer einigermaßen balancierten Situation allein zu Hause gelebt hat. Der Patient wird in einer Notaufnahme ärztlich untersucht und pflegerisch betreut. Es wird eine Erkrankung oder Verletzung festgestellt, der soziale Hintergrund mitberücksichtigt und der ältere Herr stationär aufgenommen. In den folgenden Tagen schließt sich eine typische und medizinisch korrekte Behandlung an. Nach Verbesserung der Allgemeinsituation, erfolgreicher Behandlung der besonderen Erkrankung und Organisation der weiteren häuslichen Versorgung wird unser Patient dann nach Hause entlassen. Die Abrechnungsabteilung der Klinik stellt aufgrund der Erkrankung und der durchgeführten Maßnahmen laut vorliegendem Fall und errechneter Fallpauschale eine Rechnung an die Krankenkasse und sendet diese ab. Ist der Fall einfach gelagert und passiert das entsprechende Programm der Kassen, gibt es den errechneten Betrag.

Allerdings fallen nahezu 20 % der Krankenhausrechnungen durch das Raster und werden von den medizinischen Diensten einer Prüfung unterzogen. Die Prüfer des MdK nehmen daraufhin die Akten akribisch unter die Lupe, forschen bevorzugt nach Dokumentationsmängeln oder überprüfen die Notwendigkeit einer Krankenhausbehandlung überhaupt. Nehmen wir an – eine sehr häufige Situation im Alltag – der Patient hätte mit einigem Aufwand auch ambulant behandelt werden können, also zum Beispiel bei starken Wirbelsäulenbeschwerden, dann verneint der Gutachter des MdK, am Schreibtisch sitzend, Wochen nach der Behandlung die Notwendigkeit einer Krankenhausbehandlung überhaupt, konstatiert damit eine sogenannte primäre Fehlbelegung und negiert eine Kostenbegleichung durch die zuständige Krankenkasse.

Was bedeutet dies im Alltag? Der nachts diensthabende Arzt kommt seiner medizinischen und menschlichen Pflicht nach, dies im Auftrag einer immer älter und einsamer werdenden Gesellschaft und eines leidenden Menschen und seiner Angehörigen, kümmert sich ordentlich um diesen Patienten, lindert sein Leid, nimmt ihn stationär auf – Anderes ist dem Patienten oder dessen Angehörigen schwer vermittelbar – leitet eine sachgerechte Therapie ein und die Abteilung entlässt den älteren Herrn nach einigen Tagen in gutem Zustand in ein organisiertes Umfeld, zum Beispiel eine Kurzzeitpflege. Das Krankenhaus erlöst jedoch für seine umfassende, fürsorgliche und ganzheitliche Behandlung dieses Menschen bei nicht widerlegbarem Vorwurf der sogenannten primären Fehlbelegung nur einen Teil der eingesetzten Mittel. Denn die gesamte Behandlung hätte in zahllosen Fällen nach Meinung des Gutachters auch ambulant geschehen können. Das medizinische Problem hätte nach dessen Expertise ein niedergelassener kassenärztlicher Notdienst genauso lösen können. Und das soziale Problem – und die fehlenden sozialen Netze unserer Gesellschaft sind bereits heute in sehr vielen Fällen essentieller als alle medizinischen Anliegen – interessiert den Gutachter eines medizinischen Dienstes und vor allem die Kassen nicht. O-Ton eines Kassenvertreters im Südwesten: „Die Kassen sind keine allgemeinen Wohlfahrtsinstitute, sie sind ausschließlich für die Krankenversorgung zuständig und können sich nicht um soziale Probleme kümmern. Dafür gibt es andere Einrichtungen im System.“

Das Krankenhaus hat damit ein ökonomisches Problem. Es hält Ärzte, Pflegepersonal, Räume, Apparate, Heizung, Verpflegung und noch vieles mehr vor. Es zahlt Nachtdienstpauschalen, Überstundenvergütungen und zahlreiche weitere Fixkosten. Es kommt seiner Pflicht nach, Hilfe zu leisten, denn sollte dieser Patient umgehend nach Hause geschickt werden und stürzt auf Grund seiner Schmerzen, macht sich die Klinik einer unterlassenen Hilfeleistung schuldig und steht vor dem Richter. Ärzte und Schwestern arbeiten also medizinisch korrekt, das der Wirtschaftlichkeit verpflichtete Krankenhaus arbeitet jedoch defizitär.

Was geschieht weiterhin und ist inzwischen so institutionalisiert, dass es in das Unterbewusstsein der sogenannten Leistungserbringer eingegangen ist? Der an seinen Leistungszahlen gemessene Chefarzt wie auch die Controller des Krankenhauses legen höchsten Wert darauf, dass die Gutachter des MdK keine primäre Fehlbelegung feststellen und stellen ihre zentralen Notaufnahmen organisatorisch so auf, dass alles unternommen wird, um dort kein Geld zu verlieren. Also wird eine korrekte und umfassende Notdiagnostik durchgeführt und findet man dort nichts Gravierendes, wird der Patient wieder postwendend nach Hause geschickt. Die Tageszeit dieses nach Hause Schickens ist egal, auch die dort stattfindende häusliche Betreuung, dafür ist ein anderes Netz zuständig. Wie suffizient dieses Netz sich heute darstellt in einer Zeit der sterbenden Hausarztpraxen, lasse ich in diesem Zusammenhang dahingestellt.

Der Leser mag fragen, wieso die Krankenhäuser gegen diese unmenschlichen und unwürdigen Praktiken der medizinischen Dienste nichts unternommen haben. Sie versuchen dies ständig. Die Sozialgerichte, an die sie ihre Widersprüche richten, sind jedoch heillos überfordert und benötigen Jahre, bis sie Recht sprechen. In dieser Zeit liegt jedoch das von den Klinken dringend benötigte Geld auf Eis. Die Klinikmitarbeiter fragen sich allerdings, wieso die Bürger des Staates denn nichts gegen diese Praktiken der Kassen und ihres langen Armes MdK unternehmen. Denn die Schwächsten der Bevölkerung leiden am meisten unter diesen Abläufen.

Dies scheint daran zu liegen, dass der erste Adressat des Patienten- oder Angehörigenärgers immer die Klink selbst ist. Klinikärzte versuchen zwar manchmal, gegen diesen Ärger zu argumentieren. In den meisten Fällen ergebnislos. Der normale Bürger kann die wirklichen Hintergründe nicht verstehen, schon gar nicht in der Akutsituation. Der oft aggressiv gefärbte Ärger trifft nie die Schreibtischarbeiter des MdK. Diese urteilen im Auftrag der Kassen über ihre Kollegen vor Ort. Und verweigern häufig die den Klinken zustehende Bezahlung.

Ein kurzer Rückblick in die Vor – MdK – Zeit sei erlaubt. Ein Mensch kam mit einem unklaren Schmerzbild in die Klinik. Er wurde notfallmäßig untersucht, eine stationäre Behandlung eingeleitet, der Gesundheitszustand stabilisiert. In ganzheitlicher Sichtweise, wie seit den Zeiten der Samariter ärztliches und pflegerisches Selbstverständnis, wurde auch der Zucker eingestellt, vielleicht eine Ganzkörperreinigung angeschlossen, die Flüssigkeitsbilanz optimiert. Es wurden einige Gespräche geführt, die Angehörigen gehört, das soziale Netz geknüpft, eine ordentliche Entlassung organisiert. Der Zeitfaktor stand nicht im Vordergrund, der Zufriedenheitsfaktor beim Patienten und dessen Angehörigen war hoch. Vielleicht blieb der Patient einen Tag mehr als unbedingt nötig, aber dies war dem Bemühen geschuldet, Alles zu tun, was medizinisch und menschlich geboten war. Der Ablauf war vielleicht nicht hoch ökonomisch, aber einer Gesellschaft wie der unseren angemessen.

Heute geht es in den Notaufnahmen unter einem steten, manchmal unwirklichen und absurden Zeitdruck mit ständigem Sammeln von mehr oder weniger wichtigen Zahlen und Fakten vor allem darum, eine MdK feste Begründung für die stationäre Aufnahme zu konstruieren und diese auch entsprechend zu dokumentieren. Wer das Vergnügen hatte, in den letzten Jahren eine Zentrale Notaufnahme besuchen zu dürfen oder zu müssen, weiß, wovon gesprochen wird. Auf harten Liegen quält sich Patient an Patient über Stunden durch die fast stakkato-artig getakteten diagnostischen Verfahren, notdürftig abgetrennt von seinem stöhnenden Nachbarn, dessen Äußerungen er hautnahe mitbekommt. Die Menschen sind meist fortgeschrittenen Alters, haben nicht selten eine Demenz oder einen sogenannten prädementiellen Zustand und es ist oft sehr schwierig, eine brauchbare Information zu gewinnen. Der Beobachter sieht ein gehetztes, kaum seinen Aufgaben nachkommendes, ärztliches und pflegerisches Personal, bis dieses dem Patienten nach einigen Stunden mitteilt, dass er mit einem Schmerzmittel wieder in die hausärztliche Behandlung entlassen werden kann und dass der Transport schon bereitsteht. Es gibt ein schnelles Gespräch, auch mit den ungläubigen Angehörigen und die Klinikbehandlung ist beendet. Mehr geht nicht, mehr bezahlen die Kassen nach Beratung mit ihrem medizinischen Dienst nicht. Dieses manchmal an Dante erinnernde Inferno ist Alltag in den klinischen Notaufnahmen eines der reichsten Länder dieser Erde. Und es ist kein Ende in Sicht. Die Spirale scheint weiterdrehen.

Aber wie geht es mit diesem armen Menschen oft in tiefer Nacht oder am Wochenende zu Hause oder im Pflegeheim weiter? Im Sinn einer ethisch einwandfreien Medizin ist er unversorgt oder unterversorgt. Dies interessiert wie beschrieben die deutsche Kassenadministration nicht wesentlich. Die Angehörigen fühlen sich überfordert und telefonieren nach dem hausärztlichen Notdienst. Dieser weist nicht selten verärgert, frustriert und ebenfalls überfordert, den Patienten postwendend wieder in die Klinik ein. Und diese nimmt nun auf. Der diensthabende Arzt hat das Ping-Pong artige, unwürdige Verschieben des Patienten satt. Schließlich fühlt er trotz ökonomischer Bedenken seine medizinisch-ethische Verpflichtung. Wer nun meint, für den MdK bedingt ein solcher Vorgang automatisch eine Kostenübernahmeverpflichtung, muss enttäuscht werden. Der Offenbarungseid des hausärztlichen Bereiches interessiert nicht, das Krankenhaus bleibt auf seinen Kosten sitzen.

Selbst die Einweisung eines Patienten mit einem gültigen Einweisungsschein des Haus- oder Notarztes ist in den Augen des MdK kein ausreichender Grund für die Genehmigung einer Kostenübernahme und dies, obwohl der einweisende Arzt mit der Ausstellung eines Scheines dokumentiert, dass der Mensch außerhalb einer Klinik nicht mehr vernünftig zu führen ist. Die Überwachung und In Frage Stellung hausärztlicher Expertise durch die Administratoren des MdK treibt einen tiefen Keil zwischen die Bereiche Klinik und Niedergelassene, dies ohne Notwendigkeit und räumlich, sowie zeitlich fern der zu treffenden Notfallentscheidung. Eine Verantwortung für solche Entscheidungen und Entwicklungen wird von den Gutachtern des MdK weit von sich gewiesen.

Das Personal in deutschen zentralen Notaufnahmen ist eines der am höchsten belastete in Krankenhäusern, vielleicht noch übertroffen von Intensiv- oder Palliativpersonal. So halten es auch nur Wenige über eine lange Zeit in Notaufnahmen aus. Die Wechselquote ist sehr hoch und es gibt bereits Notaufnahmen, die ihre Pforten schließen müssen. Die Verantwortung für diese Entwicklung liegt vor allem bei den Kassen und ihrem langen Arm MdK, wobei dessen Mitarbeiter natürlich auch hier jegliche Einflussnahme abstreiten. Die Verhältnisse in den Notaufnahmen seien auf die schlechte Organisation der Klinken zurück zu führen. Festhalten muss man, dass dieser wichtige und zentrale Teil deutscher Daseinsvorsorge zu den unwürdigsten Kapiteln im Gesundheitswesen zählt und dass aktuell keine wirklich mächtige ordnende Hand erkennbar ist, die dieses Kapitel zu schließen vermöchte, um wieder zu einer menschlichen Notfallmedizin zurückkehren zu können. Ökonomie sollte an dieser Stelle nur einen sehr untergeordneten Platz einnehmen.

Folgen wir dem Weg eines stationär aufgenommen Patienten weiter. Es wurde nach meist aufwendiger und invasiver Diagnostik ein MdK – fester Grund, also eine Fallpauschale gefunden und damit eine stationäre Aufnahme vorerst begründet. Nun beginnt der schnelle Durchlauf des kranken Menschen durch den Klinikbetrieb nach medizinischen, vor allem aber ökonomischen Gesetzen. Für eine Fallpauschale gibt es einen festen Erlösbetrag. Dieser sollte und darf natürlich durch die erforderlichen und anfallenden Kosten nicht überschritten werden, ansonsten würde die Klinik dauerhaft ins finanzielle Aus rutschen. Also gibt es klare, an ökonomischen Kriterien festgemachte Leitlinien, denen eine Behandlung zu folgen hat. Natürlich sind diese Leitlinien zuvorderst medizinisch begründet, aber der ökonomische Gedanke schwingt ständig mit. Und die Dokumentation wird den Patienten ständig begleiten. Diese muss MdK – fest sein, sonst wird die Behandlung hinterfragt, damit die Fallpauschale und bei ungenügender Dokumentation wird mit einem späteren schnellen Federstrich der Erlös gekürzt.

Einfluss auf den wirtschaftlichen Aspekt eines Falles kann die Klinik vor allem durch die Veränderung der Verweildauer eines Patienten nehmen. Stellen wir uns eine unkomplizierte Gallenblasenoperation vor. Dafür gibt es nach der sogenannten InEK – Kalkulation einen bestimmten Fallpauschalenbetrag. Diesen kann die Klinik nicht beeinflussen. Einfluss hat sie nur auf die Kosten. Da Operations-, Narkose-, Zimmer-, Essensaufwand, Personalkosten oder Medikamente bereits auf festem Niveau eingestellt sind, gibt es eigentlich nur eine wichtige Variable, über die man gewinnbringend arbeiten kann. Dies ist die Entlassung eines Patienten knapp unterhalb der sogenannten mittleren Verweildauer, wie im vorherigen Kapitel beschrieben. Die mittlere Verweildauer ist eine theoretisch ermittelte Zahl, nach der die Kassen kalkulieren. Für diese Zahl sind die Erlöse berechnet. Bleibt man bei ansonsten gutem Behandlungsregime darunter, macht man ein kleines Plus.

Die Kunst ist nun, trotz dieser eigentlich zu schnellen Entlassung eines Patienten, der diese auch nicht wünscht, doch eine ausreichende Zufriedenheit zu erreichen, um damit dem Image der Klinik nicht zu schaden. Der Gallenblasenpatient sollte damit vielleicht nach drei, und nicht nach vier Tagen entlassen werden. Dann ist der Controller zufrieden. Dieser Spagat ist meist nicht einfach zu leisten. Damit erhält das Entlass-Management eines Krankenhauses entscheidende Bedeutung.

Die Verweildauerproblematik ist inzwischen nahezu genetisch für zukünftige Generationen in den Gehirnen der Ärzte fest abgespeichert. Die steten Apelle der Administratoren auf den Stationen richten sich vor allem an die Stationsärzte mit der dringenden Bitte, eine Entlassung der Patienten unterhalb der mittleren Verweildauer anzustreben.

Unzählige auf den Stationen präsente Mitarbeiter dieser Controlling Abteilungen durchforsten jeden Tag alle Akten, um hier keine Fehler zu machen. Sie überprüfen die Dokumentation und weisen auf Nachlässigkeiten hin, um keine Erlösabstriche durch den MdK bei späterer Durchsicht der Akten zu riskieren. Der Dialog mit den Controllern führt häufig dazu, dass bestimmte Therapien eingeleitet oder verändert werden, die nach Erfahrung mit den medizinischen Diensten von diesen eingefordert werden, damit der Erlös fließen kann. Ein Beispiel von vielen: Ein Patient mit ambulant unbeherrschbaren Schmerzen wegen eines aktivierten degenerativen Gelenkschadens kann stationär nur abgerechnet werden bei intravenöser Schmerztherapie. Eine orale Schmerztherapie reicht nicht. Also bekommt dieser Patient eben eine Infusion, ob nötig oder nicht. Es ist nicht mehr der Arzt, der die alleinige Therapiefreiheit und – Entscheidung besitzt.

Eine andere schwierige und unheilvolle klinische Situation stellt sich dann, wenn zwar initial keine sichere Diagnose gestellt werden kann, der Arzt aber hinter der Fassade ein weiteres größeres Problem vermutet und es schlichtweg mit seinem ärztlichen Ethos nicht vereinbaren kann, diesen Patienten sofort wieder nach Hause zu schicken. Er hat, wie heute üblich, bereits im Rahmen des Notfallmanagements in einigen Stunden eine Computertomografie des Kopfes, eventuell eine Magenspiegelung, eine Sonografie durchgeführt, alle Laborwerte abgenommen und trotzdem bleiben Zweifel. Also nimmt er den Patienten auf. Wenn sich nun im Verlauf keine ausreichende DRG findet und damit keine MdK – feste Dokumentation, ergibt sich die perfide Situation, dass die Klinik auf den meisten Kosten sitzen bleibt. Die notwendige, eingeforderte und zu Recht von der Bevölkerung erwartete Sorgfalt, der ein Arzt folgen muss, wird damit abgestraft und der Arzt, dem dies mehrfach passiert, zieht seine Konsequenzen daraus. Der medizinische Dienst der Kassen ist damit einer der Hauptverantwortlichen für ein immer inhumaner werdendes Gesundheitssystem und für einen zunehmenden Sorgfaltsverlust der Ärzte vor Ort. Denn ständiger Frust, wenn in anstrengender Arbeit durchgeführte und erbrachte Leistung nicht honoriert wird, ist einer der stärksten Demotivatoren für Arzt und Pflege.

Im steten Spiel zwischen MdK und den Kliniken gibt es weitere interessante Facetten und Spielzüge, die nicht unbedingt dem Wohl des Patienten dienen. Einige Beispiele mögen erläutern, wie administrative Vorgaben und Machtdemonstrationen die Wege der Medizin richtunggebend beeinflussen. Nehmen wir an, es kommt ein älterer Mensch mit einem Knochenbruch zur stationären Aufnahme. Den Bruch, vielleicht eine Fraktur des Oberarmes, könnte man nach medizinischem Grundverständnis und den entsprechenden Leitlinien der Fachgesellschaften konservativ, aber auch operativ behandeln. Gäbe es keinen MdK und damit keine äußeren wirtschaftlich geprägten Denkstrukturen, würde der verantwortungsbewusste und ganzheitlich denkende Arzt, der auch ethische und soziale Aspekte in sein Denkschema einbaut, diesen Patienten stationär aufnehmen und ihm nach entsprechenden Gesprächen, auch mit den Angehörigen, Zeit lassen, die Situation zu verdauen und würde mit ihnen zusammen den weiteren Weg ausloten. Entscheidet man sich gemeinsam für ein konservatives Vorgehen, würde dieses entsprechend eingeleitet, zum Beispiel mit Krankengymnastik und Schmerztherapie. Nach Röntgenkontrolle und Absicherung des sozialen Umfeldes sowie Organisation der weiteren Betreuung entließe man einen sehr zufriedenen Patienten. Dieser eigentlich einfache und verständliche Weg birgt jedoch Fallstricke und Hindernisse, für die das Vergütungs- und das dahinterstehende Kontrollsystem verantwortlich zeichnen. Denn der konservative Weg erbringt wenig Erlös, vor allem, wenn er so abläuft, wie skizziert. Und man begibt sich schnell in den Bereich der primären Fehlbelegung.

Zum Verständnis die Schilderung der klaren und einfachen invasiven Behandlungsvariante in obigem Fall. Entscheidet sich der Arzt nicht zum konservativen, sondern zum operativen Vorgehen, läuft alles wie am Schnürchen. Vorbereitung zur Operation, Durchführung, entsprechende Nachbehandlung, Entlassung, Dokumentation, der Erlös fließt. Alle sind zufrieden. Keine Diskussion, Controlling applaudiert. Verwaltung ruhig. MdK akzeptiert, Kasse zahlt. Die Meinung des Patienten spielt dabei – offen gesprochen – nur eine nebensächliche Rolle, denn jeder erfahrene und in Gesprächsführung kompetente Arzt kann mit überzeugender, nachvollziehbarer Argumentation dem Patienten die Notwendigkeit einer operativen Maßnahme verdeutlichen. Wir haben hier also den sicheren Weg für das Abarbeiten eines Patienten mit zwar relativer Indikation (Grund oder Rechtfertigung) für einen operativen Eingriff, aber klarem Weg bis hin zum Erlös. Aber wir gehen auch einen Weg, der mit Schmerzen, potentiellem Risiko (Komplikationen, Infektionen, Narkoseproblemen) verbunden sein kann und unumkehrbar ist. Vielleicht schädigen wir mit dieser operativen Behandlung den Patienten also unnötig.

Entscheidet sich also der Arzt für den konservativen Weg, hat er nur sehr geringe Spielräume, wenn er und sein Krankenhaus sich nicht in einen defizitären Bereich begeben wollen. Er kann den Patienten nur für eine sehr kurze Zeit stationär aufnehmen, da bei konservativem Behandlungsweg der MdK die Gleichwertigkeit der ambulanten Behandlung formuliert und der Klinik die Erlöse verweigert – primäre Fehlbelegung. So wird in der täglichen Praxis nur eine ein- oder zweitägige stationäre Behandlung dieser Patienten eingeleitet, damit jedoch kein wirklicher Benefit herbeigeführt. Nicht für das medizinische Problem, noch viel weniger allerdings für die Zufriedenheit von Patient, Angehörigen oder Hausarzt. Zum einen sind die Gespräche in diesen Fällen immer anspruchsvoll zu führen, da die zügig avisierte Entlassung eines Patienten mit einem frischen, schmerzhaften Bruch in ein schwaches soziales Umfeld nur auf geringes Verständnis trifft. Zum anderen kann man davon ausgehen, dass der ambulante Sektor, also der Hausarzt, mit der Behandlung überfordert ist und dies dem Patienten auch so vermittelt. Also wird der Patient ambulant in einem Geist geführt, in dem die örtliche Klinik nicht so richtig gut davonkommt. Wir erleben dies ständig bei Nachkontrollen in den Klinikambulanzen, wenn sich Patienten über die schnellen Entlassungen beschweren und berichten, dass ihr Hausarzt deutliche Klage über das lokale Krankenhaus führt. Das Gesamtbild in diesen Fällen ist stark imageschädigend für die Klinik, ausschließlich diese wird als Schuldige an der Misere adressiert.

Wie reagiert der verantwortliche Klinikmitarbeiter, dem an zufriedenen Patienten und Angehörigen, aber auch an zufriedener Verwaltung gelegen ist, der aber auch ständige Konfrontationen mit dem MdK und die Bearbeitung der lästigen Nachfragen scheut und der an zügigen, schlanken Abläufen interessiert ist? Dies vor allem in der sehr breiten indikatorischen Grauzone, in der sich gleichwertig operative und konservative Behandlungsvarianten gegenüberstehen? Er will in erster Linie erreichen, dass sein Patient das Gefühl hat, dass für ihn alles getan wurde und die Abteilung ihm die beste Behandlung angedeihen ließ. Dies ist nach Erfahrung der Ärzte bei operativem Vorgehen viel einfacher zu erreichen als bei einem schwierigen konservativen Weg. Und gleichzeitig ist das Bett mit einem Patienten mit höherem Erlös belegt, was den Case Mix Index (Marker für die Behandlungsschwere und damit Leistungsfähigkeit eines Krankenhauses) erhöht. Der Chefarzt hat zudem noch seinem Op.-hungrigen Assistenten einen Eingriff assistiert, den dieser auf seinem Weg zum Facharzt dringend benötigt.

Was ist die Folge? Tausendfach täglich in Deutschland praktiziert, wird der klare und eindeutige operative Weg gewählt, die konservative Alternative gar nicht oder eher lustlos andiskutiert, der Patient Richtung Operation geführt und damit dem drohenden MdK Problem in vorauseilendem Gehorsam begegnet. Die Kosten begrenzen wollende Einrichtung erreicht also genau das Gegenteil ihrer Intention. Die Zahl der invasiven Therapien, der Operationen steigt an, damit auch das potentielle Gefährdungspotential für die Gesellschaft.

Es gäbe einen einfachen Weg, die Kosten zu begrenzen, die Balance zwischen konservativem und operativem Weg wiederherzustellen und dem Arzt seine absolute Therapieunabhängigkeit wieder zurück zu geben. Man müsste die Behandlungen bezüglich der Erlöse wieder gleich gewichten und von der Interventionslastigkeit der modernen Medizin abgehen. Damit stünde für Arzt wie auch Patienten wieder eine echte Alternative zur Verfügung und es gäbe keinen pekuniären Anreiz mehr. Aber unser System bewertet ungleich. Klar fassbare und dokumentierbare Verrichtungen werden viel höher eingestuft und damit besser bezahlt als eine unklare konservative Behandlung. Eine solche könne nach Kassensicht ja auch gleich von Beginn an ambulant durchgeführt werden. Eigentlich handelt es sich nur um eine – jedoch durchaus wichtige – Unschärfe im System, neben vielen anderen. Die rigiden und unbelehrbaren Dienste der Kassen sind jedoch nicht bereit, den Rotstift am eigenen Gebäude anzusetzen. Diese Kultur des Beharrens der Kassen und des MdK auf ihren administrativ einfach überprüfbaren Kriterien ist eine der wesentlichen Ursachen für die höhere Zahl an Operationen und diagnostischen Verfahren im europäischen Vergleich, wie auch für die Kostenexplosion. Und die anderen Völker sind nicht kränker als die Deutschen.

Nun mag man kritisieren, dass der Arzt doch seinem Hippokratischen Eid und seinem Ethos verpflichtet sei und die oben beschriebenen Vorgänge diesem doch grundlegend widersprechen und die Gruppe der Ärzte damit alle fairen Behandlungsgrenzen sprengen würden. Dieser Einspruch ist richtig und nachvollziehbar, greift jedoch nicht. Für klare Diagnosen in der Medizin gibt es natürlich auch klare

Regeln, eindeutige Leitlinien und Standards, die es zu befolgen gilt. Für die sehr häufigen Diagnosen mit Alternativoptionen jedoch befindet sich der Arzt medizinisch und ethisch auf der sicheren Seite, wenn er die invasive Variante wählt, dies auch vor seinem eigenen Gewissen. Er wählt eben nur das Verfahren aus, das für ihn und seine Institution auch Vorteile hat und nicht nur für den Patienten. Aber im Hintergrund bestimmt nicht mehr ausschließlich der Arzt, sondern die kontrollierende Instanz. Der Arzt ist nicht mehr unabhängig. Er ist Büttel des MdK und seiner eigenen, ihn ernährenden Institution geworden.

Damit die Klinken in diesem perversen Spiel überleben können, mussten sie in den letzten 10 Jahren ihre Controlling Abteilungen gewaltig aufrüsten. Man geht aktuell davon aus, dass pro Jahr an deutschen Krankenhäusern 700 Millionen Euro allein für Controlling Zwecke ausgegeben werden müssen. Das aktuelle gegenseitige Wettrüsten erinnert an die Ära des kalten Krieges. Entwickelt eine Seite einen stärkeren Atomsprengkopf, bastelt die andere schon an wirksamen Abwehrmaßnahmen. Interessant ist das Vokabular, das der Welt des Militärs entnommen scheint. Man spricht von Strategie und Taktik, reitet eine Offensive, gründet eine noch schlagkräftigere Task Force, erringt einen Sieg oder muss leider eine Niederlage einstecken.

Bezahlt werden müssen aber nicht nur über 2000 Controlling Abteilungen an deutschen Klinken. Bezahlt werden müssen vor allem immer stärker wachsende Medizinische Dienste der Krankenkassen, deren oft nicht zielgenau ausgebildetes Personal riesige Berge an Patientenakten auf die Korrektheit der Abrechnung überprüft. Die Dienste entwickeln ein immer stärkeres Eigenleben, üben immer mehr Macht aus, drehen an entscheidenden Stellschrauben und verändern dadurch die regionale Versorgung, zwingen die Häuser zu immer mehr, immer schnellerer Leistung und bringen Klinken an den Rand der Existenz. Sie zwingen die Häuser zu immer größeren und personalintensiven Administrationen, dies auf Kosten der direkten Patientenversorgung.

Und diese Dienste werden wohl nach der nächsten Gesundheitsreform eine noch bedeutendere Rolle spielen. Der drohende und in manchen Regionen bereits bestehende Pflegenotstand ist eine direkte Folge des Wirkens der medizinischen Dienste. Und in den Klinken gibt es damit zwangsläufig immer mehr Menschen, die Leistungen dokumentieren, überprüfen, analysieren und immer weniger, die diese Leistungen auch tatsächlich erbringen.

Damit wird ein nicht unwesentlicher Teil der für die Patientenversorgung vorgesehenen Beiträge dem deutschen Patienten entzogen. Obwohl dieser von den Hintergründen wenig erfährt. Er adressiert seinen Ärger bezüglich der schnellen Entlassung oder der nicht seinen Erwartungen entsprechenden Pflege an die Ärzte, Schwestern oder die Klinikadministration. Und wird in seinen Bemühungen gerne von seiner Kasse unterstützt, wie zahlreiche imperative Nachfragen der Kassen dokumentieren. Diese schürt damit das Feuer, das sie selbst verursacht hat und fühlt sich selbstverständlich über jede Schuld erhaben.

Jedoch nicht genug mit fehlgeleiteten Geldern aus den Beiträgen der deutschen Bürger. Die medizinischen Dienste der Kassen, aber auch die Kassen selbst, die Berufsgenossenschaften, sowie die sich wehrenden Klinken beschäftigen Scharen von Rechtsanwälten, die für die jeweiligen Interessen ihres Arbeit- und Auftraggebers streiten. Es geht um die Geldflüsse im System, also vor allem darum, wer für eine Behandlung aufkommen soll. Ob es sich zum Beispiel um einen Arbeitsunfall oder einen kassenärztlich zu wertenden Unfall handelt, welche Versicherung zahlen muss, wie viel Geld eine Klink bekommt. Die oft aufwendigen rechtlichen Verfahren führen lediglich zu einer Verschiebung der Gelder im System, also zum Beispiel von einer Kasse zu einer Berufsgenossenschaft. Aber die dafür beschäftigten Juristen verbrennen Mitgliedsbeiträge, die ebenfalls der Patientenversorgung verlorengehen.

Wer sitzt in dieser immer mächtiger werdenden Schaltzentrale des deutschen Gesundheitswesens? Wer entscheidet, ob der ältere, gebrechliche Patient nach einem häuslichen Sturz stationär aufgenommen werden darf? Wer entscheidet, wie lange ein schwer kranker internistischer Patient noch in der Klinik bleiben kann? Wer schreibt dem behandelnden Arzt vor, ob eine Operation ambulant oder stationär durchgeführt werden muss und wer kürzt den Erlös für eine doch stationär durchgeführte Operation bei fehlender häuslicher Absicherung oder bei einer älteren Patientin, die die wahren Dimensionen einer Behandlung nur noch ansatzweise ermessen kann? Eigentlich sollte man meinen, dass in einer solch mächtigen und einflussreichen Institution höchst kompetentes ärztliches Personal sitzen muss, das auch bezüglich der Abläufe und medizinischen Notwendigkeiten mit allen Wassern gewaschen ist. Die Erfahrungen in den Kliniken mit der Expertise der medizinischen Dienste ist eine andere. Viele Gutachten zeugen von einer erstaunlichen Unkenntnis klinischer Abläufe oder Notwendigkeiten und zielen vor allem darauf ab, Kosten für die Kassen zu senken oder den Klinken ein sogenanntes Upgrading, also ein nicht korrektes Höherstufen der Fälle, in die Schuhe zu schieben. Damit wird den Krankenhäusern unterstellt, bewusst in ihrem Sinne abgerechnet zu haben.

Mitarbeiter der medizinischen Dienste wird man vor Ort in einer Klinik, zum Beispiel während eines anstrengenden Nachtdienstes nicht sehen. Zu den Mitarbeitern des MdK kommt kein Patient, der nachts nach einer schnellen Diagnostiktour wieder nach Hause geschickt wurde, keiner, der nach einer aus Kostengründen ambulant durchgeführter Operation mit Schmerzen und ohne ausreichende Betreuung zu Hause liegt. Auch kein Angehöriger, der über solche Abläufe oder Verhältnisse Klage führt. Patienten und Angehörige adressieren ihren verständlichen Ärger an das Krankenhaus oder dessen Ärzte, die jedoch irgendwann müde und mürbe geworden sind, dem Patienten die wahre Ursache der Misere zu benennen. Also zuckt der Arzt nur mit den Schultern, nimmt die Kritik eben an, weiß allerdings, dass er in der nächsten Situation wieder mit der gleichen Kritik konfrontiert wird. Es gibt keinen Ausweg.

Die Tätigkeit beim MdK ist für Ärzte attraktiv, bequem und risikolos. Keine Nachtdienste, keine Überstunden, keine Patientenkontakte und keine unmittelbare Verantwortung, außer einer örtlich und zeitlich weit patientenfernen, die nicht wirklich zählt. Nicht selten sind nach eigener Erfahrung gutachtende Ärzte auf Grund ihrer Fachlichkeit nicht wirklich geeignet, komplexe medizinische Abläufe in einem anderen Fachgebiet zu beurteilen. Der Psychiater gibt seine Expertise über einen orthopädischen Verlauf ab, der Allgemeinarzt über einen gynäkologischen Patienten.

Der Assistent am Krankenbett kann seine Wut über den allmächtigen Big Brother nur herunterschlucken, er hat nicht einmal die Gelegenheit, in fairem Gespräch eine Erklärung für das Wegstreichen einer erfolgten, vielleicht anstrengenden Leistung zu bekommen. Der Medizinische Dienst der Kassen und seine Mitarbeiter bleiben eine anonyme Kontrollinstanz. Diese haben sich der Erbsenzählermentalität der Kassen ausgeliefert und müssen sich mit der schweren Bürde des ärztlichen Ethos nicht mehr auseinandersetzen.

Es bleibt dem Gros der Ärzteschaft nur die Frustration ob des schleichenden Zerfalls ihres einst stolzen und unabhängigen Selbstbewusstseins, das sie als Grundlage ihres Dienstes am kranken Menschen jedoch dringend benötigen würden. Und eine eigentlich unwichtige administrative Randgruppe des deutschen Gesundheitswesens mit fraglicher Kompetenz, leichtfertig von einer unwissenden Politik legitimiert, hält die Instrumente einer gewaltigen Macht in der Hand, die über Wohl und Wehe von Hunderten von Krankenhäusern entscheidet. Und die Macht der medizinischen Dienste scheint erst am Anfang zu stehen. Nach dem Willen der aktuellen Gesundheitsreform werden dessen Befugnisse weiter gestärkt und die arbeitenden Menschen in den Klinken mit noch stärkeren Daumenschrauben gequält. Die medizinischen Dienste sollen zu zentralen Kontrollorganen der Qualität in den Krankenhäusern auf- und ausgebaut werden und damit zum zentralen Steuerelement für die Geldflüsse im System. Die Kontrolle wird damit zum Selbstzweck. Zwischen Kliniken und ihren Kontrollsubstanzen besteht ein Feindklima, das von Misstrauen durchdrungen ist. Wie soll und kann auf dieser Basis die beste Medizin wachsen, die unser Volk benötigt und verdient?

Finklenburg, Chef-Verhandler der kommunalen Krankenhäuser, hat zu dem Thema treffend und scharf formuliert: „Sollte eine von den Krankenkassen abhängige Institution in Zukunft die Qualität einer Behandlung prüfen dürfen, wäre das so, als wenn man die Cosa Nostra damit beauftragt, die Wirksamkeit der Polizeiarbeit der Carabinieri zu kontrollieren." Dem ist aus Sicht der Krankenhausarbeiter vor Ort nichts hinzuzufügen.

Qualität

Was macht das Streben nach unendlicher Qualität mit der wirklichen Qualität?

Gute Medizin, gute Behandlung. So optimal, wie man es sich nur vorstellen kann. So nah an der herrschenden medizinischen Weisheit und Wissenschaft wie irgend möglich. Der Arzt so kompetent und gleichzeitig freundlich, genau den richtigen Ton treffend, genau das Optimum zwischen Korrektheit, Distanz, Empathie, Mitgefühl erspürend, wie man es gerade im Moment der Krankheit, der Verletzung benötigt, gleichzeitig immer anwesend und nie übermüdet oder gereizt oder körperlich fertig. Die Schwester liebenswürdig, dezent, aber doch auch zupackend, immer präsent und aufmerksam, nie gehetzt und überfordert, einfach den kranken Menschen so nehmend, wie diesen die Krankheit gemacht hat. Optimale, sauber aufeinander abgestimmte Abläufe im Krankenhaus von der ersten Minute der verwaltungstechnischen Aufnahme bis hin zum letzten vertrauensvollen Handschlag des Arztes auf Station. In einer Klinik, die einen außerordentlichen Ruf in der Umgebung aufgebaut hat für ihre höchst kompetenten Ärzte und freundlichen Schwestern, die zahlreiche Zertifikate vorweisen kann von der Krebsbehandlung bis zum Kinderkriegen und von der nie hygienische Probleme in der lokalen oder überregionalen Presse erschienen sind. So und vielleicht noch ein bisschen besser soll sie sein, die Behandlung im Krankenhaus heute und in der Zukunft.

Nur, in den heutigen Medien, die wir an jeder Ecke kaufen können oder deren Informationen nahezu an jedem Abend ins Wohnzimmer strahlen, lesen, sehen und hören wir es anders. Ärztepfusch bei Tausenden von Operationen, übermüdete Assistenzärzte, überforderte Schlichtungsstellen. Schwesternmangel und keine Zeit dadurch auf den Stationen für die kranken Menschen, Liegegeschwüre bei fehlender kompetenter Pflege, gehetzte Schwestern, die keine Zeit mehr für ein Gespräch finden. Nicht sorgfältig gereinigte oder infizierte Instrumente durch ungenügend qualifiziertes Personal in Sterilisationsabteilungen, Krankenhauskeime überall, dadurch Tausende von Toten oder zumindest Patienten mit schlimmen Behandlungsverläufen. Multiresistente Keime mit steigender Gefährdung immungeschwächter

© Springer-Verlag GmbH Deutschland, ein Teil von Springer Nature 2020
M. Wiedemann, *Die Medizin verkauft ihre Seele*,
https://doi.org/10.1007/978-3-662-60956-9_8

Patienten. Nicht ausreichende oder sorgfältige Händedesinfektion des Klinikpersonals. Zehntausende von unnötigen Operationen an Gelenken, Prostata, Tonsillen, Wirbelsäule und vielen anderen Organen als Folge einer ökonomisierten Medizin, die Krankenhäuser dazu zwingt, gesunde Menschen auf die Operationstische zu legen und dies mit nicht geringem Komplikationspotential. Die Liste ließe sich beliebig erweitern. Ich müsste nur die Aufmacher der Printmedien dieser Woche anfügen.

Wo ist die Wahrheit? Wo stehen wir wirklich mit der Qualität einer Behandlung im Krankenhaus, was wollen wir und was geht? Ein Schwenk zurück macht den Blick etwas klarer. Vor 50 Jahren war das Arzt/Schwestern – Patient Verhältnis sauber definiert und folgte Regeln, die sich durch Generationen stabil entwickelt hatten. Keiner sprach von Qualität. Aber gleichzeitig war jede Handlung am Patienten von Qualität durchdrungen. Vom ersten Tag einer Schwestern- oder Arztausbildung an war klar und wurde ständig eingefordert, dass alles Menschenmöglich getan werden musste, um den kranken Menschen nach allen Regeln der ärztlichen oder pflegerischen Kunst gesund zu machen oder wenigstens sein Leid zu lindern. Dieses Credo zog sich durch eine harte Ausbildung, die keinen richtigen Feierabend kannte und war der Kern eines Mediziner- oder Schwesternlebens. Zu diesen Zeiten war allen Berufen im medizinischen Bereich eine hohe intrinsische Motivation innewohnend, die sich aus einem nächstenliebend, humanistisch, religiös geprägten Motivationspool speiste. Man wählte den Beruf, weil man sich dazu berufen fühlte und weil man dem leidenden Menschen helfen wollte. Man hatte die feste Absicht, Gutes zu tun. Dieses bei vielen jungen Menschen vielleicht etwas rosigüberidealistische und ungenaue, nebulöse Vorstellungsgebilde war jedoch der Motor für ein langes Berufsleben, wurde natürlich mit der Zeit konkreter, pragmatischer, damit organisierbar neben dem spärlichen Privatleben. Aber der Kern blieb immer gleich. Beste Arbeit am Patienten.

Also musste man nicht von Qualität sprechen. Aber das was am Patienten ankam, war das Beste, was die Profession und das Individuum Arzt oder Schwester zu leisten imstande war. Vielleicht nicht immer aufgeschrieben in langen Listen, Ablaufdiagrammen, Algorithmen. Vielleicht nicht nachprüf- oder nachvollziehbar durch spätere Menschen in anderen Systemen mit anderen Wahrnehmungen und anderer Ausrichtung. Aber Generationen von Ärzten und Schwestern haben sich im Erfolg und der Güte ihrer Arbeit am kranken Menschen selbst definiert. Und fragt man ältere Menschen mit Krankenhauserfahrung wird man selten jemanden finden, der nicht die frühere Behandlung in den höchsten Tönen lobt, die Intensität der Zuwendung, die nicht enden wollenden Bemühungen einer Abteilung um sein Wohl.

Natürlich ist diese ausschließlich positive Sicht auf die Vergangenheit zu einfach, zu flach. Die Medizin war oft polypragmatisch und im Vergangenen verhaftet, die Klassenunterschiede der verschiedenen Gruppierungen in den Kliniken riesig, unüberbrückbar und oft hinderlich, die hygienischen Rahmenbedingungen grenzwertig, die räumliche Situation ignorierte die individuellen Bedürfnisse eines Menschen, die Abhängigkeit und das Ausgeliefertsein eines Patienten nicht selten grotesk und erniedrigend. Aber fehlende Qualität nach den Kenntnissen und Möglichkeiten ihrer Zeit konnte man der Medizin nicht nachsagen. Diese wurde vielleicht nicht immer gemessen oder zerfasernd diskutiert, aber ein früherer Mensch wurde in einem gut geführten Krankenhaus der fünfziger oder sechziger Jahre im Kenntnisstand des damaligen Wissens bestens betreut.

Folgt man heute einer Diskussion zur Güte und Qualität der aktuellen Krankenhausmedizin, oder analysiert man zehn beliebige Artikel über das Thema, drängt sich jedoch imperativ der Eindruck auf, dass wir erst in den letzten zehn Jahren begriffen haben, wie wir richtige Qualität ins Krankenhaus bekommen, wie wir diese messen und bewerten können und damit einen Quantensprung in der Behandlung kranker Menschen vorankommen. Qualitätsmanagement ist das Wunder- und Zauberwort unserer heutigen, aufgeklärtesten aller Zeiten und damit das alleinige Instrument, um den Augiasstall der Kliniken endlich und für alle Zeiten zu säubern. Wir unterliegen der Hybris, unter dem Diktat der gemessenen und aufgeschriebenen Qualität selbstverständlich die Lösung aller Probleme im Gesundheitswesen zu erwarten. Wir scheinen so naiv und unreflektiert fortschrittsgläubig, dass wir durch die Qualitätsanstrengungen der letzten paar Jahre, unterstützt durch einige moderne Computerprogramme und die eloquenten Protagonisten einiger neuer Berufssparten im Qualitätsmanagement eine gewaltige Verbesserung in der medizinischen Versorgung erwarten?

Glauben wir wirklich an die explosionsartige Vermehrung der grauen Hirnsubstanz innerhalb einer Generation allein durch die Unterstützung von Bits and Bytes? Die Evolutionsbiologie hat uns eigentlich Anderes gelehrt. Und glauben wir allen Ernstes, dass sich Empathie, Zuwendung, Motivation, Hingabe, Anteilnahme und all die anderen Eigenschaften, die es im Medizinberuf braucht und immer brauchen wird, um dem leidenden Menschen gerecht zu werden, durch auch nur eine Standard Operating Procedure oder einen neuen Algorithmus verbessern lassen?

Doch die nach Reglementierung lechzende deutsche Gesundheitsökonomie befindet sich scheinbar unumkehrbar auf der Schnellstraße der Qualitätssuche und – Umsetzung. Dies mit erkennbarem und sogar noch in seiner Hilflosigkeit nachvollziehbarem Kalkül. Qualität sollte man nach gängiger Laien- und damit Politikermeinung eindeutig herstellen, damit benennen, messen und bewerten können. Und dann Schlüsse ziehen, Konzepte entwickeln, Planungsgebäude für Gegenwart und Zukunft errichten und dann umsetzen. Also Hebel konstruieren, mit denen sich endlich der Moloch Gesundheit und Krankheit klar, eindeutig und ohne die sattsam bekannten Widerreden aus dem Bereich selbst, regulieren ließe. Gute Qualität dokumentiert, gutes Krankenhaus, darf weiterleben. Schlechte Qualität abgeliefert, kann wegrationalisiert werden. Klare Kante, weiche Faktoren spielen keine wesentliche Rolle. Dann noch ein paar Härtefälle eingeplant, etwa für strukturschwache Regionen oder das weite flache Land. Und endlich hat man die Kosten begrenzt und das System im Griff.

Die entsprechenden Signale aus der Bundespolitik sind eindeutig. Man ist fest entschlossen, das Konzept geradlinig durchzuziehen und nicht bereit, Kritik gelten zu lassen. Nur messbare Kriterien werden akzeptiert und die dadurch teilweise grotesken Veränderungen in den Klinikabläufen und bei dem Klinikpersonal werden billigend in Kauf genommen. Politik vollmundig: Wir sind entschlossen, Widerstände bei Umsetzung der Qualitätsoffensive von Anfang an zu brechen.

Dafür müssen Begriffe, Begriffswelten, Instrumente, Institute in kurzer Zeit entwickelt und aus dem Boden gestampft werden, so dass die Kontrollwelt auch funktionieren und greifen kann. Der große Bruder von 1984 ist im Entstehen. Die Hebel lauten ohne Anspruch auf Vollständigkeit: Leitlinien basierte Medizin, Evidenz basierte Medizin (EbM), Qualitätsindikatoren, Evaluationen, Priorisierung, Zertifizierungen, Qualifizierungen, Rankinglisten, Benchmark, Qualitätsinstitute, Gemeinsamer Bundesausschuss, Institut für Qualität und Wirtschaftlichkeit im Gesundheitswesen (IQWiG), Institut für Qualität und Transparenz im Gesundheitswesen (IQTiG), Gesellschaft für Qualität im Gesundheitswesen (GeQiK), Medizinischer Dienst der Kassen, pay for performance (p4p), Selektivverträge mit den Kassen. Die Qualität wird bemessen nach Strukturqualität, Prozessqualität, Ergebnisqualität, um nur einige Kriterien zu nennen.

Ist die umfassende Qualität unter Einbeziehung der ganzheitlichen, zwischenmenschlichen Komponente, um die es uns allen gehen sollte, wirklich auf diesem Weg zu erzeugen und zu unser Aller Wohl stabil und dauerhaft im System zu verankern ohne gravierende Verluste und Komplementärschäden in anderen Bereichen der Behandlungskaskaden? Kann man mit Qualitätsindikatoren wirklich valide einen Behandlungsablauf steuern, dann auch die Ergebnisqualität abgreifen und danach regulieren? Reichen die geltenden, oder noch zu entwickelnden Indikatoren, angereichert mit Medizin nach Leitlinien oder auch die Chimäre der Evidenz basierten Medizin aus, um nicht nur ein paar messbare Kriterien abzufragen, sondern die gesamte Komplexität der Interaktion zwischen Leidendem und Helfendem zu begreifen und zu regulieren?

Und wo bleibt der agierende Mensch, die Profession, der Leistungserbringer? Die geschaffene angebliche Transparenz bedient sich ins Netz gestellter Zahlen und lässt die Akteure komplett hinter den Zahlen verschwinden. Die Akteure sind aber Menschen, für die Zahlen in ihrem komplexen und fordernden Alltag am Krankenbett nicht die entscheidende Bedeutung haben. Das Gespräch mit einem leidenden Menschen, die nächstenliebende Geste bei einem Sterbenden, das dienende Element hinter der Professionsfassade. Das Samariterelement, das erfühlt, was ein Patient jetzt braucht und das es ihm gleich geben kann. Dies alles steht hinter den Zahlen und findet keine Beachtung. So wird es in seinem Wert gemindert und findet irgendwann auch nicht mehr statt. Die Verantwortlichen einer Abteilung bemerken diese Veränderungen ihres Personals und an sich selbst seit Jahren sehr genau und ziehen sich in ihrem ärztlichen und pflegerischen Selbstverständnis auf das geforderte und messbare Niveau zurück. Sie haben realisiert, dass sie in ihrem Wert als Arbeitskraft ausschließlich an Zahlen gemessen und bewertet werden.

Natürlich braucht es so etwas wie Standards. Heute müssen diese auch niedergeschrieben sein, um den Beteiligten an einer Behandlungskaskade, vor allem auch den Lernenden einen roten Faden zu geben, an dem Orientierung möglich ist. Das „good oder best practice" vergangener Tage reicht nicht mehr aus. Dafür existieren Leitlinien der Fachgesellschaften und die Vorgaben der Evidenz basierten Medizin. Doch Vorsicht. Leitlinien und vor allem die EbM geben nur einen Rahmen und einen Behandlungsmaßstab, der an streng definierten und selektierten Gruppen gewonnen und für erfolgreich bewertet wurde. Bei der zunehmend älter werdenden

Population mit ihrer hohen Multimorbidität und Polymedikation und ihrer oft extremen Individualität verlieren diese Standards an Wert und bedürfen eines pragmatischen Einbindens in ein Gesamtgeschehen, in dem auch die psychische Situation, die Compliance, der familiäre und soziale Hintergrund mit eingebaut werden müssen. Nur dann wird der starre Standard einem individuellen Schicksal gerecht. Auch nicht das optimalste risikoadjustierteste Qualitätskriterium kann diese Komplexität abbilden.

Die große Gefahr der Evidenz basierten Medizin ist das kritiklose Übernehmen der sogenannten S3 Leitlinien, also der Zusammenfassung des klinischen Wissens zu einer Erkrankung auf höchstem Niveau. Übersehen wird meist die Tatsache, dass die vorgeschlagenen Diagnostik- und Therapiewege nur bei streng ausgesuchten Populationen statistisch wirksam sind, dass es aber diese perfekten Personen im klinischen Alltag immer seltener gibt. Der erfahrene Kliniker kann EbM – Vorschläge in sein Gesamtkonzept einbauen. Und dann sieht sein Behandlungskonzept vielleicht komplett anders aus, als nach Leitlinie vorgeschlagen. Es braucht klinisches Urteilsvermögen und mutige diagnostische sowie therapeutische Freiheit, um Überdiagnostik und Übertherapie zu vermeiden. Und es braucht einen Rahmen für diese klinische Freiheit, den unter anderem auch die Rechtsprechung einräumen und gewähren muss – sonst wird dieser notwendige Freiraum zum Wohle des leidenden Menschen nicht ausgenutzt werden.

Und an dieser Freiheit müsste sich auch die Vergütung orientieren, was sie bereits heute nicht tut und bei dem zu erwartenden Überhandnehmen der Leitlinien- und damit Wissenschaftsbasierten Medizin auch in der Zukunft immer weniger tun wird. Viele warnen vor einem Überhandnehmen der Evidenz basierten Medizin. Die Menschen erwarten vor allem eine stabile und empathische Beziehung zu ihrem Arzt. Von diesem ist zu erwarten, dass er für seine konkrete Behandlung den Stand der Wissenschaft kennt, aber mutig und korrekt auf das vor ihm sitzende Problem anpassen kann, dies mit durchaus breiter Schulter einer erfahrenen Arzt Persönlichkeit. Einer Persönlichkeit, die imstande ist, die gesellschaftlichen und modernen Schwingungen der Medizin aus seiner Beratung und Behandlung herauszurechnen.

Vor allem für den jungen Arzt ohne Erfahrungsschatz birgt die leitlinienüberfrachtete Medizin die große Gefahr der Übertherapie, da er natürlich keinen Fehler machen möchte und deshalb eher am oberen Limit diagnostiziert und behandelt. Daneben kann das Wissen eines heutigen Arztes immer nur stark fragmentarisch sein. Bereits die monatliche Zunahme an Evidenz kann neben den Anforderungen des strengen Alltags kein Arzt mehr überblicken. Und deren Relevanz für sein Handeln schon gar nicht. Schwierig ist es auch, einen klaren Blick zu behalten beim Einsatz von Medikamenten. Denn es ist nur zu bekannt, dass die Pharmaindustrie mit immensen Mitteln heute die Zielrichtung der Forschung stärker beeinflusst als die medizinischen Notwendigkeiten und damit auch zusätzliche Indikationen für ihre Substanzen schafft.

Leitlinien und Kriterien der Evidenz basierten Medizin sind die Kernelemente des Zauberworts des letzten Jahrzehnts im Krankenhauswesen, der Zertifizierungen. Kein Krankenhaus ohne eine Bilderleiste im Eingangsbereich, die edel gerahmte Zertifikate ausstellt und damit öffentlichkeitswirksam kundtut, auf welch hohem Niveau sich die Abteilungen der Klinik bewegen. Man findet dort Darmzentren, Brustzentren, Polytraumazentren, Gefäßzentren, Onkologische Zentren, Perinatologische Zentren und noch viele mehr und natürlich alle zertifiziert und rezertifiziert. Will man ein solches Zentrum werden, braucht es eine gewaltige Anstrengung vor allem der Ärzte einer Abteilung und auch des Gesamthauses, um zuerst ein dickes Pflichtenheft der Zertifizierungsgesellschaften abzuarbeiten als Grundlage des dann folgenden Zertifizierungsprozesses. In diesem werden von sogenannten Auditoren, bezogen auf ein abgegrenztes medizinisches Gebiet dezidiert die feinsten Verästelungen eines Behandlungsbaumes analysiert und vor allem deren Dokumentation und Verankerung in der Abteilung sowie kooperierender Abteilungen subtil überprüft. Natürlich spielen auch die Zahlen bestimmter behandelter Patienten oder Operationen eine entscheidende Rolle. Der inquisitorische Ablauf einer Zertifizierung sucht nach Schwachstellen in der Dokumentation und benützt diese dann gerne dazu, einer Abteilung die Zertifizierung vorzuenthalten. Abgeprüft werden vor allem die konsequente Umsetzung der geltenden Leitlinien in abteilungsspezifischen Standards und die glaubwürdige und regelhafte Anwendung durch alle Mitarbeiter. Passiert man diesen Prozess unbeschadet, verleiht eine Zertifizierungsgesellschaft ein Zertifikat, das man alle drei Jahre im Rahmen eines Wiederholungsaudits verteidigen darf.

Der Zertifizierungsprozess soll Qualität erzeugen und stetig überprüfen. Wir befinden uns aktuell auf dem Weg – bereits in einigen Bereichen umgesetzt – dass nicht zertifizierte Abteilungen bestimmte Leistungen nicht mehr anbieten dürfen. Geplant ist nach politischem Willen und Krankenkassenwunsch, dass in Bälde das Instrument noch wesentlich schärfer gestellt wird und nur noch zertifizierte Abteilungen zur Behandlung bestimmter Krankheitsbilder zugelassen bleiben. Der Rest würde dann von der Versorgungsbildfläche verschwinden.

Doch was bedeutet ein Zertifizierungsprozess für ein Krankenhaus oder für eine Abteilung? Und verbessert sich dadurch die Medizin oder die insgesamte Behandlungsqualität wirklich? Regelmäßig vor einem Zertifizierungstermin oder einem ReAudit bricht in einer Abteilung hektische Aktivität aus. Stimmen die Zahlen, sind alle Unterlagen vorhanden, sind Verbesserungen anzubringen, Fakten nach zu justieren, sind alle Mitarbeiter in der Abteilung und kooperierenden Abteilungen gebrieft und wissen, was sie im Fragefall zu sagen haben? Schwächen gilt es nicht in den Vordergrund zu spielen und Stärken natürlich entsprechend hervor zu heben. Die Statistiken müssen stimmen und Grafiken kann man schon etwas aufhübschen. Denn einen Zertifizierungsvorgang nicht erfolgreich zu bestehen, kann gravierende Folgen nach sich ziehen. Für das innere oder äußere Image und damit das Zuweiserverhalten der Niedergelassenen, für die Bewertung durch Verwaltung oder Träger, dies vor allem im Vergleich mit anderen Häusern der Umgebung. Ganz konkret aber auch in der Zusammenarbeit mit den Kostenträgern, also den Krankenkassen. Denn wird man nicht oder nicht mehr zertifiziert, kann man eine bevorzugte Stelle in den umstrittenen Rankinglisten der Kassen verlieren und dann sind wirtschaftliche Einbrüche die Folge. Also muss man sich diesem Prozess unterwerfen, auch wenn die Abteilung die teilweise gewaltigen Anstrengungen neben der täglichen harten Arbeit nur mit großer Mühe schultern kann.

Um die Zertifizierungswelle hat sich eine richtiggehende Industrie etabliert. Es gibt eine Reihe von Zertifizierungsgesellschaften, oft auch als durchaus lukrative Ableger der Fachgesellschaften, die das Geschäft professionell betreiben und die Gesellschaften, die Hersteller und Vertreiber entsprechender EDV – Programme, wie auch die Auditoren leben gut davon. Lässt sich eine Klinik oder eine Abteilung zertifizieren, führt dies zwangsläufig dazu, dass sich die Nachbarhäuser ebenfalls auf diesen Weg begeben müssen. Denn es geht um Patienten und um das Lenken von Patientenströmen, vor allem derjenigen, die sich mit ihrem Leiden das Krankenhaus aussuchen können. Marschiert eine Klinik voraus, fordert der Verwaltungschef der Nachbarklinik gleiches Vorgehen seiner Klinik, um auf dem Markt nicht schwächer dazustehen. Zertifizierung und Qualitätsstreben bedeutet vor allem Einfluss nehmen auf den landesweiten Patiententourismus und ist wichtiges Instrument in der Konkurrenz um Patientenanteile. Der Kampf um den kranken Menschen ist in vollem Umfang entbrannt und der Zertifizierungswahn dient nur vordergründig einer Qualität, die mit diesem Instrument jedoch in ihrer komplexen Gesamtdimension nicht valide gemessen werden kann. In Wirklichkeit geht es um Marktanteile und um das wirtschaftliche Überleben der Kliniken.

Ging man früher einmal vertrauensvoll in sein Krankenhaus vor Ort, schaut man heute im Internet, wo die nächste zertifizierte Abteilung vorgehalten wird, glaubt an deren hohe Kompetenz und liefert sich dieser Klinik aus, ohne zu wissen, dass deren Zertifikat nicht unbedingt die Qualität beschreibt, die man erhalten möchte. Gleichzeitig schwächt man mit diesem Verhalten seine Klinik vor Ort und wundert sich dann, wenn deren Standing und Image immer schlechter werden und irgendwann das Überleben dieses Hauses nicht mehr gesichert ist. Grundsätzlich traut man seinem lokalen Krankenhaus nicht mehr. Die Bevölkerung um eine Klinik ist durch die omnipräsente Qualitätsdiskussion hoch verunsichert. Der heutige aufgeklärte Bürger geht bereits mit größter Sorge in seine Klinik und erwartet schon fast eine Komplikation nach einer oder durch die Behandlung.

Auch der politische Wille diesbezüglich ist eindeutig erkennbar. Qualität muss in die Klinken, dies vor allem im Wettbewerb mit den regionalen Konkurrenten. Stellen die externen Kontrolleure eine hohe oder steigende Qualität einer Klinik fest, wobei die vorhandenen Zertifizierungen für die Einstufung eine wesentliche Rolle spielen, soll es in Bälde Zuschläge im DRG System geben, bei Mängel Abschläge. Auch die Befreiung von Mehrleistungsabschlägen bei hoher Qualität ist im Gespräch. Die sogenannte Qualität soll offen im Umfeld diskutiert werden, damit Druck auf die Krankenhäuser entsteht, bessere Arbeit abzuleisten. Was wäre die Folge für eine Klinik, der öffentlich schlechte Qualität nachgewiesen wurde? Wer würde noch in dieses Krankenhaus gehen und der Klinik damit die Chance geben, dieses Manko im kommenden Jahr auszubügeln? Die Folge der medialen Vernichtung einer Klinik käme einem Todesurteil gleich. Patienten würden ausbleiben und bald auch Ärzte, die sich heute ja sehr sorgfältig ihre Häuser zur Ausbildung aussuchen. Welcher Arzt wählt für seine Ausbildung eine Klinik, deren angeblich schlechte Qualität auf jeder Rankingliste nachzulesen ist?

Also befinden wir uns wieder auf dem Lieblingsterrain der Politiker. Das Land braucht eine Strukturbereinigung, also mit anderen Worten eine Reduzierung der angeblichen Krankenhausüberversorgung. Die überregionale Politik traut sich aus durchschaubaren Gründen aber nicht, einen vernünftigen Plan aufzustellen, sondern nützt das Qualitätsthema für ihre Zwecke. Auch von den großen Kassen kommen die gleichen Töne: wenn ein Krankenhaus schlechte Qualität abliefert, soll es ganz aus der Versorgung genommen werden. Es werden Kriterien für dieses Überlebensthema der Kliniken, vor allem der kleineren, herangezogen, die sich auf Grund ihrer bildhaften Eingängigkeit und statistischen Relevanz mit dem Bezug auf sogenannte Qualitätsindikatoren gut eignen, zu vergleichen und zu werten. Aber Vieles, Allzu vieles bleibt in dieser Diskussion auf der Strecke. Was nimmt der Patient wahr? Ist ein sogenanntes valides Kriterium wirklich etwas, was dem Patienten auf seinem Genesungsweg nützt?

Es ist schwierig bis unmöglich, saubere, risikoadjustierte Qualitätsindikatoren festzulegen, die die komplizierten und oft unmessbaren, jedoch für die echte Qualität relevanten Aussagen zur Güte eines Krankenhauses oder einer Abteilung beschreiben könnten. Die die Freundlichkeit des entspannten Personals beschreiben, den humanitären Geist in einem Krankenhaus, die echte Zuwendung, die Intensität der Pflege, die Tiefe eines helfenden oder aufbauenden Gesprächs, die Anteilnahme, das Ausmaß des Vertrauens, das von einem schwerkranken und hilfesuchenden Patienten aufgebaut werden kann, weil die ganzheitliche Behandlung einfach stimmt.

Alles Faktoren, für die es keine Indikatoren geben kann, weil sie vor allem mit der höchst individuellen Bereitschaft und dem Interesse eines Arztes oder einer Schwester zusammenhängen, Samariterdienst zu leisten, weit über das geforderte administrative und aufschreibbare Maß hinaus. All dies nicht Messbare hat mit Zeit und Freiräumen zu tun, die immer mehr Zertifizierungen und Qualitätsbestrebungen zwangsläufig wegfressen. Immer mehr irgendwie zusammengesammelte Zahlen bedeuten in praxi immer weniger wirkliche Qualität und immer weniger Empathie der Helfenden. Und diese Helfenden werden darüber hinaus immer weniger. Der ökonomische Druck auf die Kliniken und ihre Qualität bedeutet nichts anderes als Festschreibung oder Kürzung der Personalpläne, eine weitere Verdichtung des Alltags und damit eine weitere Beschneidung der Freiräume.

Die Politik interessiert dies wenig. Denn sie benötigt Hebel und diese fußen auf Zahlen, auf belastbaren Zahlen, auf rechtssicheren Qualitätsindikatoren, die auch heißen Diskussionen in bedrohten Regionen standhalten. Denn die eben beschriebenen weichen Argumente kann man mühelos vom Tisch wischen oder zumindest entkräften, wenn harte Zahlen eine höhere Mortalität, nicht eingehaltene Standards der Evidenz basierten Medizin beweisen oder ein Weiterbildungspapier der Ärzteschaft fehlt. Keine große Rolle wird es dann spielen, wenn vielleicht an der betroffenen Klinik nur eine Abteilung „schlecht" ist und alle anderen „besser" sind. Und dass an dieser Klinik, die keine Rosinenpickerei betreibt, eine große Zahl multimorbider Patienten betreut werden, die per se ein schlechteres Outcome haben, wird nur am Rande von Bedeutung sein.

Die heutigen Klinikbetreiber mit ihren vor allem patientennahen Arbeitern haben sich dem Diktat der Zertifizierungen zu beugen. Die Leistungserbringer finden sich damit täglich in einem engen Korsett von zu beachtenden Leitlinien, Algorithmen, Ablaufdiagrammen gefangen, welches irgendwann keine Luft mehr zum Atmen lässt. Die Fehlertoleranzen werden immer geringer, dadurch die eng getakteten Abläufe immer unmenschlicher und unerfüllbarer. Immer mehr externe, teure Berater werden konsultiert, die noch die letzten Tropfen aus der Zitrone quetschen. Noch begreifen zu Wenige, dass man auf diese Weise die Seele der Helfenden zerstört, deren intrinsische Motivation in Frage stellt und damit Hand an das gesamte Krankenhausgebäude legt.

Aber die Menschen vor Ort selbst haben begriffen, dass die von ihnen gesammelten Daten den Strang bilden, an dem ihr Krankenhaus und sie selbst aufgeknüpft werden können. Dass man ihre Daten dazu benutzen kann, ihr Krankenhaus über eine öffentliche, meist emotional geführte Qualitätsdiskussion an den Pranger zu stellen. Und so generieren sie in ihrer perfiden Zwangssituation eben Daten, wie gewünscht und gefordert. Datenerzeugung steht nach Sicht der meisten Insider inzwischen vor Pflege und Fürsorge. Die Einbindung einer pflegerischen oder ärztlichen Maßnahme in eine ganzheitliche Sorge ist oft sekundär und findet nicht mehr so statt, wie man es zur Zeit seiner Ausbildung einmal gelernt hat. Pflegende und Ärzte finden sich so in einem ständigen Konflikt und zerbrechen nicht selten irgendwann an dem emotionalen Widerspruch, den sie täglich auszuhalten haben.

Der Patient selbst wird immer mehr zum Kunden und dient der Wertschöpfung. Die messbare Qualität wird wie ein Stempel dem bearbeiteten Patienten aufgedrückt und bald sind wir nicht mehr weit entfernt von einem der Lieblingsbegriffe der Kassen „pay for performance" und der Hybris, alles machbar und messbar zu haben. Bezahlt wird dann nur noch die einwandfrei abgelieferte Leistung. Der Rest ist Prozessrisiko und damit das Problem der Klinken.

Das bedeutet, dass in einem bereits heute überregulierten System die Schrauben immer stärker angezogen werden, sich die Kontroll- und Regulierungsspirale weiterdrehen wird, immer eingreifender und subtiler. Vor allem die Gruppe der Ärzte wird damit zu einer immer kleinlicheren Messung der täglichen Abläufe degradiert und fraktioniert ihre Arbeitsabläufe nach den gewünschten Vorgaben. Die Motivation von Ärzten und Pflegekräften wird untergraben, die wirkliche Qualität findet nicht mehr statt, externe Kräfte haben es immer einfacher, die handelnden Menschen in den Kliniken wie Marionetten zu führen.

Null Risiko bei der Behandlung eines Menschen gab es nie und wird es nie geben. Auch wenn dies Politiker oder Kassenvertreter gerne verkünden. Das Interesse der Gesellschaft auf diesem Sektor ist zwar legitim und verständlich. Aber das Krebsgeschwür der Qualitätsdebatte hatte inzwischen jedes rechte Maß verloren und zerstört den inneren Antrieb der Menschen vor Ort. Operationsroboter bevölkern bereits heute die Operationssäle. Diese sind optimal einsetz- und programmierbar. Wenn wir weitermachen auf dem Weg der gnadenlosen Durchleuchtung und Überprüfung der inneren Klinikabläufe, haben wir diese Roboter dann am Krankenbett. Damit hätten wir den unzuverlässigen und lästigen Faktor Mensch aus dem System herausgemendelt.

Kriegen wir so die Ärzte, die das Volk braucht?

Ausbildung des medizinischen Nachwuchses an Universitäten

Beginnen wir mit einer selbstverständlichen Feststellung. Wer will von einem schlecht ausgebildeten Arzt medizinisch behandelt werden? Natürlich niemand. Und wir glauben alle fest daran, dass der Weg hin zu einem klug und sorgfältig abwägenden und breit gebildeten Mediziner in unserer Gesellschaft optimal geregelt ist und nur die Allerbesten in die Lage kommen, ihre heilende Hand an einen anderen Menschen zu legen. Schließlich ist unsere körperliche und geistige Unversehrtheit unser höchstes Gut und nur die Fleißigsten und Besten wollen wir in diesen Allmachtspositionen haben. Also selektieren wir eine sogenannte Elite, versehen diese mit unseren besten Hoffnungen, lassen nur die abituriellen Sprintsieger an die Suppentöpfe der medizinischen Fakultäten und treiben während des langen verschulten Studiums diese arbeitsamen Studenten zu Höchstleistungen, lassen sie einen gewaltigen Wissensberg ansammeln, prüfen diesen in anonymisierten Multiple Choice Komplexfragen ab und entlassen diese mit Theorie vollgestopften Jungärzte in die raue Wirklichkeit. Wir gehen selbstverständlich davon aus, dass diese Lernmaschinen per se perfekte Mediziner werden, die ihr gewaltiges Wissen zum Wohle der Menschheit anwenden können und mit dem universitären Studium automatisch in die Lage versetzt werden, die vielfältigen Ebenen eines Medizinerlebens selbstverständlich beherrschen und alle Stürme eines komplexen Arztdaseins abwettern zu können.

Wir tun auf diesem Weg der Selektion und Ausbildung alles, was nach gängigen Vorstellungen erforderlich ist, um die angehenden Mediziner vollumfänglich auszubilden, sie vertraut zu machen mit den Grundlagen der medizinischen Wissenschaften vergangener Jahrhunderte, dem großen empirischen Gebäude, nicht immer wissenschaftlich begründbar und der medizinischen Weise zu denken und zu handeln. Die Ausbildung ist vor allem theoretisch basiert und bedeutet das Verarbeiten riesiger Fakten- und Datenmengen. Wir suchen primär diejenigen aus, die mit ihrem

Einser Abitur bewiesen haben, dass sie imstande sind, diesen Faktenberg auch bewältigen und verarbeiten zu können. Ein erheblicher Teil dieser Fakten wird voraussichtlich für den klinischen oder praktischen Alltag nicht relevant werden und auch die Überfrachtung mit theoretischem Wissen bedürfte der Diskussion. Denn im medizinischen Alltag spielen ganz andere Dinge eine Rolle, die an heutigen Eliteuniversitäten nicht vermittelt werden können, Diese haben etwas mit Persönlichkeit, Kinderstube, Selbstwertgefühl, Standing, also körperlicher, geistiger und seelischer Belastbarkeit, Einstellung zum Leben und vielen anderen Werten und Eigenschaften zu tun. Natürlich wird ein Teil dieser Werte erst im Alltag und im Medizinerleben geprägt, vertieft, immer wieder in Frage gestellt, dadurch Selbstverständnis und irgendwann individuelles Charakteristikum eines Arztes entwickelt. Und kann vielleicht nur in Randbereichen gelehrt oder gefördert werden. Und doch erscheint der heutige Ausbildungsgang stark hin zu unreflektiertem Erarbeiten von riesigen Stoffmengen, die mit der späteren täglichen Realität nur wenig zu tun haben, verschoben.

Die Gründe für diese Entwicklung sind bei oberflächlicher Betrachtung verständlich und nachvollziehbar. Neben dem Bestreben, in der Ausbildung ja nichts zu vergessen, was irgendwann von Belang sein könnte, also dem Streben nach Vollständigkeit des medizinischen Lerngebäudes, spielen Faktoren eine Rolle, die aus praktischer Sicht zu verstehen sind. Die Universitäten müssen eine riesige Menge von Studenten durch die sechs Jahre des Medizinstudiums schleusen – es können ja nach Wunsch mancher Politiker in den nächsten Jahren noch ein paar Tausend mehr werden, um vor allem einem zweifelhaften Bedarf auf dem flachen Lande nachkommen zu können – und dies muss einigermaßen reibungslos geschehen, gerecht und überhaupt möglich. Also braucht es vor allem vergleichbare und juristisch stabile Prüfungen, die mit vertretbarem Aufwand korrigierbar sein müssen. Und es braucht Prüfungen, die auch wirklich prüfen, also einen gewissen Intelligenzlevel abdecken. Zu leicht darf das Ganze nicht sein, wo wäre dann unser Anspruch an die kluge Medizinerelite.

Damit kommen wir automatisch zu den auf den ersten Blick gerechten, bestens vergleichbaren Multiple Choice Prüfungen, die Medizinergenerationen geprägt haben. Es handelt sich um entindividualisierte Prüfungen, vergleichbar den Führerscheinprüfungen, deren Aussagewert bezüglich der Selektion einer Medizinerpersönlichkeit sehr begrenzt ist, die jedoch Jungärzte zu einer speziellen Form der Wissensaufnahme und – Bearbeitung erziehen, die mit der späteren Wirklichkeit nur noch wenig zu tun hat. Das sogenannte Kleingedruckte beansprucht die größten Gehirnareale und der spätere berufliche Alltag stellt in diesen Prüfungen oft nur eine Randnotiz dar.

Die Vermittlung der riesigen Datenmengen geschieht meist nicht mehr in lebendigen Vorlesungen oder Seminaren. Nach meinen Erfahrungen erschöpft sich die Wissensimplementierung der angehenden Ärzte auf das häusliche Bearbeiten von Skripts und Multiple Choice Fragen vergangener Studentengenerationen, um entsprechend fit und vorbereitet die verschlungenen Fragenlabyrinthe entziffern zu können. Der Autor dieser Zeilen bildete über viele Jahre Jungärzte zu Chirurgen aus und hat aus seinem eigenen Familienpool inzwischen drei junge Kolleginnen in eine

Medizinerlaufbahn entlassen, kann damit bei dem Thema aus erster Hand informiert, gut mitreden.

Damit unterscheidet sich das heutige Studium nur unwesentlich von den langen Jahren auf dem Gymnasium und scheint nicht geeignet, eine positiv kritische Persönlichkeitsbildung zu ermöglichen. Studium ist einfach nur Weiterführung der Schule und entsprechend ist leider oft das Ergebnis. In vielen Fällen sind die Jungärzte in der Klink nicht auf das vorbereitet, was dann auf sie zukommt, auf den harten Alltag, den Druck von vielen Seiten, die Anspruchshaltung der Bevölkerung, die ökonomisch-ethisch Zange. Und eine Vorbereitung auf diesen Alltag wäre unendlich wichtiger als das Analysieren gewaltiger chemischer Formeln oder das mühevolle Erlernen von zehn verschiedenen Ersatzantibiotika zur Therapie eines Keimes, dem man im gesamten Medizinerleben auf Grund seiner Seltenheit nie begegnen wird.

Traurig – lustige Beispiele könnte ich viele anfügen. Eines mag genügen. Eine meiner Medizinertöchter hatte sich auf die letzte Mikrobiologieprüfung an der Uni Ulm sehr ernsthaft vorbereitet und erwartete zumindest einige Fragen zu Basics, die man später auch gebrauchen würde. Erste Frage: wie oft kommt die Diphterie in Deutschland pro Jahr vor? Dazu muss man wissen, dass diese frühere Geißel der Menschheit so gut wie ausgestorben ist und die meisten Hausärzte diese Erkrankung nie zu sehen bekommen. Die Hauptfrage richtete sich dann nach den Charakteristika des südamerikanischen Peitschenwurms, eines bei uns vollständig unbekannten Krankheitserregers, dessen Ei meine Tochter unter dem Mikroskop erkennen sollte. Diese Fragen waren die Hauptinhalte des Faches Mikrobiologie und die Prüfung wurde nur bestanden, weil der erste Prüfungsteil eine Woche früher erfolgreich absolviert worden war. Diese Verhöhnung kluger und motivierter Studenten ist kein Einzelfall und hat mit praxisorientiertem und fairem Studium nichts gemein.

Natürlich ist mir bewusst, dass es vorzügliche akademische Lehrer an deutschen Universitäten gibt, die mit Herzblut ihr Fach ausüben und begeisternd Studenten mitnehmen können. Und sicher auch ihre Studenten für ein Medizinerleben prägen können. Aber daneben scheint es auch Lehrer zu geben, die mit einer gewissen Arroganz bezüglich ihres Faches abgehoben von den wahren Bedürfnissen der Studenten lehren und prüfen und vielleicht auch die Reichweite und praktische Bedeutung ihres Faches überschätzen. Diese Zeilen sollen nicht ausschließlich unfair kritisieren, vielleicht aber sensibilisieren für die Vermittlung dessen, was wirklich später eine Rolle spielt. Vielleicht überdenken ja der eine oder andere Lehrstuhlinhaber oder seine nachgeordneten Mitarbeiter ihre Lehrpläne und stimmen diese trotz der geforderten Inhalte etwas zielgerichteter auf die spätere Lebenswirklichkeit ihrer Schutzbefohlenen ab. Denn eigentlich sollte das Studium spannend und interessant gestaltet sein und der natürlich notwendige theoretische Hintergrund nur die Basis bilden. Eine Reihe von deutlichen Verbesserungen ist in den letzten Jahren zum Glück erkennbar, vor allem werden Module angeboten, die praktische Inhalte des Medizinerberufes sehr lebensecht vermitteln und damit auf eine große Resonanz der Studenten stoßen.

Kritisches Denken wäre bereits während des Studiums gefragt, dafür ist allerdings bei Ableistung des verschulten Pensums nur wenig Zeit und Gelegenheit, die Freiräume sind nicht mehr vorhanden. Auch die Universität muss sich der Ökonomie unterordnen und verkommt damit zunehmend zur Schule. Die eigentlich notwendige Individualität, auch in den später oft diffizilen Entscheidungen, wird wenig gefördert, eher das Unterordnen in einer leitlinienbasierten Medizin (Evidenz basierte Medizin), die methodisch vereinheitlicht und vereinfacht. Dem einzelnen Studenten wird man damit nicht gerecht und später noch weniger dem individuellen Patienten, der sich in vielen Fällen nicht in eine Leitlinienschablone einsortieren lässt.

Die Vorbereitung auf später betrifft in erster Linie die rein fachliche Ebene, also die Elemente der Schulmedizin, muss dort alles vermitteln, was es zu vermitteln lohnt und dies auch immer wieder kritisch hinterfragen. Die Vorbereitung muss aber weit darüber hinausgehen, denn die Alltagswirklichkeit in der später gewählten Klinik unterscheidet sich so gravierend von Derjenigen früherer Tage, dass man sie klug vorbereiten muss, um nicht Lebensträume jäh zum Absturz zu bringen. Es darf nicht sein, dass der jugendliche, unbedarfte Idealismus nicht schon bereits während des Studiums auf seine Alltagstauglichkeit überprüft wird und sachte, aber bestimmt der Student auf die Inhalte hin geformt wird, die später von ihm erwartet werden. Die totale Veränderung der tragenden Werte in den letzten zehn Jahren, die Verschiebung der praktischen Inhalte weg von der reinen Medizin hin zur Ökonomie, das Entstehen einer immer schwierigeren Position für Ärzte in einer äußerst aufmerksamen und anspruchsvollen Gesellschaft muss man während des Studiums immer wieder diskutieren und die jungen Menschen mit ihrem erheblich veränderten Berufsbild konfrontieren. Man darf sie nicht schonen. Sie sind stark genug, ihr Berufsbild anzupassen, oder vielleicht auch die Medizin sein zu lassen, wenn es denn nicht anders geht und sie mit dem von ihnen erwarteten Spagat nicht leben können.

Immer wieder stellen jedoch die späteren klinischen Ausbilder fest, dass die Fast-Ärzte in ihren Kliniken nicht auf das vorbereitet worden sind, was plötzlich und unerwartet der Beruf sein soll, den sie sich so anders vorgestellt haben. Und dann sind sie 25 Jahre oder älter, planen oder haben bereits eine Familie und es gibt kein Zurück mehr. Dieses Verhalten der ausbildenden Institutionen ist gelinde gesagt unfair, oder schärfer formuliert auch ein Verbrechen an den jungen Menschen, für die es dann keine richtige Alternative mehr gibt, wenn ihr idealistisches Berufsbild an der Wirklichkeit zerbricht. Und nicht für jeden gibt es die Möglichkeit, ihr Land zu verlassen, um damit die Defizite anderer Länder auszugleichen.

Und die Frustration im Alltag kommt schnell, wenn die unvorbereiteten jungen Ärzte mit den heutigen Abläufen in den Kliniken in Berührung kommen. Schnell verfliegt dann der anfängliche Enthusiasmus im zermürbenden bürokratischen Klein-klein und wenn dann die Teams nicht stimmen oder der ebenfalls am bürokratischen Gängelband hängende Chefarzt in der gewollten flachen Hierarchie keine ausreichende Motivationskraft entfalten kann oder will, geht man schnell in die ebenfalls gesellschaftlich gewollte Stechuhrmentalität. Und dann bleibt von dem hohen Anspruch an das eigene Arztsein und im Gesamten von dem stolzen Arztberuf nicht mehr viel übrig. Darauf muss man vorbereiten und auch vorbereitet sein. Dann kann vielleicht auch eine Besinnung auf die wesentlichen Werte erfolgen und ein innerärztliches oder auch gesellschaftliches Umdenken.

Aus- und Weiterbildung in der Klinik

Spricht man über Defizite in der medizinischen Ausbildung, darf ein kritischer Blick auf die Ausbildung in den Kliniken nicht fehlen. Denn nach der theoretischen, umfassenden und teilweise grotesk im Detail verhafteten Ausbildung auf den deutschen Exzellenz Universitäten folgt nach dem Praktischen Jahr die Formung der Arztpersönlichkeit und die Entwicklung der für die verantwortungsvolle Tätigkeit im Berufsleben relevanten und tragfähigen praktischen Techniken und Fähigkeiten. Diese gestaltet sich natürlich je nach dem speziellen gewählten Fachbereich unterschiedlich und ist auch stark abhängig von der Struktur und den Teams der jeweiligen Abteilung. Die in den letzten Jahren aufgetretenen schwerwiegenden Defizite scheinen jedoch über die meisten Fachbereiche ähnlich zu sein, da die Verschiebung der Grundwerte alle medizinischen Ebenen betrifft. Aus Sicht des Autors sind vor allem die sogenannten schneidenden Fächer betroffen, also die Chirurgie mit ihren Subspezialisierungen Allgemeinchirurgie, Viszeral- Gefäß-, Thoraxchirurgie, Traumatologie wie auch Orthopädie, aber zum Beispiel auch die Fächer Gynäkologie oder Urologie. Der Autor betreibt die Gebiete Chirurgie/Orthopädie/Unfallchirurgie und wird sich vor allem auf die Veränderungen in diesem Bereich beschränken und versuchen, diese verständlich zu beschreiben.

Die wesentliche Frage, und diese ohne Hybris oder Überheblichkeit gestellt, lautet: Wer wird mich oder meine Frau (natürlich sind alle anderen Menschen auch gemeint, aber die gewünschte Qualität und das in die Versorgung gesetzte Vertrauen werden vielleicht noch etwas pointierter angesprochen) in den kommenden Jahren so gut und überlegt operieren, wenn wir es denn brauchen, wie dies in den letzten Jahren geschehen ist? Und ich werde versuchen, einige Punkte aufzulisten, die eindeutig fassbar sind und nicht nur aus der Position desjenigen schreiben, der da meint, nur er selbst sei im Besitz der absoluten Weisheit und des umfassenden Könnens.

Dazu sollte man vielleicht zu definieren versuchen, welche Eigenschaften denn ein operativ tätiger Arzt, also zum Beispiel ein Unfallchirurg mitbringen, haben oder entwickeln muss, damit seine Arbeit erfolgreich ist, sein Ergebnisse exzellent und sein Ansehen bei den Patienten auf Grund seiner Persönlichkeit und dieser Ergebnisse groß, wahrhaftig groß und nicht nur groß geschrieben auf einer Homepage oder in einer Anzeigenkampagne der werbenden Klinik. Denn selten wird so viel unlautere Werbung betrieben wie auf den Werbeplattformen der Kliniken, auf denen es von medizinischen Koryphäen, zertifizierten Zentren, Leuchttürmen und Qualitätsbeweisen nur so wimmelt.

Also, was braucht ein guter Chirurg und was muss er tun, um einer zu werden? Die Frage ist nicht ganz einfach zu beantworten, denn so viele Ärzte oder Chirurgen es gibt, soviel unterschiedliche Möglichkeiten des Arztseins oder der Berufsausübung gibt es und man kann nicht einfach urteilen, dass der eine Weg besser ist als der andere. Jeder Patient braucht auch durchaus eine andere Arztpersönlichkeit, zu der er Vertrauen aufbauen kann, der eine braucht eher den einfühlsamen und sanftmütigen, der andere möchte eher zu einer stattlichen Chirurgengestalt aufschauen, der eine braucht das intellektuelle Gegenüber, das die Details eines Verfahrens ausgiebig und kontrovers bespricht, der andere wiederum will sich komplett unterordnen und von den ganzen geplanten Maßnahmen und deren möglichen Problemen am liebsten gar nichts wissen.

Und doch gibt es grundlegende Gemeinsamkeiten, die einen guten und erfahrenen Chirurgen ausmachen. Natürlich braucht es ein theoretisches Grundgerüst, in dem sich ein invasiv tätiger Arzt sicher bewegen kann. Auf diesem muss nun ein praktisches Gebäude errichtet werden, das sich auf einigen wesentlichen Pfeilern stützt: soviel sehen wie irgend möglich, soviel assistieren, wie irgend möglich, soviel selbst operieren, zuerst unter Assistenz und dann eigenverantwortlich, wie irgend möglich. Das Zentrum eines operativ tätigen Arztes ist der Operationssaal, nicht die Station oder Ambulanz und vor allem nicht der PC. Nur ein Arzt, der Tausende von verschiedenen Varianten einer Erkrankung oder Verletzung sieht mit eigenen Augen, Eingriffe begleitet oder irgendwann selbst durchführt, wird nach vielen Jahren der Erfahrung und deren kritischer Reflexion – durchaus auch leidvoller Erfahrungen, wenn irgendetwas nicht so läuft, wie erwartet – zu einem versierten, souveränen, mit allen Wassern gewaschenen Chirurgen. Der auch sauber und nachvollziehbar unterscheiden kann, nicht nur, wie man operiert, sondern ob man vielleicht auch auf einem anderen Weg zu einem guten Ergebnis kommen kann. Der also nicht nur schneiden und nähen kann, sondern vor allem unter Kenntnis der Komplikationsmöglichkeiten, des oft desolaten Zustandes seines menschlichen Materials, der vielfältigen operativen Möglichkeiten in einer schnell alternden Gesellschaft mit höchsten Ansprüchen an die körperliche Integrität, die richtigen Indikationen stellen kann. Der nicht nur den finanziellen Erlös einer Operation bemessen und diesen als wesentliches Kriterium für eine Entscheidung verwendet. Oder der nur ein Verfahren kennt und dies als Allheilmittel für alle Läsionen verwendet nach dem Motto, wer einen Hammer hat, sieht überall einen Nagel. Diese Beschreibung und Wertung sind nicht abstrakt und jeder aufmerksame und selbstkritische Chirurg weiß, wovon gesprochen wird.

Im Alltag bedeutet dies für einen angehenden Mediziner den unbedingten Biss, einen steinigen Weg begehen zu wollen, eine Rossnatur, die anstrengenden Eingriffe und die vielen Dienste nachts und an den Wochenenden durchzustehen. Eine belastungsfähige und gleichzeitig sensible Psyche, um die oft schwierigen Patienten und ihre meist fordernden Angehörigen richtig, mit feinem Händchen, aber auch bestimmt und mit einem Vertrauensvorschuss führen zu können. Und eine im richtigen Ausmaß robuste Psyche braucht es auch, mit eigenen Defiziten – denn diese gibt es nicht selten – so umgehen zu lernen und es irgendwann zu können, dass man an seinem gewählten schweren Beruf nicht verzweifelt, sondern Lehren für die Zukunft daraus gewinnt. Es braucht also Hingabe und Leidenschaft und Selbstvertrauen und die Eigenschaft, sich wieder aufzurappeln, wenn man mal wieder am Boden zerstört ist. Vielleicht weil man monatelang auf einer Station geparkt ist ohne

Operationen oder das Beste für einen Patienten erreichen will und eine schwierige Komplikation durch eigene Operation verursacht hat – dies zwar schuldlos, aber der Patient und seine Angehörigen sehen das durchaus differenziert.

Es braucht auf diesem Weg vor allem unendlich viel Zeit, es braucht engagierte Lehrer und es braucht einen Rahmen, den die Gesellschaft und über sie die Klinikadministrationen, die Kassen, die Medizinischen Dienste der Kassen geben, in dem sich die operativ tätigen Ärzte so entwickeln können, dass die Menschen dieser Gesellschaft auch in den nächsten Generationen noch eine optimale oder vielleicht sogar bessere operative Versorgung erhalten als heute. Diesbezüglich herrscht bei vielen Verantwortlichen Skepsis und die große Sorge, dass die Qualität der schneidenden Fakultäten sich stark ändern könnte und dies nicht zum Positiven.

Folgende Themen möchte ich als Kriterien für meine Behauptung anführen, dies bezüglich der Reihenfolge ohne Wertigkeit:

Die Spezialisierung und die Aufteilung der Abteilungen
Das Arbeitszeitschutzgesetz
Die veränderte Balance zwischen Arbeit und Freizeit
Die systembedingte Bestrafung von ausbildenden Kliniken
Der unsinnige Zwang zur Gleichbehandlung
Der Zwang zur ambulanten Behandlung
Der Zwang zum Ergebnis ohne Komplikation

Die Spezialisierung und die Aufteilung der Abteilungen

Die Chirurgie mit ihren Teilgebieten ist ein großes Fach. Sie erfordert handwerkliche Fähigkeiten an wertvollem und einmaligem Material und man kann das Werkstück nicht einfach, wenn die Arbeit nicht so ganz gelungen ist, nacharbeiten oder entsorgen. Das Material ist auch durchaus unterschiedlich und die erfolgreiche und zufriedenstellende Bearbeitung braucht viele Jahre des Trainings. Lehrjahre und langsam daraus sich entwickelnd auch Gesellen- und Meisterjahre. Chirurgie erfordert das mühevolle Erlernen von Techniken, teilweise einfach, teilweise hoch komplex. Wie ein Mechatroniker oder ein Schlosser nicht gleich mit dem Zerlegen eines Porschemotors oder einer großen hydraulischen Pumpe beginnt, sondern an der Werkbank zuerst seine handwerklichen Fähigkeiten trainiert und sich die Finger wund feilt, so sollte eigentlich auch ein Chirurg, der ein ungleich wertvolleres Material unter seinen Fingern hat, zuerst an einfachen Dingen seine Fähigkeiten erlernen und dann langsam, angepasst an seine individuellen Besonderheiten, zu Schwierigerem geführt werden. Lernen von der Pike auf, so sollte das Lernprogramm eines angehenden Chirurgen aussehen und aufgebaut sein. Denn es erfordert viele Ebenen des Könnens, einmal eine große Blutgefäß-, Gelenk-, Gehirn- oder Bauchoperation erfolgreich und unter Berücksichtigung aller Eventualitäten durchführen zu können. Und es erfordert nicht nur Techniken, sondern auch die Beherrschung der komplexen Operationsabläufe, die Einschätzung des eigenen Könnens und der eigenen Reaktionsmöglichkeiten und – weisen und die intraoperative Fähigkeit, durch den vorgefundenen Befund veranlasst, immer einen Plan B oder C parat zu habe. Dies alles unter Zeitdruck und bei einem vielleicht instabilen Patienten, den man nicht einfach wie ein Werkstück zur Seite legen und am nächsten Tag weiterbearbeiten kann.

Den jungen Chirurgen muss man also an handwerkliche Techniken heranführen, vor allem aber an viele Besonderheiten im Umgang und Einsatz einer speziellen Technik. Das bloße Feilen eines Werkstücks reicht nicht aus. Noch vor wenigen Jahren gab es dafür klare, über Chirurgengenerationen gewachsene Regeln, besser Gesetze. Denn wer sich diesen Gesetzen nicht untergeordnet hat, wurde kein Chirurg. Und die strenge Ausbildung in den chirurgischen oder orthopädischen oder invasiv tätigen Abteilungen begann immer unten. In den meist breit aufgestellten Abteilungen, die nicht in zahlreiche Departements aufgesplittert waren, gab es viele kleine Eingriffe, an denen man unter strenger Anleitung die ersten Schritte wagen durfte. So machte man im ersten Jahr kleine Metallentfernungen, Eingriffe an der Körperoberfläche, kleine Tumorentfernungen, vielleicht mal eine Blinddarmoperation oder eine Embolektomie, alles Eingriffe aus dem großen Feld der Gesamtchirurgie. Im zweiten Jahr kamen dann die ersten kleinen Knochenbruchoperationen dazu, eine Leistenhernie, eine Gefäßanastomose, eine Gebärmutterentfernung, eine Operation an der weiblichen Brust. Im Rahmen der weiteren Facharztausbildung steigerte sich der Schwierigkeitsgrad der Eingriffe, jedoch immer noch unter Assistenz meist eines Oberarztes. Zum Ende der Facharztausbildung kamen die Darmtumoroperationen, der Einsatz künstlicher Gelenke, die größere Blutgefäßoperation. Alles immer auch abhängig von den individuellen Fertigkeiten. Und dann stand man auf einem gut fundierten Chirurgengebäude und konnte in die weite Welt der eigenverantwortlichen Tätigkeit entlassen werden, wobei sich bei den meisten Chirurgen dann noch eine Spezialisierung zum Traumatologen, Bauchchirurgen, Gefäßchirurgen anschloss, bevor man so richtig auf eigenen Füssen stand. Und dieses stringente, vom Kleinen zum Großen an die Hand Nehmen und Führen ließ chirurgisches Denken, Handeln und Selbstverständnis lebendig und harmonisch wachsen und Chirurgenpersönlichkeiten entstehen. Nennen wir den so entstandenen Arzt einen Feld-, Wald-, Wiesenchirurgen. Dieser war im vergangenen Jahrhundert in der Lage, einen Menschen kompetent von der Haarwurzel bis zu den Zehen zu operieren und er war auch in der Lage, jede noch so vertrackte intraoperative Situation beherrschen zu können, ohne das Leben eines Patienten aufs Spiel setzen zu müssen. Er hatte das breite Rüstzeug für diese Tätigkeit und Fähigkeit in einer harten, aber klug aufgebauten Aus- und Weiterbildung erhalten.

Solche Chirurgen gibt es heute nicht mehr – sie würden auch bei einem grenzenlosen Spezialisten – Wahn der Gesellschaft nicht mehr ausreichendes Vertrauen genießen. Einer der wesentlichen Gründe dafür liegt in der Spezialisierung der Abteilungen und den Problemen der Assistentenrotation, sofern diese überhaupt durchgeführt wird. Natürlich auch in der Diversifikation der Ausbildungsgänge, die der Realität folgend, heute bereits früh eine Spezialisierung fordern und herbeiführen. So gelangt der Berufsanfänger in eine Abteilung, in der nur Eingriffe auf dem Operationsplan stehen, die zu früheren Zeiten vielleicht nach drei oder vier Jahren anstanden und bereits fortgeschrittenes Verständnis und Handwerk erfordern. Da man einen Assistenten jedoch nicht nur auf der Station beschäftigen kann und man einem Chirurgen Eingriffe anbieten muss, die dieser für seinen Katalog braucht, kommt der kleine Assistent eben bald an die Suppentöpfe und führt Operationen durch, die weit über seinem Niveau und Verständnis liegen. Mit Assistenz eines Kundigen geht das schon, allerdings nie ganz ohne Gefahr für den Patienten, denn einem Jüngeren assistieren ist wie das Beibringen des Motorradfahrens bei 100 km/h, wenn der Lehrer auf dem Sozius sitzt. Die Operationen mögen gelingen, aber viele Ausbildungswerte bleiben auf der Strecke und durch die assistierte Durchführung einer größeren Operation ist der junge Kollege weit davon entfernt, diesen Eingriff auch zu beherrschen. So wird dieser Weg zum Stückwerk, denn nach Rotation in die Nachbarabteilung geschieht Ähnliches. Auch dort startet man mit den größeren speziellen Eingriffen, die eigentlich Oberärzten vorbehalten sind, denn andere werden an der Spezialabteilung nicht durchgeführt und so werden auch diese Operationen dem Assistenten hingehalten, wie es im Fachjargon heißt. Am Ende einer solchen fragmentierten Ausbildung hat ein Chirurg vielleicht ein Papier, operieren kann er jedoch nicht.

Er kann jedoch auch andere Dinge nicht. Denn zur Beurteilung der Bedürfnisse eines kranken Menschen und zu einer korrekten Indikationsstellung braucht es mehr als Spezialisten Wissen. Nach diesem ausschließlich zu urteilen, Indikationen zu stellen und Operationen durchzuführen, macht die Medizin schlecht, nicht eingebettet in einen ganzheitlichen Kontext und natürlich auch teuer auf dem Rücken Tausender unnötig operierter Patienten. Und der entsprechend ausgebildete Jungarzt lernt nur noch Fragmente. Wie soll er eine weitblickende Indikationsschau entwickeln? Und erkennen, dass der Patient im Bett vor ihm liegend etwas vollständig anderes benötigt als vielleicht die Reparatur eines gerissenen Bandes? Das ganzheitliche Denken bleibt auf der Strecke. Das Arztsein rückt in den Hintergrund. Der Mensch wird parzelliert und in einem kleinen Areal High Tech Medizin betrieben. Damit wird man vielleicht den Bedürfnissen dieser Parzelle gerecht, sicher nicht der Gesamtpersönlichkeit mit ihren komplexen Herausforderungen. So wird in vielen Fällen das erwartete und eingeforderte Qualitätsniveau an einer spezialisierten Abteilung zum Bumerang für eine Gesellschaft, die von einem immer engeren hochdifferenzierten Spektrum automatisch eine risikofreie und höchst wirksame Chirurgie erwartet. Dauerhaft wird von Insidern und ganzheitlich denkenden Ärzten das Gegenteil erwartet, denn der Mensch ist nicht automatisch die numerische Summe seiner Einzelteile.

Das Arbeitszeitschutzgesetz

Ausbildung braucht vor allem eines – Zeit. Wieder möchte ich, auch wenn man mir Rückwärtsgewandtheit vorwerfen sollte, den Blick in die Vergangenheit werfen, denn dort war nicht alles schlecht, vor allem nicht, wenn man Werte betrachtet, also auch den Wert einer soliden Ausbildung. Wie bereits beschrieben, muss ein irgendwann versierter Chirurg unendlich viel sehen, assistieren oder operieren und sich seine Gedanken dazu machen in der Reflexion mit erfahrenen Ärzten. Umso mehr er dies tut, umso besser wird er werden und umso breiter wird sein chirurgisches Portfolio sein. Acht Arbeitsstunden, und davon die Hälfte bei Dokumentation oder sonstigen abstrusen Dingen reichen nicht aus, um dieses Ziel zu erreichen. Das seit einer Dekade geltende Arbeitszeitschutzgesetz und die dadurch verursachte Veränderung im Wesen des Arztes ist eines der Hauptgründe für die rapide Verschlechterung der chirurgischen Ausbildung.

Im vergangenen Jahrhundert kannte der Chirurg den Begriff sicherer Feierabend nur vom Hörensagen und aus den Erzählungen von Finanzbeamten. Ärztliche Tätigkeit definierte sich anders. Man hatte sich um seine Patienten zu kümmern, solange dies notwendig war und kein Chirurg wäre auch nur auf die Idee gekommen, die operativ notwendige Behandlung eines Patienten von seiner Station um acht Uhr abends an den Nachtdienst zu delegieren. Die ärztliche Verantwortung reichte weit und endete nicht mit dem administrativen Dienstschluss. Man brauchte sich als Chirurgengemeinschaft gegenseitig und war in diesem Teamcodex gut aufgehoben. Ich kümmere ich um meinen Patienten umfassend, ohne Rücksicht auf zeitliche Grenzen und erwarte selbstverständlich dies auch von dir. So funktionierte Chirurgie. Verantwortung ist nur bedingt teilbar. Das bedeutete im Umkehrschluss aber nicht nur eine fast ständige Präsenz, sondern ein gutes Gefühl. Ich habe meinen Patienten, über den ich eigentlich am meisten weiß, selbst behandelt und Verantwortung übernommen.

Und es bedeutete im hier relevanten Kontext noch viel mehr. Notfälle geschehen meist nicht zur normalen Tageszeit. Und die operative Behandlung und Beherrschung von Notfällen gehören zu den wesentlichen anspruchsvollen Aufgaben eines Chirurgen. Also bedeutete die Präsenz des Chirurgen einen gewaltigen Erfahrungsgewinn an operativen Techniken und Verfahren, von dem die heutige Chirurgengeneration nur träumen kann. Zurückhaltend gerechnet, fehlen einem heutigen Chirurgen mehr als die Hälfte der Zeit am Operationstisch im Vergleich zu früheren Generationen. Damit die entsprechende Expertise, vor allem in Notfallsituationen.

Und diese Bedingungen sind nicht unbedingt gewünscht von den angehenden Chirurgen. Aber das Arbeitszeitgesetz zwingt Ausbilder wie auch Jungarzt zu einer stringenten Umsetzung. Fünf Uhr ist Dienstschluss und man hat nach Hause zu gehen. Personalabteilungen kontrollieren dies mühelos mit einem Blick auf die Stechuhr. Noch vor wenigen Jahren hätte ein Ausbilder seinem operationsbedürftigen Eleven angeboten, um acht Uhr abends einen Patienten mit einem Darmverschluss oder einer Magenperforation zu operieren und dieser hätte erfreut zugestimmt und wäre selbstverständlich geblieben, denn er hätte diesen Patienten unter Assistenz operieren dürfen und wäre wieder einen großen Sprung in seiner operativen Ausbildung vorangekommen. Hätte er abgelehnt, hätte sich dieses Angebot nicht mehr wiederholt, sein Oberarzt hätte ein kleines Gespräch mit dem Chef geführt und die angehende Chirurgenkarriere wäre jäh zu einem unrühmlichen Ende gekommen. So einfach war das. Engagement gegen Weitergabe operativer Erfahrung. Engagement gegen das Chirurgenpapier und auch gegen Karriere. Denn nur voller Einsatz über Jahre wurde mit einer späteren Oberarztstelle belohnt.

Tägliche Arbeitszeiten von zehn bis zwölf Stunden, davon der Großteil am Tisch waren die Regel, dies zusätzlich zu den Nachtdiensten und kein Chirurg hätte sich wirklich darüber beklagt. Die Übermüdungsdebatte ist nicht aus Chirurgenkreisen entstanden und erzieht aus Wunsch einer verblendeten Gesellschaft zum Chirurgen Light.

Das Arbeitszeitschutzgesetz begrenzt aber nicht nur die tägliche Arbeitszeit. Es begrenzt die Wochenarbeitszeit, es fordert Ruhephasen vor und nach einem Dienst und die Verwaltungen fordern den Ausgleich von Überstunden in Freizeitausgleich. Eine kurze Rechnung sei gestattet: Zu früheren Zeiten galt eine Wochenarbeitszeit von 60 Stunden, alle zwei Wochen ein Dienstwochenende. Kein Freizeitausgleich, 5 Wochen Jahresurlaub. Locker gerechnet bedeutet dies 3000 Arbeitsstunden im Jahr, davon mindestens zwei Drittel im Op., also ungefähr 12.000 Stunden Teaching am Tisch während einer sechsjährigen Grundausbildung.

Situation heute: 40 Wochenstunden, alle vier Wochen ein reduziertes Wochenenddeputat, mindestens 6 Wochen Freizeitausgleich, 6 Wochen Urlaub. Ebenfalls locker gerechnet bedeutet dies: knapp 2000 Arbeitsstunden im Jahr, davon weniger als die Hälfte im Op. Pro Jahr damit 1000 Stunden am Tisch, in der heutigen fünfjährigen Ausbildung in der Summe also 5000 Stunden chirurgische Erfahrung.

Die Rechnung mag nicht alle Details berücksichtigen, ist so schlecht aber nicht. Der heutige Chirurg mit Facharztstatus bringt deutlich weniger als die Hälfte operative Ausbildung mit in sein späteres verantwortungsvolles Berufsleben als noch vor 20 Jahren. Und die Prüfer in Facharztprüfungen bemerken dieses Defizit als schmerzliches Manko. Aber die spärlich gefüllten Operationskataloge sind bei allen gleich und so müssen die Prüflinge eben durchgewunken werden. Dieses Qualitätsdefizit ist vor allem dem AZSG geschuldet, neben einer Reihe von noch zu beschreibenden weiteren Faktoren. Knapp und scharf, aber nicht so falsch formuliert: die Gesellschaft kriegt einen wachen Arzt, nur kann der nicht mehr richtig operieren.

Die veränderte Balance zwischen Arbeit und Freizeit

Die im vorigen Kapitel beschriebene Arbeitseinstellung vergangener Chirurgengenerationen ist Anachronismus und kein Vertreter der Generationen X, Y, Z wird ein Zurückdrehen der Uhr wünschen. Denn das heutige bequemere Chirurgendasein ist in den Köpfen, wahrscheinlich bereits in den Genen verankert und die Verlockungen der gesicherten Freizeit haben die heutige Generation der Chirurgen sicher im Griff. Zwar engagiert man sich für das gewählte Fach und bemüht sich auch um eine gute Ausbildung, allerdings sieht man eher eine Bringschuld der Klinik oder des Chefs und weniger eine Holschuld durch eigene Aktivität über ein gewisses Maß hinaus. Es herrscht eine gewisse Lässigkeit, auch den gesellschaftlich gewünschten flachen Hierarchien geschuldet und man will schon in den Op., aber das Dienstende mit seinen vielfältigen freizeitlichen und familiären Verpflichtungen ist mindestens genauso wichtig. Diese Unverbindlichkeit und dieser reduzierte Biss betreffen nicht nur die Auszubildenden, sondern auch die Ausbilder. Von beiden Gruppen wird Dienst nach Vorschrift eingefordert und es folgt ein schleichender Übergang vom Arztsein zur Jobmentalität.

Natürlich findet dieser Prozess nicht ohne Verletzungen statt und vor allem für die ältere Generation nicht ohne ein Zurückziehen in die innere Emigration. Viele heutigen Oberärzte, die chirurgisches Wissen, Selbstverständnis, Ethos und Begeisterung in ihre Schutzbefohlenen hinein pflanzen sollten, stammen noch aus dem letzten Jahrhundert und sind nach strengeren Regeln erzogen worden, stellen aber plötzlich fest, dass ihre Sozialisation nicht mehr gewünscht, sogar sanktioniert wird und machen dann eben gut dotierten Dienst nach Vorschrift. Sie arbeiten nun unter Stechuhrbedingungen und unter der laxen, gleichmachenden, Alle mitnehmenden und möglichst Konfrontation vermeidenden, flachen Autorität eines smarten Chefarztes, der möglichst nirgendwo anecken möchte und am Gängelband der Verwaltungen sein Soll an Zahlen zu erfüllen hat.

Sie richten sich ein, machen einen guten Job, aber das Dienstende wird strikt eingehalten und ihr Engagement für die Jungen hält sich in Grenzen. Denn diese Jungen wechseln auch ständig. Selten hat man den Gleichen am Tisch, meist ist man damit beschäftigt, irgendeinen Assistenten zu finden, der dann gehetzt von einem Funktionsbereich in den Op. gerufen wird und nicht selten zu einer Operation oder einer Assistenz genötigt werden muss. Ein straffes, durchgehendes, persönliches, strukturiert wachsendes Vertrauensverhältnis zwischen Lehrherrn und Lehrling, wie früher die Regel und selbstverständlich, kann heute nur noch in Ausnahmefällen aufgebaut werden. Leider herrscht meist Unverbindlichkeit und dezidiertes, manchmal durchaus schmerzliches Lernen lassen die schlaffen Autoritätsstrukturen nicht mehr zu, führen gerne auch mal zu Personalratsabmahnungen. Also unterlässt man erzieherische Maßnahmen aus Eigenschutz und macht den Eingriff lieber selbst, um keine Komplikationen hervorzurufen und damit zumindest dem Patienten zu dienen.

Die noch vor kurzem üblichen engen persönlichen Beziehungen zwischen Lehrer und Schüler, in denen vor allem auch die Wertung der wirklichen Eignung eines jungen Arztes eine große Rolle spielte, sind Vergangenheit. Die notwendige Protektion und entsprechende Förderung nur der Geeignetsten und Besten ist unter den Gleichmachbedingungen ebenfalls Vergangenheit, dies zum großen Nachteil der chirurgischen Qualität. Das gesamte Gefüge der inneren, über viele Generationen prägenden chirurgischen Weiterbildung ist aus der Balance geraten und nur Wenige können sich aus eigenem Antrieb oder eigener Persönlichkeit dagegen wehren.

Die systembedingte Bestrafung von ausbildenden Kliniken

Eigentlich sollte man meinen, die Ausbildung des chirurgischen Nachwuchses ist eine Aufgabe, der sich alle Klinken stellen müssen und die entsprechend von den Kostenträgern honoriert wird. Denn Ausbildung braucht eine besondere Hinwendung zu dem Auszubildenden, braucht vor allem Zeit und damit Geld. Man muss dazu wissen, dass viele Tätigkeiten in einer operativen Abteilung einem hohen Zeit- und Kostendruck unterliegen und die Leistungszahlen streng mit der Einhaltung enger Grenzen zusammenhängen, die Zahlen der Abteilung, aber auch der Gesamtklinik.

Gehen wir zum besseren Verständnis davon aus, dass ein versierter Oberarzt einen Operationstag verantwortlich bestreitet und alle Eingriffe in diesem Saal selbst leitend durchführt. Dies mit seiner ganzen Erfahrung und einem durchschnittlichen Tempo. Nehmen wir weiterhin an, es werden nur Gelenkeingriffe durchgeführt. Dann ist es für einen durchschnittlichen Oberarzt mühelos möglich, bei vier oder fünf Patienten ein künstliches Hüft- oder Kniegelenk zu implantieren. Es handelt sich dabei um ein insgesamtes Volumen (sogenannte Fallpauschale) von ca. 30.000 € an diesem Operationstisch, die nach Entlassung dieser Patienten erlöst werden. Werden die Eingriffe jedoch einem jungen Kollegen assistiert, benötigt dieser für den gleichen Eingriff nahezu die doppelte Zeit und so halbiert sich auch der Erlös. Bildet eine Abteilung mehrere Assistenten aus, und dies ist die Regel, hat sie im Vergleich zu nicht ausbildenden Kliniken einen erheblichen Wettbewerbsnachteil und schreibt schlechtere Zahlen. Klinken, die sich das Ausbildungsproblem nicht ans Bein binden wollen, gibt es genügend, vor allem im privaten Bereich, wo meist Fachärzte mit Arzthelferinnen oder Schwestern operieren. Diese Klinken erlösen den gleichen Betrag wie ausbildende Kliniken und es ist unter den gegenwärtigen Kalkulationsbedingungen kein Ausgleich in Sicht. Also ergibt sich auch von dieser Betrachtungsweise her keine dringende Notwendigkeit, viel Engagement in die Ausbildung zu stecken. Dieses Problem ist als grotesker Systemfehler ein weiterer Hemmschuh einer guten Ausbildung des ärztlichen Nachwuchspersonals. Anzufügen ist noch, dass Ausbildung sich nicht im rein operativen Sektor erschöpft, auch darüber hinaus ist Zeit und Geld zu investieren, etwa als Fortbildungsunterstützung oder Teaching am Krankenbett. Ein Ausgleich dafür wird nicht gewährt.

Der unsinnige Zwang zur Gleichbehandlung

Die Menschen sind nicht gleich, nicht in ihren geistigen und im speziellen Bezug auf die Chirurgie, vor allem nicht in ihren taktilen Eigenschaften und Talenten. Nicht jeder Mensch kann mit einer feinen Säge arbeiten oder zärtlich mit einer Bohrmaschine schwierige Arbeiten in enger Nachbarschaft zu feinsten Blutgefäßen und Nerven durchführen. Nicht jeder behält eine ruhige Hand auch unter hohem zeitlichem oder emotionalem Druck. Nicht jeder hat die Gabe, unter verschiedenen Möglichkeiten nach schnellem Abwägen traumwandlerisch sicher die der Situation angepasste einzig richtige zu erkennen. Nicht jeder kann seine Greifinstrumente so sensibel und gleichzeitig kräftig einsetzen, dass am Ende der langen Pinzette das zarte Blutgefäß keinen Schaden erleidet und damit das versorgte Organ nicht in Gefahr kommt. Nicht jeder hat ein gutes räumliches Vorstellungsvermögen und kann vom zweidimensionalen Monitor ausreichende Informationen gewinnen, um dreidimensional zum Beispiel im Bauchraum oder einem Gelenk feine Arbeiten durchzuführen. Die Reihe wäre beliebig fortzusetzen. Es geht einfach darum, dass chirurgische Tätigkeit höchst individuell ist und schlechte Handwerker oder Menschen mit zwei linken Daumen keine guten Chirurgen werden können, so gut sie auch trainieren. Das ist vielleicht im Einzelfall tragisch, aber trotzdem eine Tatsache.

Ein guter erfahrener Chirurg erkennt sehr schnell, ob ein junger Arzt Potential hat oder nicht. Er bemerkt sehr schnell die Übersicht, die dieser über ein Operationsgebiet hat. Er bemerkt die Präsenz, Aufmerksamkeit und Sorgfalt, mit der ein junger Kollege assistiert und die manchmal fast Besessenheit, mit der er seine Kenntnisse erweitern will und schnell zum eigenständigen Operieren drängt. Er bemerkt die Gabe, Gewebeschichten präparieren zu können und manchmal fast ehrfürchtig die Zugänge zu einem Organ freizulegen. Er bemerkt ein räumliches Grundverständnis, auch ein schnelles Erlernen der operativen Techniken oder die Lust, die immer komplexer werdenden Instrumentarien zu verstehen und anzuwenden.

Der lehrende Chirurg hatte es noch im letzten Jahrzehnt mit einem solchen begabten Anfänger leicht. Er erkannte dessen Potential und stellte für sich selbst fest, dass jede Assistenzanstrengung gut investiert war. Dieser junge Arzt würde mal ein guter Chirurg werden. Die kollektive Unterstützung der ganzen Abteilung war ihm gewiss, am Ende der Ausbildung hatte man einen Chirurgen mit einem dicken Operationskatalog, den man sehr bald eigenständig arbeiten lassen konnte und der bald eine weiterführende Position angeboten bekam. Ein fertiger Arzt wurde auf die Menschheit losgelassen. Auf diese Art und Weise wurden Hunderttausende von handwerklich tätigen Ärzten ausgebildet.

Stellte zu diesen harten, aber letztlich doch fairen Zeiten der verantwortliche Ausbilder einer Abteilung nach einer längeren Probephase fest, dass ein Aspirant kein Talent für die Chirurgie hatte und auch bei bestem Support keine positive Entwicklung eintrat, wurde der junge Kollege mehr oder weniger sensibel auf seine fehlende Eignung hingewiesen und dann meist auch die Ausbildung abgebrochen. Einfach waren diese Gespräche für beide Seiten nicht. Denn es ging um Lebensträume und hehre Vorstellungen von der eigenen Zukunft oder Karriere, in die natürlich auch Partner, Familie und Freunde eingeweiht waren. Und wer gesteht sich schon gerne ein, dass er für ein Fach aus welchen Gründen auch immer nicht geeignet ist. Und trotzdem war es ein fairer und verantwortungsvoller Vorgang, der dem noch jungen Kollegen eine andere Perspektive aufzeigte und – weil noch am Anfang einer Ausbildung – auch ermöglichte. Und dieser harte Schnitt war auch gesamtgesellschaftlich sinnvoll. Zum einen wurden zukünftige Patienten vor einem schlechten Chirurgen bewehrt. Zum anderen wurde verhindert, dass der hohe personelle Invest einer langjährigen Ausbildung nicht ins Leere ging und vielmehr einem anderen, geeigneteren Aspiranten zu Gute kam.

Das hat sich grundlegend geändert. Der Markt hat sich geändert. Konnte vor wenigen Jahren ein Chef zwischen vielen Bewerbern auswählen, wählt heute der Bewerber die ihm passende Klinik aus. Initiativbewerbungen sind rar geworden, damit ist eine Selektion nach Eignung und Fähigkeit nicht mehr möglich. Der Bewerbermarkt trägt manchmal besondere Züge. Wählt man nach einer Ausschreibung, sofern man diesen meist frustranen Weg überhaupt noch geht, aus der Fülle der oft nicht wirklich qualifizierten Bewerbungen die wenigen übriggebliebenen aus und formuliert ein höfliches Schreiben mit der Bitte um Vereinbarung eines Vorstellungsgespräch, lautet die Antwort meist ähnlich. Vor Entscheidung wünscht der Aspirant gerne einen oder zwei Tage Hospitation in der Abteilung abzuleisten, um sich ein Bild über das Team, die Qualität der Arbeit, die Qualität der Ausbildung, die Dienstbelastung, die Freizeitmöglichkeiten vor Ort machen zu können. Danach würde er sich für eine der Klinken, die ihm ein Angebot gemacht haben, entscheiden. Das Spiel muss man mitmachen, sonst bekommt man auf dem Weg einer konventionellen Ausschreibung überhaupt keinen Assistenten mehr. Und der Hospitant erklärt oft mit einer dürren Mail nach einigen Tagen, dass er sich für eine andere Abteilung entschieden hat. Entscheidet er sich aber für die eigene Abteilung, wird man einen Teufel tun, ihn nicht zu nehmen. Denn wie kriegt man sonst seinen notwendigen Assistentenpool voll, wer soll die Dienste machen? Die eigentliche Kernfrage, ob denn der Bewerber für das Fach wirklich geeignet ist, wird unbeantwortet in den Hintergrund gestellt. Und auch während der ganzen Ausbildung dort belassen. Denn ein, wenn auch nicht ganz optimal für das Fach geeigneter Assistent ist besser als keiner.

Nur am Rand: den Weg über eine konventionelle Ausschreibung gehen Personalabteilungen schon lange nicht mehr. Er ist meist nicht von Erfolg gekrönt. Head Hunting in südeuropäischen Ländern ist heute angesagt. Dies ist zwar enorm teuer, aber meist erfolgreich. Dort gibt es angehende oder bereits erfahrene Chirurgen, aber auch Ärzte anderer Fakultäten, die gerne den teilweise katastrophalen Bedingungen ihrer armen oder gebeutelten Ländern entfliehen und sich bald im gelobten Land wohlfühlen und in der Regel dort auch bleiben. Dies nach Ehe mit einem deutschen Partner, Erwerb einer deutschen Edelkarosse oder eines kleinen Häuschens. Zu verstehen ist dieser Systemwechsel allemal. Denn für einen deutschen Arzt ist es schlichtweg unverständlich, wie nachlässig die Regime im Süden Europas mit ihrem akademischen Nachwuchs umgehen. Dies betrifft Arbeits- oder Ausbildungsbedingungen, vor allem auch die Bezahlung am Ende eines langen und anstrengenden Studiums.

Die Selektion während der langen Ausbildung wird, wie oben angeschnitten, auch nicht mehr durchgeführt, zumindest nicht in dem eigentlich gebotenen und notwendigen Rahmen, um am Ende einen fähigen jungen Chirurgen zu erhalten. Die wichtige und der späteren Qualität verpflichtete Protektion ist nicht mehr möglich und auch nicht mehr gewünscht. Zum einen haben die heutigen Chefärzte keine wirkliche Autorität für diese schwierige Aufgabe mehr, und schauen eher nach dem Erhalt der Sollstärke ihrer Abteilung. Zum anderen wünschen Verwaltungen und Personalvertretungen keine Bevorzugung oder Benachteiligung der ärztlichen Mitarbeiter. Schnell würde man zu einem Verfahren vor dem Arbeitsgericht gelangen, den jede Klinik mit ihren weichen Argumenten bezüglich der chirurgischen Qualifikation eines Mitarbeiters sicher verlieren würde. Also lebt man nach innen und außen eine falsche Gerechtigkeit, behandelt alle gleich und vermeidet damit Ärger oder einen Assistentenverlust. Man erzeugt auf diesem bequemen Weg eine mittelmäßige und ungefähr gleich ausgebildete Chirurgengeneration. Diejenigen, die sich ihren Biss und ihre Energie über die Jahre der „Ausbildung soft" noch erhalten haben, können bei optimalen Bedingungen und etwas Glück nach der Facharztreife noch ihre Fähigkeiten vertiefen, nachholen und dann gute Chirurgen werden. Die Intensität der Ausbildung verschiebt sich damit um Jahre nach hinten. Für das Gros der Fachärzte wird es jedoch diese Chance nicht geben.

Von den Fachgesellschaften, die dieses Problem natürlich mit gleicher Schärfe sehen, werden gutgemeinte Konzepte entwickelt und versucht, diese in die Klinken zu bringen. Die Hauptaufgabe wird den Abteilungsleitern zugeschoben, so als würde es ausreichen, ein Logbuch straff und Mitarbeitergespräche regelmäßig zu führen und zu dokumentieren, oder vorgefertigte strukturierte Ausbildungsmodule um- oder Mentoren einzusetzen, um die wirkliche chirurgische Ausbildung zu verbessern. Oder anstelle der Operationen am Menschen eben an Dummies zu lernen. Diese blauäugigen Vorschläge lösen keine der wirklichen Schwierigkeiten auch nur annähernd. Sie verschieben aber zumindest die Schuld von den vielen wirklich Schuldigen auf die Leiter der Abteilungen. Kriegt man schlechte Chirurgen, hat man zumindest eine angreifbare Ursache.

Der Zwang zur ambulanten Behandlung

Im ersten Teil des Kapitels wurde beschrieben, dass der Weg zum operativ tätigen Arzt vom Kleinen zum Großen gehen muss, damit man von der Pike auf lernt, mit dem wertvollen Menschenmaterial umzugehen. Nun, das ist inzwischen politisch verboten. Wir haben in der Tat die paradoxe Situation, dass die Gesellschaft gute Chirurgen braucht, mehr denn je, und diese auch von den Kliniken einfordert. Die gleiche Gesellschaft untersagt und verhindert jedoch über ihre Gremien und Institutionen diesen Ausbildungsgang bewusst und sehenden Auges. Den starken und unbeugsamen Hebel für diese Tatsache hat die Politik den Krankenkassen mit ihrem Handlanger Medizinischer Dienst überantwortet. Der perfide Wirkmechanismus des Hebels und die Folgen sind erst bei genauerer Betrachtung erkennbar.

Zum Verständnis dieser Entwicklung muss man wieder einen kleinen Zeitsprung unternehmen. Woran lernt ein junger Arzt die ersten Operationsschritte? Natürlich an kleinen Eingriffen, wenn nicht so ganz viel auf dem Spiel steht. Also Materialentfernungen, kleine Tumorentfernungen, Appendektomien und zahlreichen Eingriffen aus der sogenannten kleinen Chirurgie. Diese Operationen fanden noch vor einigen Jahren selbstverständlich am Krankenhaus statt, meist in einem ambulanten oder kurzstationären Modus. Es ging ja auch darum, den operierten Menschen nach dem Eingriff schmerzfrei zu haben und vielleicht am Folgetag die Wunde zu kontrollieren. Also hatte man einen riesigen Patientenfundus, an dem der junge Arzt üben und lernen konnte. Dies immer unter direkter Kontrolle und Anweisung eines erfahrenen Facharztes, der jederzeit eingreifen und eventuell Kohlen aus dem Feuer holen konnte. Die solchermaßen trainierten Chirurgen hatten umfangreiche Kataloge mit kleinen Eingriffen und entsprechend auch eine gute Basis, auf der man aufbauen konnte.

Heute gibt es diese kleinen Operationen im Krankenhaus nicht mehr. Deren Zahl ist auf nahezu Null geschrumpft, es gibt kein Trainingsmaterial mehr. Der starke und von keiner eigentlich mächtigeren Politik kontrollierte Arm der Krankenkassen hat den Begriff der stationsersetzenden Maßnahmen geprägt, diesen eindeutig definiert und Klinken verboten, Eingriffe, die in diesem Katalog zusammengefasst sind, im stationären Modus abzuarbeiten. Ambulant operieren dürfen Kliniken zwar noch – wenn sie dazu überhaupt Patienten überwiesen bekommen. Dann muss die Leistung jedoch ein Facharzt erbringen, also nicht derjenige, der den Eingriff als Teil seiner Ausbildung dringend benötigt.

Der Katalog der stationsersetzenden Maßnahmen umfasst unter anderem Materialentfernungen, Hand- und Fußeingriffe, Arthroskopien, kleine Tumorentfernungen und noch zahlreiche mehr. Diese Eingriffe haben an einer mittleren chirurgischen oder orthopädischen Abteilung bisher über Tausend pro Jahr ausgemacht, für einen lernenden Assistenten also ein- bis zweihundert. Heute sind es noch unter zehn für einen Assistenten im Jahr. Die Folgen für die Abteilungen wie auch für die Lernenden brauche ich nicht zu beschreiben. Sie sind ein schweres Manko für die Ausbildung, sie bedeuten aber auch eine starke Frustration für die jungen Assistenten und einen erheblichen Qualitätsverlust, denn die Ausbildung muss an mittleren oder großen Eingriffen begonnen und durchgeführt werden, mit im Einzelfall durchaus negativen Folgen für einen Patienten.

Nehmen wir die Arthroskopie, also die Knie- oder Schultergelenksspiegelung, als ein typisches Beispiel aus dem orthopädischen Fachgebiet. Vor den Zeiten der Umsetzung einer gnadenlosen Ambulantisierung hatte jeder orthopädische Assistent mehrere Hundert Arthroskopien auf seinem Facharztkatalog. Heute unterschreibt man Kataloge mit fünf Arthroskopien nach fünf Jahren Ausbildung und diese Kataloge werden vor dem Prüfungsgremium akzeptiert. Und sie müssen akzeptiert werden, es ist an sämtlichen anderen Klinken nicht anders. Diese Chirurgen werden damit mit einer Minimalexpertise auf die Patientenschar losgelassen. Und es gibt unter den aktuell herrschenden Bedingungen keinen Ausweg. Schon die Oberärzte in einer mittleren Abteilung beherrschen diese eigentlich simplen Eingriffe nicht mehr. Sie haben keine Chance bei den geringen Zahlen, eine Routine zu entwickeln.

Wieso, werden Sie fragen, haben die Fachgesellschaften, die Zehntausenden von Chirurgen, die Klinken, eine solche abstruse Entwicklung zugelassen? Die Antwort ist natürlich einfach. Sie hat mit Geld, Pfründen und Macht zu tun. Nichts mit Qualität oder klarem Verstand. Sondern mit den profanen Argumenten, die man im Haifischbecken des Gesundheitswesens an jeder Ecke findet. Auch bei den Beweggründen für die immer drastischere Ambulantisierung werden fadenscheinige ökonomische Gründe vorgeschoben, aber dahinter steckt Machtkalkül. Zum einen ist eine ambulante Operation natürlich vordergründig billiger als eine stationäre. Der Patient bekommt eine Narkose, dann eine Operation, eine kurze Nachbetreuung und Überwachung. Dann geht er nach Hause. Für die Schmerzen bekommt er ein paar Tabletten in die Hand gedrückt. Das geht schon. Aber echte Qualität sieht anders aus und echte angenommene Verantwortung für einen Patienten auch. Aber die Kasse kann auf diese Weise vordergründig Geld einsparen und hat über den Katalog der stationsersetzenden Maßnahmen auch ein gutes Instrument gegenüber den Kliniken, Leistungen für einen vielleicht doch durchgeführten stationären Modus zu streichen. Der MdK verweigert in diesen Fällen regelhaft den der Klinik zustehenden Erlös.

Die Kostenträger argumentieren mit dem ökonomischen Druck, unter dem sie stehen und dies unwidersprochen. Der Patient durchschaut das Spiel nicht. Er leidet meist mehr oder weniger stumm in der Nacht nach der Operation im Bett zu Hause.

Eine Handhabe gibt es nicht für ihn oder die Klinik, an dem Ablauf etwas zu ändern. Die Kasse und vor allem ihr medizinischer Dienst fühlen sich im Recht. Das Ausbildungsargument der Klinken ist für die Spieler am bürokratischen Ende unerheblich und interessiert nicht. Die Zukunft und Qualität der chirurgischen Zunft kommen in den statistischen Sandkastenspielen der Kostenträger nicht vor. Ob sie sich einmal die Frage gestellt haben, wer sie selbst denn irgendwann sauber und erfolgreich operieren soll?

Kommen wir zur zwangsläufig nächsten Frage. Wer führt diese Operationen dann durch? Denn gemacht müssen sie ja werden, wenn die Indikationen stimmen. Dann gibt es die Profession der niedergelassenen Chirurgen oder Orthopäden, die für diese Eingriffe verantwortlich zeichnen und die sie in ihren ambulanten Operationszentren abarbeiten. Die Eingriffe, die dann ihren jungen Kollegen in den Kliniken fehlen. Grenzüberschreitungen gibt es keine, denn es geht um Geld, um viel Geld. Es handelt sich um viele Hunderttausende von Eingriffen im Jahr mit einem entsprechenden finanziellen Volumen. Tausende von ambulanten Zentren leben von diesem Volumen und grundsätzlich kann ich meine niedergelassenen Kollegen, die ja alle selbst eine Klinikausbildung durchlaufen haben, dafür auch nicht kritisieren. Sie tun ihren Job und dies sicher mit dem Anspruch, ihn gut zu machen.

Aber ob gewollt oder ungewollt, sie zerstören oder schwächen zumindest auf diesem Weg die Chirurgie der Zukunft. Und sie bilden eine starke Lobby mit einem mächtigen Wort in ihrer Berufsvertretung, der Kassenärztlichen Vereinigung der Bundesländer. Zum Verständnis sei angemerkt, dass diese Berufsverbände sich nahezu ausschließlich als Sachwalter der niedergelassenen Ärzte verstehen und dementsprechend ihre Politik den Kliniken gegenüber ausrichten. Im Zweifel wird immer im Sinne der niedergelassenen Ärzteschaft entschieden oder argumentiert. Und neben den genannten Gründen hat diese Klientelpolitik die drastische Hinwendung zum ambulanten Operationsmodus zu Ungunsten der Kliniken und der Chirurgenausbildung zu verantworten.

Mir ginge es in diesem unwürdigen Spiel gar nicht ums Geld. Das kann der niedergelassene Arzt ja in irgendeiner Form bekommen. Aber die Zukunft der Chirurgie darf nicht leichtfertig gefährdet und aufs Spiel gesetzt werden. Denn hier geht es um ein höheres, allgemein relevanteres Gut als um die Geldverteilung im System. Und die Gesellschaft sollte es nicht zulassen, dass die Qualität ihrer Chirurgen im unwürdigen Machtpoker zwischen Kassen, kassenärztlichen Vereinigungen und Kliniken auf der Strecke bleibt.

Der Zwang zum Ergebnis ohne Komplikation

Noch ein Allgemeinplatz. Wollen Sie von einem Anfänger operiert werden? Und würden Sie es akzeptieren, wenn irgend Etwas schiefläuft? Würden Sie dann nicht mit dem Gedanken spielen, den Agenten ihrer Rechtsschutzversicherung anzurufen mit der Frage, ob man denn gegen die verursachende Klinik nicht vorgehen könnte? Oder zumindest einen im Medizinrecht versierten Rechtsanwalt befragen? Wenn Sie diese Fragen bejahen, denken und handeln Sie wie viele Ihrer Zeitgenossen.

Jeder wünscht die beste Behandlung und ein einwandfreies Ergebnis. Fehler dürfen nicht passieren und werden nicht akzeptiert. Und viele Rechtsanwälte und Gerichte denken heute ebenso, dies vor allem in den Gebieten Orthopädie/Unfallchirurgie, Allgemeinchirurgie sowie Gynäkologie und Geburtshilfe. Ein gewisser Ausbildungsbonus ist in diesem Denkschema nicht vorgesehen, Und dass die operativen Ergebnisse eines jungen lernenden Kollegen eine gewisse Lernkurve zwangsläufig durchmachen müssen, spielt in der Rechtsprechung ebenfalls keine Rolle.

Der Chef einer Abteilung und die Rechtsabteilung der Klinik oder deren Haftpflichtversicherer kennen natürlich die gestiegene Neigung einer gleichzeitig verunsicherten und überinformierten Gesellschaft zur kritischen Überprüfung eines operativen Ergebnisses, vor allem, wenn dies nicht nach dem Wunsch des Patienten oder eines Angehörigen ausgefallen ist. Die kritische Nachfrage kommt heute übrigens auch sehr oft von den Kostenträgern oder dem Medizinischen Dienst der Kassen selbst, die darin eine immer stärker sprudelnde Geldquelle sehen. Und welcher Klinikchef möchte sich gerne ständig mit äußerst scharf formulierten, inquisitorischen Rechtsanwalt Schreiben auseinandersetzen oder mit insuffizienten Stellungnahmen bezahlter Wunschgutachter? Und dann vor Gericht erscheinen müssen und trotz nach seiner Ansicht bester Behandlung eines Patienten mit hohem persönlichem Einsatz zu hohen Haftpflichtsummen verurteilt werden wie ein kleiner Gauner?

Diese heutige Vorgehensweise vergiftet nicht nur die Stimmung zwischen Arzt und Patient – denn im Grunde wird heute in jedem Fall einer Behandlung ganz entfernt an eine mögliche spätere Umkehr der Patientenfreundlichkeit hin zur juristischen Attacke gedacht. Diese Praktiken der drohenden juristischen Fehleranalyse und – Sanktionen verändern die heutige Medizin hin zur unglaublich teuren Absicherungsmedizin, wie an anderer Stelle ausgeführt wird.

Im hier interessierenden Kontext ist vor allem zu beschreiben, dass das externe, ständig präsente Drohgebäude eine Ausbildung hin zum eigenständigen und selbstbewussten Chirurgen nahezu unmöglich macht. Denn jeder noch so kleine Eingriff, bei dem ein Problem auftreten könnte, wird dem jungen Chirurgen weggenommen und von einem Erfahrenen übernommen. Gleiches gilt für sogenannte kritische Patienten. Klinikleiter operativer Abteilungen entwickeln im Verlauf der Zeit für diese Situationen und diese besonderen Patienten ein gutes Gespür und machen die erforderlichen Eingriffe am besten selbst. Mit etwas zeitlichem Aufwand kann man so vorauseilend ärgerliche und zeitraubende juristische Verläufe vermeiden.

Aber dem Assistenten ist zum einen wieder ein Eingriff verloren gegangen. Zum anderen hat man ihm die Chance genommen, sich zu bewähren und Verantwortung zu übernehmen. Man belässt ihn im geschützten Rahmen einer kindergartenähnlichen Einrichtung. Wie kann ein junger Arzt auf diese Weise ein starker Charakter werden, der selbstbewusst zu seiner Arbeit steht? Noch haben wir keine amerikanischen Verhältnisse, wo ein Patient am Klinikeingang von spezialisierten Rechtsanwälten eine Visitenkarte in die Hand gedrückt bekommt und wo die gezahlten Haftpflichtprämien unermessliche Summen erreichen mit der Folge, dass zahlreiche Chirurgen ihre Tätigkeit aufgeben müssen. Aber wir sind nicht mehr weit davon entfernt. Dann wird sehr schnell der Berufsstand der Chirurgen aussterben, denn wer ist noch bereit, diese Bedingungen als ständigen Begleiter auf seinem verantwortungsvollen Lebensweg zu akzeptieren.

Weiterbildung

Die letzten Kapitel waren der Jungarztausbildung gewidmet. Die Weiterbildung in den invasiven Fächern, natürlich auch den anderen, auf die ich hier nicht eingegangen bin, ist lebenslang und endet eigentlich nie. Ständig erfährt der Chirurg Neues und baut dies in seinen wachsenden Erfahrungsschatz ein, ständig sieht er neue Behandlungsverläufe, ihm noch unbekannte Verletzungs- oder Krankheitskombinationen, die auf die verschiedenen Vitalitätsgrade und das verschieden Alter seiner Patienten zu adaptieren sind. Natürlich existieren Leitlinien und Standards, an die er sich in der Regel halten sollte. Aber Chirurgie ist hoch innovativ und zwei Fälle gleichen sich selten. Die Kunst des Chirurgen ist es, die vorgegebenen Behandlungskonzepte auf den Einzelfall und dessen Besonderheiten optimal auszurichten. Die Innovation und die Behandlung mit einem feinen Händchen, in die auch die Kenntnis der wahren und wirklichen Bedürfnisse eines kranken Menschen eingehen müssen und werden, wächst mit den Berufsjahren und kann nur ganz unvollkommen durch Fortbildungen, Zeitschriften, Kongresse gelehrt oder aufgenommen werden.

Diese Fähigkeiten müssen auch eingepflegt werden in das besondere individuelle Charaktergefüge eines chirurgisch tätigen Arztes. Denn es gibt eher zurückhaltende, konservativ denkende Operateure und eher zupackende, das Risiko weniger scheuende Chirurgen. Und alle haben ihren Platz im großen Gebäude der Chirurgie. Je nach Situation kann eher das zögerliche oder das forsche Element richtig sein oder sogar beides. Eine Wertung post operationem ist nicht immer einfach. Auf diesem Feld tummeln sich viele Gutachter, die trefflich vom Schreibtisch aus Ihre einstigen Kollegen beurteilen.

Wann es angezeigt ist, zögerlich oder aber forsch zu sein, ist von dem Individuum Arzt und dem Individuum Patient abhängig und nur teilweise einem Teaching zugänglich. Diese Fähigkeit beruht auf Können, Wissen, vor allem Erfahrung und einer sensiblen Einschätzung der Gesamtsituation. Chirurgie spielt sich im Spannungsfeld zwischen Altbewährtem und modernen Konzepten ab. Nur selten ist dabei das Neue so innovativ und uneingeschränkt besser, dass es die über viele Jahre geprägten Vorgehensweisen schnell verdrängen kann. Der verantwortungsvolle Chirurg tut gut daran, nicht auf jeden, vielleicht attraktiv erscheinenden Zug aufzuspringen, sondern das zu machen, von dem er mit hoher Sicherheit weiß, dass es funktioniert.

Aber natürlich tut Fort- und Weiterbildung Not. Dafür existieren Hunderte von monatlich erscheinenden Fachzeitschriften, werden ständig neue attraktive Lehrbücher auf dem Markt gebracht, gibt es zahlreiche Weiterbildungsportale und der Arzt könnte sich ständig von einem Kongress zum anderen bewegen. Unnötig zu sagen, dass neben einer 40 – 50 Stunden Woche mit einer Reihe von Nachtdiensten im Monat keine sehr großen Valenzen für die Perzeption von Weiterbildungsstoff bestehen. Nur der, der nicht im harten Berufsalltag steckt, also eher der konservative Chirurg, hat die Möglichkeit, einen Teil dieser Stoffmenge zu verarbeiten (für deren Anwendung er jedoch dann keine praktische Möglichkeit hat).

Leider hat auch auf diesem Themengebiet der typisch deutsche bevormundende Kontrollwahn Einzug gehalten. Man traut es dem Arzt nicht zu, sich selbst darum zu kümmern, fachlich annähernd auf der Höhe der Zeit zu sein, sondern hat eine Weiterbildungspflicht eingeführt, ein Punktesystem, das den Arzt verpflichtet, innerhalb einer Kontrollzeit von fünf Jahren 250 Punkte zu erwerben. Nur nach dem Erwerb dieser Punkte behält er seine Kassenzulassung und kann damit seine Kassen- oder Ermächtigungspraxis weiter betreiben. Für jedes Fortbildungsmodul erhält der Arzt einige Punkte und ist damit Zeit seines Berufslebens damit beschäftigt, Punkte zu sammeln. Nach meiner Beobachtung ist dies einmalig in deutschen Landen, dass man einer ganzen Berufsgruppe von universitär gebildeten Menschen den kollektiven Stempel der Unmündigkeit und Unverantwortlichkeit aufdrückt und sie in dieses unwürdige Korsett des Punktesammelns nach schwerer und zeitraubender Berufstätigkeit presst.

Dies auf Kongressen, Fortbildungsveranstaltungen, Weiterbildungsportalen der Zeitschriften. Damit touren die deutschen Ärzte durch die Republik und sitzen ihre Punkte in Kongressen ab, die oft ihre wirklichen Bedürfnisse nur am Rande im Fokus haben. Die ewig gleichen Referenten spulen ihre ewig gleichen und sattsam bekannten Themen ab und betreiben auf diese Weise volkshochschulartig Erwachsenenbildung, zu der es allerdings für die Novizen keine wirkliche Alternative gibt, denn sie brauchen die Punkte. Keine Punkte bedeutet nach fünf Jahren den stufenweisen Entzug der Kassenzulassung und damit hat die peinliche Sanktionierung der lebenslangen Fortbildungspflicht ihren Höhepunkt erreicht.

Zum Verständnis für den medizinischen Laien ist vielleicht eine Tatsache noch von besonders pikanter Bedeutung. Medizinische Fortbildung in Form von teuren Kongressen ist heute nur möglich mit starkem Sponsoring der Pharma- oder Implantateindustrie. Kongressgebäude sind zu mieten, die meist aufwendige Organisation zu finanzieren, die nicht geringen Referentenkosten zu begleichen. Die Kosten für einen Kongress gehen in die Zehn- oder Hunderttausende und die Industrie zahlt. Aber die Industrie ist nicht unabhängig. Sie verfolgt eigene Interessen. Von der Präsentation eines neuen Medikaments bis hin zur subtilen Beeinflussung der Kongressbesucher, ihr Implantat zu verwenden. Ohne Kongresse fehlte der Industrie eine der entscheidenden Plattformen, um in Kontakt mit ihren Abnehmern zu treten. Und der Markt ist groß. Knapp formuliert: Ohne Industrie kein Kongress, ohne Kongress keine Punkte, ohne Punkte keine Arbeitsbefugnis. Fast könnte man meinen, die kassenärztlichen Vereinigungen in Einheit mit den Kostenträgern werden satt von der Pharmaindustrie unterstützt. Ein Schelm, wer Böses dabei denkt.

Möchte man sich dieser Weiterbildungsindustrie nicht ausliefern, hat man immerhin die Möglichkeit, auf entsprechenden Zeitschriftenportalen seine Punkte abzuarbeiten. 30 Punkte schafft man nach eigener Erfahrung an einem konzentrierten Nachmittag, 250 benötigt man in 5 Jahren. Den Stoff hat man nach einem Tag wieder vergessen. Diesen kleinen Gedankensplitter nur zur Sinnhaftigkeit der ganzen Geschichte. Aber: man kann dem gemeinen Volk vermitteln, dass dieses immer und zu jeder Zeit von bestens weitergebildeten Ärzten versorgt wird. Und, man hält die Gruppe der Ärzte in Abhängigkeit und ihre Macht in Grenzen.

Zurück zur Anfangsfrage. Bilden wir heute wirklich die Chirurgen aus, die das Volk braucht? Und ermöglichen wir ihnen im Verlauf ihres Chirurgenseins, beste Medizin zu leisten? Diese Fragen sind nach der obigen Analyse eindeutig mit Nein zu beantworten. Und die Schuld an dieser grotesken Misere haben wir alle. Aber Keiner und keine Institution hat den Mut, das Ruder herum zu reißen. Wir schicken unsere Chirurgen und damit eine der zentralsten Ärztegruppen, unendlich wichtig für die wirkliche Qualität der Notfallversorgung, der Tumorbehandlung, der Mobilitätswiederherstellung, der sozialen Reintegration des verletzten alten Menschen, mit umfassenden Kenntnisse in der operativen Schmerzbehandlung, der Gefäßrekonstruktion und zahlreichen unersetzlichen Fähigkeiten mehr, entwickelt in Jahrhunderten unter unendlichen Mühen und in schwierigsten Leidensphasen der Menschheit in die Wüste und lassen das große Gebäude der Chirurgie achtlos und gleichzeitig sorglos erodieren. Die Chirurgen selbst haben keine wirkliche Möglichkeit, aus dem Inneren heraus eine Veränderung herbeizuführen. Die Politik und die Gesellschaft mit ihrer Einstellung und ihren Institutionen sind in der dringenden Pflicht.

Bedeutet „Immer mehr" wirklich immer mehr?

Unser Körper ist ein durchaus komplexes Gebilde, ein Miteinander von verschiedenen Gewebearten, Organen, durchwoben von verbindenden Blutgefäßen, Nerven, Lymphbahnen, organisiert von noch nicht vollständig durchschauten Regelkreisen und gesteuert durch nervale, hormonelle Signale und Botenstoffe. Dieser Körper tut Vieles in seiner diffizilen Gesamtheit, er denkt, verdaut, läuft, schläft, riecht, hört, sieht, pflanzt sich fort, spricht und noch Unzähliges mehr. Er ist fein und künstlich bereitet, wie es im Kirchenlied treffend beschrieben wird.

Der Besitzer dieses Körpers lebt und bewegt sich als soziales Wesen aber auch in einer immer komplizierteren und sich immer schneller verändernden Umwelt und versucht, immer glücklicher und erfüllter immer älter zu werden. Sein berufliches Umfeld hat sich in den letzten hundert Jahren komplett verändert und wird dies noch mehr tun, wahrscheinlich mehr, als wir uns heute vorstellen können. Seine medialen Beeinflussungen und Abhängigkeiten grenzen immer mehr ans Groteske und die Veränderung seines an andere Lebensbedingungen adaptierten Körpers kann der Veränderung seiner Umwelt nicht schnell genug folgen.

Daneben analysiert der moderne Mensch natürlich alleine und in der Gesamtheit seine Situation und versucht eigenbestimmt – soweit dies überhaupt möglich ist – das Optimum für sich und seinen Leib zu erlangen. Dies ist allzu menschlich, denn wer möchte nicht immerzu gesund sein bis ins hohe Alter und dann gnädig und schnell sterben. Wer möchte nicht gerne fit und dynamisch in allen Lebenslagen sein und alle dafür notwendigen körperlichen Befähigungen und Attribute behalten oder wiederbekommen, je nachdem. Wie unser westliches Weltbild zu sein hat, kann man an jeder realen oder virtuellen Litfaß Säule ablesen. Der Faktor der Suggestion und der Gruppendruck spielen also eine wesentliche Rolle, denen sich das Individuum nur sehr schlecht entziehen kann oder will.

Gleichzeitig leben wir in einer Welt der Reparaturmentalität oder doch zumindest der weitgehenden Wiederherstellbarkeit der Dinge mit den teilweise unglaublichen Instrumenten der modernen Technik. Und die Möglichkeitsspirale scheint

© Springer-Verlag GmbH Deutschland, ein Teil von Springer Nature 2020
M. Wiedemann, *Die Medizin verkauft ihre Seele*,
https://doi.org/10.1007/978-3-662-60956-9_10

nach oben offen. Was heute nicht geht, geht sicher in ein paar Jahren und wenn nicht, werfen wir das Ding einfach weg und kaufen die nächste Gerätegeneration. So werden unsere Kinder bereits ab der Zeit der Windeln erzogen und können sich nur schlecht vorstellen, dass manche Dinge im Leben, zum Beispiel ihr eigener Körper oder der ihrer Eltern oder Großeltern nicht in diesem Modus funktionieren.

Das Perfekte und das Maximale sind die Ziele und nicht das Optimale unter Berücksichtigung vieler Faktoren und nach sorgfältigem Abwägen. Funktioniert etwas nicht mehr, braucht es nicht Jemanden, der zuerst irgendeine Sinnfrage erörtert, also in etwa: brauchst du das wirklich und hast du mal die vielfältigen Interaktionen dieses Dings mit anderen Dingen beachtet oder versuche doch mal ohne dieses Ding zu leben? Ein solcher, vielleicht weiser Berater wird schnell als inkompetent bewertet und aufgegeben. Man braucht den hochkompetenten Nischenspezialisten, der das Ding wieder repariert und einen glücklich macht.

Aber diese Dinge unserer Umwelt sind tot, für sie gibt es einen Konstruktionsplan und ein Gehirn, das sie erdacht hat. Sie sind mehr oder weniger einfach zu durchschauen und man kann sie neu programmieren oder eine Schraube ersetzen. In der Regel funktionieren sie dann auch wieder. Und so sind unsere westlichen Menschen heute dem Spezialistenglauben unterlegen. Und projizieren dieses Denken wie selbstverständlich in einer wissenschaftsgesättigten Zeit auf andere Bereiche, wie zum Beispiel die Medizin.

Schnell, sicher, ohne Defekte, ohne Komplikationen, ohne Schmerzen muss der vorherige Zustand wiederhergestellt werden und wer könnte das besser als der Erste seiner Zunft, der Spezialist. Nur er besitzt die höchsten Weihen und ist in seiner Gott-Gleichheit in der Lage, den lädierten oder kranken Körper wieder zu reparieren. Man braucht, wenn der Knochen bricht, der Darm zwickt, der Rücken quält, der Krebs droht oder schon da ist, keinen abwägenden Arzt, vielleicht noch aus dem kleinen Krankenhaus vor Ort, dem man ja sowieso nichts zutraut und von dem man alles Mögliche und Unmögliche gehört hat. Nein, man geht gleich zum Richtigen, am besten zu dem, der in Focus oder Spiegel ganz vorne im Ranking seiner Fachkollegen einsortiert ist und vertraut auf dessen Spezialistenwissen und -können.

Natürlich ist der Spezialist ein kluger Mann und in seinem Fachgebiet sicher versiert und routiniert. Aber er ist eben auch Spezialist und damit besitzt er auch Scheuklappen. Diese Scheuklappen haben viele Gründe und Konsequenzen. Einige möchte ich anführen. Ist er ein begehrter Spezialist, hat er vor allem keine Zeit. Er bekommt einen Patienten zu Gesicht, der von ihm das Evangelium erwartet und er wird sich in der Regel – nach einem kurzen Überblick über das Paket an Unterlagen – um das singuläre Problem des Patienten kümmern, also seinen gebrochenen Knochen, sein Stück Darm, seine Prostata, sein Stück Wirbelsäule. Das ist natürlich stark vereinfacht, aber nicht so weit weg von der Realität. Der Alltag in einer Praxis und die Zusammenarbeit mit vielen Spezialisten haben dieses gelehrt.

Der Spezialist entstammt einer Klinik, vielleicht UniKlinik oder einer Abteilung, an der viele hochspezialisierte Departements nebeneinander bestehen und sehr gute Medizin machen. Bei guter Organisation und Zusammenarbeit in vielen interdisziplinären Konsilen und Besprechungen wird dort in der Regel eine gute Balance zwischen Spezialisten- und Generalistentum gelebt und damit vielen Aspekten des kranken Menschen Rechnung getragen. Um aber wirklich ein Spezialist zu werden, muss man relativ früh in der Ausbildung einen Schwerpunkt wählen und diesen dann ständig vertiefen in Theorie und Praxis. Das ist per se auch nichts Schlimmes und eher etwas Notwendiges, da die Ausbildungszeit nicht unendlich ist. Und um die Karriereleiter zu erklimmen, bleibt keine andere Möglichkeit. Man muss sich einen Namen machen und mit einem besonderen Thema verbunden werden. Dann entstehen Renommee und Reputation. Dann wird man in den Köpfen der entscheidenden Leute verankert und bei Beförderungen berücksichtigt.

Aber auf diesem vielleicht unumgänglichen Weg zur Spezialisierung oder auch Supraspezialisierung (es gibt zum Beispiel in der Orthopädie eine Reihe von Spezialisten, die nur noch ein Gelenk mit einem speziellen Verfahren operativ behandeln) bleibt eine wirklich tiefe breite Ausbildung auf der Strecke und kann auch später nicht mehr nachgeholt werden. Und in der hohen Taktung der späteren Spezialistenarbeit bleibt oft keine Zeit mehr, über Alternativen, vielleicht konservative zu einem operativen Konzept, zu informieren. Und es unterbleibt in der Regel auch, sich am Telefon oder auf anderem Weg mit einem Kollegen kontrovers über eine Indikationsstellung oder eine komplexe Patientensituation auszutauschen. Der Spezialist fährt auf schmaler Spur und bleibt er nicht selbstkritisch im Verlauf seines beruflichen Lebens, kann er vielen seiner Patienten nicht wirklich gerecht werden.

Dieser gesamte Aspekt ist übrigens auch einer der Gründe, dass sich heute immer weniger wirklich breit ausgebildete Ärzte finden, die noch in der Lage sind, an einem der vielen kleiner Krankenhäuser in Deutschland ihr ganzes Fachgebiet vollumfänglich abbilden und vertreten zu können. So müssen mit vielen Problemen bereits Häuser der Grund- und Regelversorgung ihre Abteilungen für Innere Medizin oder Chirurgie in mehrere Departements unterteilen mit verschiedenen leitenden Ärzten. Das kann gut funktionieren, wenn die jeweiligen Protagonisten gut miteinander können. Der Alltag lehrt jedoch auch hier, dass die Grenzziehung zwischen den meist kleinen Abteilungen eher scharf ist und Patient oder auch der lernende junge Arzt bezüglich seiner reibungslosen Ausbildung darunter leiden.

Zurück zum Spezialisten. Es bleiben in der Praxis des Spezialisten aber auch Dinge auf der Strecke, so oft die Sorgfalt einer Untersuchung – im orthopädischen Bereich fällt diese nicht selten komplett unter den Tisch und es zählen nur noch Röntgen- oder Kernspinbilder. Die Berücksichtigung anderer Faktoren wie die berufliche Situation, das familiäre oder sonstige Umfeld, die finanzielle Situation (die durch eine operative Maßnahme oder die folgende Rehabilitation manchmal kippt bis hin zum Arbeitsplatzverlust), das Erkennen der Mitarbeitmöglichkeiten eines Patienten (Compliance), das Begreifen der Gesamtsituation und etwaiger gravierender Folgen für den Patienten werden nicht selten vernachlässigt. Und die ganz grundsätzliche Frage: braucht dieser vor mir sitzende Mensch wirklich einen Eingriff (wieviel Messer braucht der Mensch?) oder geht's vielleicht auch anders, stellt sich überhaupt nicht. Nicht jeder sechzigjährige, völlig unsportliche, übergewichtige Mensch, der die meiste Zeit auf dem Sofa verbringt, braucht einen Kniebandapparat wie ein Stürmer des VfB.

Und damit kommen wir zu einem weiteren essentiellen Faktor für die Bewertung des heutigen Spezialistentums. Der Spezialist lebt in der Regel von invasiven

Maßnahmen direkt, also zum Beispiel von bestimmten Operationen. Er betreibt eine große Praxis, Operationssäle. Er hat hohe Unkosten, Personal, Geräte, Miete und vieles mehr. Und er selbst möchte auch noch leben. Er braucht damit Zahlen und Patienten, die sich zu Eingriffen entscheiden und diese durchführen lassen. Von der alleinigen differenzierten und alle Faktoren berücksichtigenden Beratung, die dann in einem konservativen Behandlungskonzept mündet, kann das spezialisierte Operationszentrum nicht leben.

Verblüffend ist die Außenwirkung dieser Spezialistenzentren in einer bestimmten Region. Über Mundpropaganda und eine kluge Öffentlichkeitsarbeit – obwohl Ärzte eigentlich nicht öffentlich für Ihre Arbeit werben dürfen – zum Beispiel durch sogenannte medizinische Fachvorträge oder eine attraktive Homepage, entfalten diese meist operativen Zentren einen ungeheuren Sog im Umfeld oft über mehrere Hundert Kilometer und ziehen Patienten mit bestimmten Läsionsmuster an sich. Reguläre Krankenhäuser im Umfeld dieser Zentren stellen mit Erstaunen und Erschrecken fest, dass ganze Patientengruppen mit bestimmten Diagnosen in ihrem Klientel fehlen. Dazu zählen unter anderem viele Knie- und Schultergelenkverletzungen, wie Kreuzband-, Meniskusschäden, aber auch Patienten mit Leistenbrüchen oder Schilddrüsenerkrankungen. Das hat natürlich Folgen, zum einen für die Leistungsbilanz der Häuser in einer Region, gravierender aber noch für die Ausbildung der Assistenten dieser Häuser, die eine Reihe von Krankheitsbildern überhaupt nicht mehr zu Gesicht bekommen.

Zur Ehrenrettung der Zunft der Spezialisten muss man sagen, dass diese – oder ihre Teams – die meisten Eingriffe auch exzellent leisten. Aber man gelangt in eine nicht unerhebliche Grauzone, wenn man die Indikationen einmal hinterfragt, also die wirklich harten Facts, die eine Operation begründen. Und in dieser Frage sind es nicht nur die Spezialisten, die im Focus stehen – man muss auch über die Patienten sprechen, die an die komplette Reparaturfähigkeit ihres Körpers glauben und diesen vielleicht etwas älter Gewordenen gerne wieder in den jugendlichen Zustand zurückbeamen würden. Dieses Ergebnis erwarten sie von der singulären Maßnahme des Spezialisten zum Beispiel an einem Gelenk und sind nicht selten bitter enttäuscht, wenn der erwartete ganzheitliche Erfolg nicht eintritt.

Was dann greift, ist grotesk, aber Alltag. Der operativ durch den Besten behandelte Patient sieht sich mittelfristig in seinen Erwartungen enttäuscht. Er wird dann vielleicht noch einmal im Rahmen einer Kontrolle von dem Spezialisten gesehen, der aber bereits entzaubert ist und muss wieder zurück zu seinem früheren Behandler, dem er aber vor der Spezialistenbehandlung nicht wirklich viel zugetraut hat. Dieser führt die Behandlung weiter, das Ergebnis ist abzusehen. Arztwechsel, Frustration, vielleicht Jurist.

Wir haben damit einen traurigen Patienten mit ganzheitlich schlechtem Ergebnis, einen Spezialisten, der sein lukratives Geschäft weiter auf hohem Niveau betreiben kann, einen gedemütigten Haus- oder Facharzt, ein gestörtes Vertrauensverhältnis zwischen allen und eine katastrophale Außenwirkung. Wenn Sie meinen, das sind Einzelfälle, liegen Sie falsch.

Mehr nutzen als schaden, Nil Nocere heißt es im Eid des Hippokrates, den bewusst oder unbewusst alle angehenden Mediziner ablegen müssen. Um dieser

Maxime gerecht werden zu können, braucht es jedoch mehr als die Verabreichung einer ansonsten korrekt und mit Fach- und Sachverstand durchgeführten Maßnahme. Es braucht dazu Kenntnis über den Menschen, dessen individueller Besonderheit und dessen innerer und äußerer Situation, um zu wissen, wann man ihm schadet und wann nicht, körperlich, psychisch oder sozial. Dies ist die medizinische ganzheitliche und erforschende Seite. Natürlich braucht es auch die andere Seite. Den Patienten, der sich freimütig und vertrauensvoll öffnet, der sich erforschen lässt, so dass der interessierte Arzt auch eine Chance hat. Und es braucht ein System, das genau diese Eigenschaften und Merkmale der Arzt-Patienten Interaktion fördert und vor allem ermöglicht. Und unser heutiges Kassensystem mit der Bevorzugung schneller, hoch invasiver Lösungen ist es nicht. Daneben ist unser heutiges System ein Zeitmangelsystem und wertet vor allem die Faktoren, die ein unreflektiertes Spezialistentum wachsen und gedeihen lässt.

Wer gegen wen, mit welchen Mitteln und zu welchem Zweck?

Vielleicht ein kleiner Ausflug in die Seefahrt. Am besten vergleicht man wohl das Gesundheitswesen unseres Landes mit einem riesigen, tief im Wasser liegenden Tanker, der sich durch eine schwere See kämpft. Die Propeller, angetrieben durch eine funktionierende Volkswirtschaft, schieben den Koloss langsam, aber stetig voran. Untergehen wird er nicht, er ist stabil gebaut dank der Erfahrung und des Einsatzes vieler früherer Generationen von Schiffsbauern, aber er ist schwer zu steuern und reagiert auf Ruderbewegungen nur verzögert und mit kleinen Richtungsänderungen. Bremsen geht eigentlich gar nicht, schon bei früheren Aktionen auf hoher See, man denke an die Titanic, kann man erkannten Hindernissen nicht wirklich ausweichen. Man sieht das Ding und fährt trotzdem sehenden Auges in die Katastrophe. Trotzdem gibt es heute natürlich gute Seekarten und die Riffe sind damit eigentlich bekannt und könnten umschifft werden. Kraftsoff gibt es aktuell genug, die Wirtschaft brummt. In vielen anderen Ländern steht weniger Kohle zur Verfügung. Und auch bei uns sollte man nicht selbstverständlich davon ausgehen, dass über unendliche Zeiten die Kraftmittel ausreichen, um dieses schwere Schiff weiter bewegen zu können. Ein leichteres Schiff wäre schneller und auch weniger riskant zu steuern. Aber es ist natürlich immer eine unbequeme Diskussion, ob auf dem schweren Tanker nicht zu viel Ballast mitgeführt wird.

Auf diesem Tanker arbeiten Tausende von Menschen auf verschiedenen Ebenen und tun in ihrem überschaubaren Bereich gute und anstrengende Arbeit. Alle mit dem Ziel, eine schöne Fahrt zu haben und vielleicht auch gut irgendwo anzukommen. Die einen sind auf der aktiven, die anderen auf der passiven Seite, dort mehr oder weniger genießend. Diese Menschen sind das eigentliche Thema. Denn das Schiff ist eigentlich ein Geisterschiff. Es kommt nie wirklich an, auch wenn Alle Das meinen und erhoffen. Im Grunde geht es darum, sich so gut und sorgsam umeinander und füreinander zu kümmern, dass die Fahrt nicht in persönlicher oder allgemeiner Katastrophe endet. Es braucht damit viele gegenseitigen Kompetenzen, soziale und persönliche Verantwortung, Empathie, Vertrauen und vieles mehr, damit

© Springer-Verlag GmbH Deutschland, ein Teil von Springer Nature 2020   115
M. Wiedemann, *Die Medizin verkauft ihre Seele*,
https://doi.org/10.1007/978-3-662-60956-9_11

die Fahrt gelingen kann und man sich am Ende seiner eigenen Fahrtpassage entspannt zurücklehnen und bei seinen Mitpassagieren bedanken kann.

Ein paar Sachen sind auf dem Tanker Gesundheitswesen aber ein bisschen anders als in der ordinären Seefahrt. Dort gilt der Grundsatz: Paragraf 1: der Kapitän hat immer Recht. Paragraf 2: hat er einmal ausnahmsweise nicht Recht, kommt Paragraf 1 zur Anwendung. Dieses Prinzip funktioniert auf Schiffen meistens, wenn nicht, gehen diese eben unter oder es kommt zu einer Meuterei mit meist nicht angenehmen Folgen für Einen oder für Alle. Das Gesundheitsschiff hat viele Kapitäne, von gewissen Institutionen beauftragt oder autorisiert oder selbst Ernannte. Und alle haben eigene Meinungen und Ansichten über den Kurs oder das Ziel. Meist bringen sie auch viel Macht oder kluge Menschen mit, die ihren Anteil am Steuerrad beanspruchen und nicht immer haben diese die Sachkompetenz zu wissen, wohin denn das Schiff fahren soll und selten fragt man die Mitfahrer im Schiffsbauch mit ihren begrenzten Aufgabenbereichen, was diese denn davon halten. Das wäre dann doch zu aufwendig und anstrengend.

Nun ist es natürlich nicht wirklich sinnhaft, ein Schiff zu steuern, wenn die Kapitäne sich um die Richtung streiten. Das machen diese natürlich auch nicht immer offen erkennbar, sondern sie haben ihre besonderen Techniken oder Argumentationsketten und spielen damit nicht selten mit gezinkten Karten. Und es schafft für die Besatzung nicht ausgerechnet Vertrauen, wenn die einen die Segel setzen und die anderen sie bergen wollen. Irgendwie wird das Schiff damit langsamer und das Fahren gefährlicher, weil in dem großen Teich natürlich auch viele Haie schwimmen, die alle ein wenig von dem leckeren Schiffsinhalt abhaben wollen.

Dann ist unser Gesundheitsschiff natürlich den Gewalten ausgesetzt. Den politischen Winden, regional oder kontinental, die nicht immer gleichmäßig oder aus der gleichen Richtung blasen. Auch gibt es immer mal wieder einen kräftigen Sturm und passt man nicht auf, wird man von Deck gespült. Die gefräßigen Haie freuen sich. Dann den Strömungen einer Gesellschaft, die ihre Richtungen selbst nicht wirklich kennt und die sich manchmal schnell im Verlauf einer Dekade verändern können bezüglich Kraft und Richtung. Die meisten Untiefen bleiben zum Glück an gleicher Stelle und sind somit Konstanten, auch wenn ihre Position oft von Beobachtern, die am grünen Tisch sitzen und den Kurs des Schiffes verfolgen, angezweifelt wird. Aber meist ist die Folge einer Grundberührung für diejenigen, die den Kurs des Schiffes auf der Leinwand verfolgen, weniger dramatisch als für die im nassen Element selbst. Vor allem die im Schiffsbauch haben relativ wenig Chancen, das mehr oder weniger rettende Deck zu erreichen.

Auf diese etwas blumige Art ließen sich wahrscheinlich einige soziale Systeme unseres Landes beschreiben, aber der Tanker oder das Kreuzfahrtschiff, finde ich, passen besonders gut zum Gesundheitswesen. Das Bild erleichtert vielleicht den Blick von außen auf unser Gesundheitssystem, das doch so an die 300 Milliarden Euro im Jahr, wenn man nur die unmittelbaren Kosten rechnet, verschlingt und das einen enorm wichtigen Faktor im sozialen Gefüge und auch der Wertschöpfungskette ausmacht. Und man darf nicht vergessen: auf diesem Gefüge fußt unsere Gesellschaft, natürlich ihre physische und psychische Gesundheit, aber auch ihre Werte, ihr Zusammenhalt, ihre Fürsorge für die Kranken, Armen, Aussätzigen und

Ausgegrenzten in vielerlei Hinsicht, die Alten, die Fremden, bei denen sich viele Faktoren brennspiegelartig zusammendrängen, die Entwurzelten. Man darf also bei der Außensicht auf den Tanker nie vergessen, dass hinter dem Vermitteln und Verordnen von Leistungen und hinter dem Verschieben von Menschen und Geld immer auch schleichende Veränderungen mit anderen Bevölkerungsgruppen stehen und vor allem schleichende Verschiebungen unserer moralischen oder sozialen Werte. Zum Glück ist der Tanker sehr behäbig, hat ein außerordentliches Beharrungsvermögen und eine träge Tendenz zum Verdrängen und Weiterschwimmen.

Nur so ist auch zu verstehen, dass trotz zahlreicher Reformen am Gesundheitswesen in den letzten 30 Jahren, das Schiff immer noch schwimmt. Aber es liegt eindeutig schwerer im Wasser, betrachtet man nur den Ballast und die vielen Leistungen und neuesten Techniken, Verfahren, Medikamente, die in diesen letzten Jahren dem Schiff aufgeladen wurden.

Zum Haifischbecken oder auch zu den vielen mehr oder weniger bedeutenden Kapitänen, wobei man nicht immer sicher unterscheiden kann zwischen den beiden Spezies: Die meisten bezeichnen sich als groß und bedeutend, vor allem der Allgemeinheit verpflichtet und überhaupt nicht fresssüchtig. Der Interessen gibt es so viele, wie es Fische oder Kapitäne gibt, auch wenn diese nicht immer auf den ersten Blick erkennbar sind. Ich versuche zuerst eine Auflistung der einzelnen agierenden Personen oder Gruppen, wobei eine Vollständigkeit nicht angestrebt wird, vielleicht auch nicht möglich, vielleicht aber auch nicht nötig ist. Spannend wird es dann, wenn die Akteure in gegenseitige Aktion treten und Begriffe wie Kalkül, Interessen, Macht, Ideologien eine Rolle spielen, diese aber unter ganz anderen Kürzeln daherkommen, wie Qualität, Nachhaltigkeit, Wirtschaftlichkeit, Rationalisierung, Kooperation, schwarze Zahlen und viele Trendworte mehr. Auf diese Kürzel können sich meist alle schnell einigen. Was jedoch die Umsetzung der Schlagworte wirklich für die verschiedenen Mitspieler bedeutet, erschließt sich nur für Eingeweihte. Diese verschiedenen Färbungen der Begrifflichkeiten machen auch Einigungen schwierig. Und am Rande darf erwähnt werden, dass die Beschlüsse der großen Gremien von denjenigen umzusetzen sind, die nur selten zu der Situation vor Ort befragt oder gehört werden. Aber ohne deren engagiertes Mitziehen überhaupt keine Veränderungen im System zu erzielen sind.

Beginnen wir mit der Politik auf regionaler und überregionaler Ebene. Die großen Bögen gibt die Bundespolitik vor, wobei sie – sicher zu ihrem Leidwesen – keinen direkten Einfluss auf die Klinikplanung besitzt. Aber sie übt natürlich großen Einfluss über die Themen aus, die sie lanciert und deren Umsetzung sie einfordert. Nehmen wir aus der aktuellen Debatte nur die Themen Qualität, Hygiene oder Kostenbegrenzung. Die große Politik hat die Aufgabe, sich um ein sehr gutes Gesundheitswesen zu kümmern im Rahmen der allgemeinen Daseinsvorsorge. Das ist von ihr zu erwarten und die vielen Gesundheitsreformen der letzten Jahrzehnte haben diese Bereitschaft bewiesen, auch wenn die verschiedenen Ansätze starker parteipolitischer und ideologischer Willkür unterworfen waren.

Die Bundespolitik, aktuell ebenfalls in schwierigem Fahrwasser, muss das große Ganze im Blick haben. Also die Regierbarkeit einer wohlhabenden Nation, die dies auch bleiben soll. Dazu bedarf es der Balance der Mittel und es geht vor allem darum, die Gesundheitskosten als wesentlichen Teil der Lohnnebenkosten im Griff zu behalten. Natürlich spielt für die Produktivität und die Stimmung im Land ein sorgsam und perfekt organisiertes Gesundheitswesen eine wichtige Rolle. Diese Aufgabe ist bei einer älter werdenden Gesellschaft mit immer mehr Verpflichtungen auch für zugezogene Ethnien nicht einfach zu lösen. Trotzdem geht es um die Begrenzung der Gesundheitskosten und dazu braucht es auch den Blick auf die Gesundheitsstrukturen der europäischen Nachbarn, wobei eine direkte Vergleichbarkeit aus vielerlei Gründen nicht einfach ist. Nicht alle Länder leisten sich den gleichen selbstverständlichen medizinischen Komfort wie unser Land, nicht alle beteiligen ihre Bürger in gleicher direkter oder indirekter Weise an den Kosten, nicht alle Menschen anderer Länder besitzen das gleich hohe Anspruchsniveau. Bei den meisten unserer europäischen Nachbarn, nehmen wir England, Schweden, Italien und alle Länder des Südosten gibt es weniger direkte medizinische Leistungen oder apparative Untersuchungen, sind die Wartezeiten zum Beispiel für eine Facharztkonsultation oder einen planbaren operativen Eingriff erheblich länger, gibt es viel weniger oder überhaupt keine rehabilitativen Leistungen, wie etwa Kuren oder Anschlussheilbehandlungen. Ob dies gut oder schlecht ist, mag ich nicht bewerten, aber es kostet zumindest viel weniger.

Die Bundespolitik hält für ihre Aufgaben eine Reihe von Instrumenten in Lohn und Bereitschaft. Dies sind direkte medizinische Institute wie das Robert Koch Institut, das unter anderem zu Themen wie Infektionen oder Hygiene die letztverantwortliche Instanz darstellt. In unserem Kontext von besonderem Interesse sind jedoch die verschiedenen Qualitätsinstitute, die großen und immer größer werdenden Einfluss auf unser Gesundheitswesen entfalten. Zu nennen sind die Gesellschaft für Qualität im Krankenhaus (GeQuiK), der Gemeinsame Bundesausschuss (GBA), das neugeschaffene Institut für Transparenz und Qualität im Gesundheitswesen (IQ-TiG). Diese Gruppierungen dienen natürlich vordergründig der Verbesserung des Gesundheitswesens (was sie bisher noch nicht wirklich bewiesen haben), in Wirklichkeit sind sie jedoch regulatorische Instrumente, um mehr oder weniger direkten Einfluss auf die Kliniklandschaft auszuüben.

In der Republik waren vor 10 Jahren ca. 2600 Krankenhäuser am Netz. Aktuell sind es noch gut 2000 und die erklärte Absicht der Bundespolitik ist eine weitere Verringerung um 200–500 Kliniken. Damit käme Deutschland auf ein ähnliches Niveau wie andere Länder in Mitteleuropa und die flächendeckende Versorgung schiene noch gewährleistet. Nun besitzt die Bundespolitik ja keinen direkten Einfluss auf die Krankenhausplanung. Aber der indirekte Hebel über die Qualitätsinstitute ist stark und wirksam. Er zwingt die Kliniken zu immer mehr sogenannter Qualität, weit über die Schmerzgrenze der Klinikarbeiter hinaus und wird Kliniken mit sogenannter schlechter Qualität abstrafen. Bereits heute ist der administrative Aufwand allein zur Dokumentation der Qualität immens und jenseits aller Sinnhaftigkeit, womit der Zeit- und Motivationsverlust allein durch den Aufschrieb der Qualität alle wirkliche Qualität wieder auffrisst, wie an anderer Stelle beschrieben.

Bekommt eine Klinik dann zuerst nichtöffentlich und dann bald öffentlich den Stempel eines Krankenhauses, das im Vergleich mit anderen Häusern schlechter abschneidet, hat es eigentlich den Todesstoß bereits erhalten. Wer geht von der lokalen Bevölkerung noch in dieses Haus, wenn er nicht unbedingt muss. Das Haus geht dann irgendwann vom Netz mit allen Konsequenzen für Bevölkerung und Mitarbeiter. Letztlich verantwortlich ist die Bundespolitik. Erreicht wird die gewünschte Bereinigung der Kliniklandschaft durch indirekte Maßnahmen. Die große Politik kommt damit gut weg. Zweck erreicht, aber nicht als Schuldiger dastehend.

Dieser ist entweder der direkte Klinikträger oder natürlich das Krankenhaus, sein Leitungsgremium oder die Mitarbeiter selbst. Die Provinztragödie haben die Menschen vor Ort zu erdulden und auszuhalten. Die Klinik buddelt sich durch das Nichterreichen der hohen Vorgaben, deren Sinnhaftigkeit nicht bewiesen ist, ihr eigenes Grab, die Politik behält saubere Hände. Und seltsamer Weise gehen die großen Parteien in dieser Absicht Hand in Hand. Ihre Entscheider sind sich zwar bewusst, dass der Qualitätshebel am Anfang zu erheblichen regionalen Verwerfungen führen wird. Diese werden aber in Kauf genommen, um die Bereinigung der Krankenhauslandschaft im gewünschten Umfang auch zum Gelingen zu führen.

Die personalstarken und kostenintensiven Qualitätsinstitute entwickeln aktuell sogenannte Qualitätsindikatoren, die von den Kliniken zu erfüllen sein werden. Zu erwarten ist eine erneute Welle sinnloser, jedoch hinterlistiger Bürokratie, die direkt gegen die Klinken eingesetzt werden kann. Die Begriffe Qualität und Wirtschaftlichkeit sind heute als zentrale Begriffe der drohenden kalten Sanierung der Krankenhauslandschaft zu sehen.

Eine besondere Rolle fällt dabei dem Gemeinsamen Bundesausschuss (G-BA) zu. Es handelt sich um das oberste Gremium der gemeinsamen Selbstverwaltung in der GKV. Er hat politisch übertragene Kompetenzen und Pflichten, kann Leistungen zulasten der Krankenkassen einschränken oder ausschließen, wenn nach dem Stand der Wissenschaft ein wirklicher Nutzen, eine medizinische Notwendigkeit oder die Wirtschaftlichkeit eines diagnostischen oder therapeutischen Verfahrens nicht nachgewiesen sind.

Der G-BA organisiert sich in mehrere Beschlussgremien, in denen, paritätisch besetzt, Vertreter von Kassen und den jeweiligen Leistungserbringern beraten und entscheiden. In den Gremien finden sich Vertreter der sogenannten Leistungserbringer (Kassenärztliche Bundesvereinigung, Deutsche Krankenhausgesellschaft und der Kassen unter einem unparteiischen Vorsitzenden). Nicht vertreten in diesen Gremien ist die Bundesärztekammer (BÄK), die den G-BA aus eigenem Antrieb verlassen hat, um frei von ökonomischen Zwängen zu Fragen der medizinischen Versorgung Stellung nehmen zu können.

Dem G-BA wird allgemein vorgeworfen, dass die ökonomische Brille der Kassen die Entscheidungen wesentlich beeinflusst und damit der medizinische Aspekt ausgehebelt wird, dies auch zu Lasten der Patienten. Aktuell gibt es eine Dominanz der geschlossen auftretenden Kassen gegenüber den differierenden Positionen der Leistungserbringer, zum Beispiel zu Fragen der ambulanten oder stationären Versorgung bei den dort schwierigen Grenzziehungen.

Aus dieser Perspektive wäre eine druckvolle Präsenz der Ärzte in den Gremien des G-BA wünschenswert, wahrscheinlich könnten auch viele Situationen, in denen sich die bisherigen Mitglieder ohne Lösungsansatz gegenüberstehen, konstruktiv gelöst werden. Allerdings müsste dazu das Sozialversicherungsrecht geändert werden, das der BÄK heute keine Verantwortung auf dieser Ebene zuweist. Es ist aber, nicht nur für den medizinischen Laien, schwer verständlich, dass die stärkste Ärzteorganisation zu grundlegenden Fragen der medizinischen Versorgung keine Stimme hat.

Der G-BA wird heute in vielen Fragen angerufen, die die medizinische Versorgung vor Ort betreffen. Beispielsweise zur Frage, ob ein Krankenhaus eine spezielle Behandlung neu, noch oder nicht mehr anbieten kann. Die Entscheidung in einer solchen Frage kann durchaus das Überleben einer Klinik in einer Region beeinflussen. Meist bieten Kliniken ein breites Portfolio an Behandlungsverfahren an, dies abhängig von den Qualifikationen ihrer Ärzte oder Abteilungen. Gibt es eine negative Entscheidung des G-BA – etwa, weil bestimmte Voraussetzungen einer Behandlungskette nicht erfüllt sind, oder die Behandlungsdichte in einer Region zu hoch ist, verliert eine Klinik ein medizinisch und ökonomisch wichtiges Segment und gelangt nicht selten in eine wirtschaftliche Schieflage. Gutachten zu bestimmten Situationen werden meist von Universitätskliniken gefertigt und sind damit nicht ohne eigenes Interesse der Großkliniken zu bewerten, die daran interessiert sind, Patienten an die eigenen Kliniken zu binden. Dies betrifft vor allem Patienten mit anspruchsvollen und schwierigen Krankheitsbildern, die einer Uni-Klinik einen wirtschaftlichen Vorteil verschaffen (Frühgeborene, Schwerstverletzte, komplexe onkologische Krankheitsbilder).

Damit kommt der Begriff der Zentralisierung medizinischer Leistungen zunehmend ins Spiel. Die großen Häuser können dem immensen Kostendruck nur begegnen, indem sie so viele Patienten an sich ziehen, wie irgend möglich, auch unter Beeinflussung des G-BA. Eine fatale Folge dieser Politik ist zwangsläufig die Ausdünnung der Angebote und der medizinischen Spezialisierung in der Fläche und eine Reduzierung der kommunalen und kleinen Häuser auf eine reine Grundversorgung. Dies mit einer Reihe von Problemen im Nachgang wie Inattraktivität für fähiges medizinisches Personal auf allen Ebenen, vom Chefarzt bis zum angehenden Assistenten. Dies führt zu immer schärfer werdenden Personalproblemen der kleinen Häuser und oft der Unmöglichkeit, eine Abteilung überhaupt noch dienstfähig zu besetzen. Wer geht als Arzt noch in eine Klinik, in der er keinerlei Aussicht hat, seinen Facharztkatalog voll zu bekommen und in der nur einfache Basismedizin betrieben wird?

Wird einer angesehenen lokalen Klinik ein attraktives Segment herausgebrochen, verliert sie meist auch Renommee in der lokalen Bevölkerung. Dieser Imageverlust überträgt sich auf andere Abteilungen und setzt nicht selten einen schleichenden Niedergang, eine Abwärtsspirale in Bewegung.

In diesem Ausschuss geht es vordergründig um Qualität, in Wirklichkeit jedoch um Macht und die Verteilung der Gelder. Nennen wir zwei Beispiele: Kniegelenksendoprothetik (Einsetzen künstlicher Kniegelenke) und die Behandlung von Frühgeburten. Im ersten Fall besteht heute die Maßgabe, dass eine Klinik nur dann künstliche Kniegelenke einsetzen darf, wenn mindestens 50 Patienten pro Jahr operativ behandelt werden. Im zweiten Beispiel können aktuell Frühchen unter einem Geburtsgewicht von 1250 g nur dann intensivmedizinisch an einer Klinikabteilung betreut werden, wenn mindesten 13 Frauen an dieser Klinik ein solches Frühchen gebären. In beiden Fällen werden bestimmte Qualitätsindikatoren eingefordert, ohne deren Erfüllung ein Behandlungsverbot ausgesprochen wird, auch die Kassen die Kosten einer eventuell doch durchgeführten Behandlung nicht übernehmen werden. Das wesentliche Merkmal stellt jedoch die Zahl dar.

Dieses Kriterium steht stark in der Diskussion. Vor allem im ersten Beispiel hat die absolute Zahl nicht viel mit der Qualität zu tun. Es gibt eine Reihe von Faktoren, beginnend mit der sorgfältigen und einwandfreien Indikationsstellung bis hin zu der höchst individuellen Leistung des Operateurs, die nichts mit der Zahl des Eingriffs an einer Klinik zu tun haben. Konkreter: Versorgt ein hochbegabter und trainierter Operateur mit hohem ärztlichem Ethos an einer Klinik 49 Patienten mit einem künstlichen Kniegelenk, verliert diese Klinik die Zulassung. Versorgen an der Nachbarklinik 5 Operateure mit durchschnittlichen Fähigkeiten unter hohem wirtschaftlichem Druck – was bekanntermaßen die Akkuratesse der Indikationsstellung erheblich beeinflusst – 51 Patienten im Jahr, dann behält diese Klinik das Segment. In dem einen Fall kann das wirtschaftliche Überleben der Abteilung, ja der Klinik davon abhängen. Es handelt sich bei 50 Kniegelenken um ein Volumen von ca. 300.000 Euro im Jahr. Im anderen Fall wird weiterhin nur mittelmäßige Arbeit angeboten. Letztlich stehen hinter diesen Entscheidungen aber auch die Großkliniken, denen in der Summe mehr wirtschaftlich interessante Patienten in die Abteilungen gespült werden. Gleichzeitig stirbt das breite attraktive Angebot in der Fläche. Also vordergründig wird mit Qualitätskriterien argumentiert, die Wirklichkeit heißt Zentralisierung.

Zweites Beispiel: die kompetente, sehr anspruchsvolle Versorgung von frühgeborenen Kindern. Noch vor wenigen Jahrzehnten hatten Neugeborene unter einem gewissen Geburtsgewicht nur eine geringe Überlebenschance. Deshalb wurden Zentren eingerichtet mit hochspezialisiertem ärztlichem und pflegerischem Personal, High Tech Inkubatoren und straffen Dienststrukturen, um für die neugeborenen Kinder beste Überlebensbedingungen zu schaffen. Abteilungen, die auf Grund ihrer hohen Expertise Frühgeborene unter einem Geburtsgewicht von 1250 g behandeln dürfen, werden als Level I Zentrum bezeichnet. Dazu muss man wissen, dass die winzigen Kinder mit meist einem Elternteil viele Monate in diesen Abteilungen verbringen, bis man sie ohne Risiko in das häusliche Umfeld entlassen kann. Bis vor wenigen Jahren gab es flächendeckend diese Zentren an nahezu jedem mittleren Krankenhaus und damit war eine vernünftige Einbindung der Eltern auf Grund der räumlichen Nähe zu ihrem Wohnort möglich. Die Überlebensergebnisse an diesen Abteilungen standen denen an Unikliniken nicht nach.

Vor einigen Jahren begann auch in diesem medizinischen Bereich eine eigenartige Qualitätsdiskussion, in der Qualität mit Menge in Verbindung gebracht wurde, dies ohne entsprechende wissenschaftliche Begründung. Aber natürlich medial dem deutschen Durchschnittsbürger gut vermittelbar. Und die Lösung wurde auch gleich präsentiert: nur noch Frühgeborenen Zentren an den Universitäten oder Großkliniken. Mit der Folge, dass in den letzten Jahren die neonatologischen Intensivstationen an kleineren Klinken nahezu alle gestorben sind. Vordergründig wiederum eine Qualitätsdiskussion, in Wirklichkeit geht es auch hier vor allem ums Geld. Für ein Frühgeborenes erlöst eine entsprechend spezialisierte Klinik bis zu 100.000 Euro.

Nicht viel, wenn man berücksichtigt, welch hoher personeller und zeitlicher Aufwand über ein halbes Jahr rund um die Uhr betrieben werden muss, um die kleinen Kinder am Leben zu erhalten. Wenn eine Neugeborenen Intensivstation 15 Kinder im Jahr betreut hat, bedeutet dies bei Verlust der Zulassung einen Verlust von weit über einer Million Euro. Der Betrag fließt an die Uniklinik, ohne dass damit ein relevanter Qualitätsvorteil für das Kind verbunden ist. Die Klinik vor Ort hat wiederum einen großen Part ihrer Mischkalkulation verloren.

Und nicht nur das. Die Klinik und ihr näheres Umfeld verlieren die Expertise, und vor allem Personal, die hoch spezialisierten, entsprechend weitergebildeten Ärzte und Schwestern und dies dauerhaft. Ist ein lokales Zentrum einmal geschlossen, gibt es keinen Weg zurück. Die Frauen mit Risikoschwangerschaften und ihre Familien werden gezwungen, weite Wege in Kauf zu nehmen, obwohl die Versorgung vor Ort möglich wäre. Wehe der Schwangeren, die in der 25. Woche ein Frühgeborenes in einer Schneenacht an ihrer regionalen Klink zur Welt bringen muss und keine entsprechende Kompetenz mehr vorfindet. Auch dies der Fluch der heutigen Spezialisierungssucht und des Verdrängungswettbewerbs. Salopp formuliert, machen die Großen in zunehmendem Masse die Kleinen platt.

Diese veränderten Rahmenbedingungen treffen öffentliche Träger, wie Kreise, Städte, aber auch Kirchen und die privaten Träger, wie Asklepios, Helios, MediClin oder andere in gleicher Weise. Die großen privaten Träger sind jedoch auf diese Entwicklungen besser vorbereitet als die meist kleinen kommunalen oder kirchlichen Klinikbesitzer. Deren große Klinik-, auch Länderübergreifende Strukturen sind schon seit vielen Jahren wirtschaftlich orientiert, dem Shareholder Value ihrer Aktienhalter verpflichtet. Die Kliniken privater Träger schreiben in der Summe schwarze Zahlen auf Grund ihrer durchorganisierten zentralisierten Ökonomie und nicht selten einem ausgewählten lukrativen Indikationsspektrum, man kann durchaus von einer Rosinenpickerei sprechen. Die bundespolitischen Qualitätsanstrengungen machen es den privaten Aufkäufern einfach. Ein Vorstandsvorsitzender eines kleinen Trägers, der jährliche Verluste seiner Klinken in Millionenhöhe auszugleichen hat, greift auf Grund des wirtschaftlichen Druckes irgendwann zum Telefonhörer und trennt sich mit zwar schlechtem Gewissen, aber guten finanziellen Argumenten von seinen Klinken, in die er über Jahrzehnte sein Herzblut gesteckt hat. Die Bundespolitik scheint wohl gute Kontakte zu den Privaten Klinikträgern zu unterhalten.

Die Landesparlamente sind eingebunden in die Klinikplanung im Rahmen ihres gesetzlichen Auftrags bei der dualen Finanzierung. Über die Gewährung von Investitionen zum Erhalt der Klinikgebäude wie zur Entwicklung der Strukturen können die Sozialministerien Einfluss nehmen auf die Versorgung in der Fläche. Die Aufgabe ist nicht einfach, denn den Kliniken muss aus ökonomischen Gründen daran gelegen sein, sich weiterzuentwickeln in baulicher Hinsicht wie vor allem auch im Auf- oder Ausbau von Abteilungen. Auf diesem Weg können die Hauptstädte auf die Krankenhauslandschaft in einem gewissen Rahmen regulierend eingreifen.

Die kleinen Träger vor Ort oder die Kommunen finden sich am Ende der Spirale. Sie betreiben ihre meist kleinen oder mittelgroßen Kliniken mit viel Engagement, Finesse und Einfallsreichtum, sind aber den großräumigen Vorgaben weitgehend hilf- und schutzlos ausgeliefert. Ständig müssen sie sich mit ihren überschaubaren Mitteln, die ausschließlich aus Kassenerlösen für die medizinische Behandlung von Patienten stammen, auf neue Weisungen und Anforderungen der großen Politik um- und einstellen. Über die immer knapperen Kapitalreserven nach Umsetzung der Fallpauschalenabrechnung, die dadurch erforderliche Aufrüstung der Controlling Abteilungen mit Geld aus der direkten Patientenversorgung, die zurückgehaltenen Erlöse durch die restriktiven Rechnungsüberprüfungen des MdK, die Kosten durch die Qualitätsoffensiven des Bundes, sowie die Kosten der heute unabdingbaren Zertifizierungsanstrengungen wurde bereits ausführlich gesprochen.

Die kleinen Träger werden damit ohne jede Not, durchaus aber mit Kalkül in die Enge getrieben. Geld wird nur aus den direkten patientennahen Leistungen erlöst. Eine Bezahlung oder ein Ausgleich für die Summe der gewaltigen administrativen Anstrengungen ist nicht vorgesehen. Klinken können damit nur in die Leistungsausweitung, sowie die Menge fliehen und in eine Rationalisierungsspirale ohne erkennbares Ende. Zusätzlich ist die finanzielle Zukunft nicht sicher planbar, denn durch die sogenannten Katalogeffekte können Leistungen mit einem bisher sicheren Kalkulationsrahmen ohne Ankündigung korrigiert werden, dies natürlich meist nach unten. So steht fatalerweise immer die Frage im Raum, welcher Patient sich „rentiert" und ob dieses „Rentieren" in der nächsten Kalkulationsrunde noch bestehen bleibt. Damit geht an ständigem Wachstum kein Weg vorbei, es handelt sich um eine Überlebensfrage. Die kleine Klinik kann auf Grund ihrer begrenzten räumlichen, finanziellen und personellen Ressourcen dieses Spiel jedoch nicht unbegrenzt mitmachen.

Das besonders Perfide an der ganzen Situation, dies betrifft allerdings die Großen und die Kleinen gleichermaßen, diese jedoch aufgrund ihrer geringeren Puffermöglichkeiten ausgeprägter, ist die Tatsache, dass die immer besser, schneller und effizienter arbeitenden Kliniken jedes Jahr aufs Neue abgestraft werden. Die Kalkulationen des InEK (Institut für die Erlöse in den Krankenhäusern) werden ständig der Ist-Situation angepasst und das ständig Bessere ist die Ausgangsebene für die neuen Festlegungen. Also befinden sich die Kliniken bezüglich der Erlöse in einer Abwärtsspirale, deren Ende nicht erkennbar ist.

Kleine Kliniken haben aber noch ein anderes Finanzierungsproblem. Sie benötigen zum stabilen Überleben einen Mix aus verschiedenen Einnahmetöpfen. Ihre Gesamtkalkulation setzt sich zusammen aus Einnahmen privater und gesetzlicher Krankenkassen, Überweisungen von Berufsgenossenschaften, ambulanten und stationären Erlösen. Und insgesamt damit von erfolgten und geprüften Abrechnungen der Behandlung von Patienten mit Krankheitsbildern, die an dieser speziellen Klinik behandelt werden, die also zum Portfolio dieser Klinik gehören. Je breiter das Spektrum, je anspruchsvoller die Krankheitsbilder (hoher CMI – Case Mix Index), je angesehener die Ärzte mit breitem Ermächtigungsumfang, umso besser und differenzierter ist eine Klinik aufgestellt und generiert entsprechende Erlöse. Der Mix stimmt in diesen Fällen, die Bevölkerung ist zufrieden, die Kriterien einer breiten wohnortnahen Versorgung sind erfüllt.

Dieser Mix ist in vielen kleineren Kliniken schon lange aus dem Gleichgewicht geraten, tut dies weiter und diese Veränderung ist neben der Bezahlung nach

Fallpauschalen einer der wesentlichen Gründe der Finanzierungsnot. Verantwortlich dafür sind auch die großen Kliniken, vor allem Universitäten mit ihrer Tendenz, alle hoch bezahlten Leistungen an das eigene Haus zu ziehen. Verantwortlich dafür sind aber auch die Berufsgenossenschaften mit ähnlichen Tendenzen. Darüber hinaus die zahlreichen Praxen, die Patienten, vor allem Privatpatienten aus den Klinken abziehen. Verantwortlich dafür sind aber auch die Patienten selbst, die ohne Skrupel gegenüber einem Arzt oder dem gesamten System einem unbegrenzten Behandlungstourismus frönen, das Beste nicht vor Ort, sondern es zumindest in der nächsten Metropole versuchen oder bei einem der vielgelobten Spezialisten in den Umgebung. Dass sie mit diesem Verhalten ihre eigene Gesundheitsversorgung vor Ort gefährden, vielleicht ihre Klink verlieren, spielt in ihren Überlegungen keine besondere Rolle.

Die Unikliniken selbst sind relativ hemmungslos, was die Methoden anbelangt, attraktive Patienten an ihr Haus zu lenken. Sie benützen dafür ihre wirtschaftliche, aber auch wissenschaftliche Überlegenheit und ihre guten Kontakte in die Politik hinein. Der Überbegriff lautet auch in diesem Bestreben vordergründig Qualität und Aufbau stabiler Netze zur immer noch besseren Behandlung von vor allem Schwerkranken oder Schwerverletzten. Das mag auch in vielen Fällen zutreffen, aber der wirtschaftliche Gedanke schwingt immer mit.

Ein Beispiel von vielen: Die in den letzten Jahren aufgebauten Polytrauma-Netzwerke in Deutschland. Es handelt sich um fest definierte Strukturen, um Patienten verschiedener Verletzungsgrade nach Unfällen, meist Verkehrsunfällen, zwischen den Klinken verschiedener Versorgungsgrade aufzuteilen. Natürlich ist es unwidersprochen, dass die großen Kliniken, vor allem die Universitäten personell, apparativ und organisatorisch am besten aufgestellt sind und damit Schwerstverletzte optimal wiederherstellen können. Die Verlegungskriterien werden jedoch so scharf definiert, dass kleinere Häuser nur noch einfache Verletzungen abarbeiten dürfen und jede höhere Verletzungsschwere an die Uni- bzw. eine berufsgenossenschaftliche Klinik zu verlegen ist. Die Triage, also die Verteilung beginnt bereits am Unfallort, wenn die an den Unis stationierten Rettungshubschrauber den Verletzten an die Mutterklinik mitnehmen und damit die regionalen Krankenhäuser umfliegen.

Es handelt sich dabei um viele Patienten, die vor Ort mindestens mit gleicher Qualität zu behandeln wären. Doch die Netzstrukturen verhindern dies und leiten mit sogenannten Qualitätsargumenten große Patientenkontingente an die Universitäten. Diese Verletzten bringen richtig Geld, denn sie weisen eine hohe Verletzungsschwere auf, erhöhen den CMI und vor allem die Zahl der Beatmungsstunden auf Intensivstationen.

Es zählen bei einem großen Teil dieser Verletzten vor allem pekuniäre Gründe mit der Folge, dass den lokalen Kliniken ein fest einkalkulierter und nicht geringer Posten verlustig geht und nicht nur das. Kleinere und mittlere Kliniken verlieren zunehmend die Expertise in der Notfallbehandlung, denn gute Qualität erfordert ständige Übung, und irgendwann ist die bereits weit fortgeschrittene Zentralisierung an ihrem finalen Punkt, wenn nämlich vor Ort kein Arzt mehr arbeitet, der noch irgendeine Ahnung von Akutbehandlung hat. Gnade dann dem Patienten, der nachts oder bei schlechtem Flugwetter vor die Kliniktür gefahren wird. Wir sind heute auf dem besten Weg, mit den Zauberworten Zentralisierung und Spezialisierung die Akutversorgung auf dem flachen Lande nachhaltig und unwiederbringlich zu zerstören.

In diesem Zusammenhang eine pikante Randnotiz. Die Wegnahme der Zulassung geschieht oft nicht durch die Universitäten selbst. Sie wird ausgesprochen durch den Gemeinsamen Bundesausschuss (GBA), der die verschiedenen Interessen und Meinungen zu dem Thema zusammenbringt, damit die Vorgaben formuliert, an die sich dann die Kassen bezüglich der Vergütung halten. Die entscheidenden Stimmen im GBA haben die Universitäten inne. Kleine Klinken sind nicht vertreten. Und die Messlatte wird künstlich und mit fein justierten Kriterien so hochgelegt, dass sie nur noch von den Zentralversorgern erreicht werden kann. Ein Schelm, der Böses dabei denkt.

Doch nicht nur die Großversorger machen den Kliniken in ihrem Umfeld das Überleben immer schwieriger, indem sie Segmente aus deren Versorgungsstruktur herausbrechen. Die mittleren und kleineren Kliniken machen sich gegenseitig das Leben schwer durch einen immer unsinnigeren Konkurrenzkampf um die Patienten im gemeinsamen Einzugsbereich, denen es oft nicht schwerfällt, ein paar Kilometer weiter zu fahren, wenn das Angebot im Nachbarkrankenhaus noch ein bisschen besser erscheint, oder man mit dem Essen an der Klinik vor Ort nicht zufrieden ist. Die regionalen Kliniken sind zu dieser immer brutaleren Aufrüstung aber nachgerade gezwungen, wenn sie im Verdrängungswettbewerb überleben wollen. Die Aufrüstung erfolgt im medizinischen und auch im nicht medizinischen Bereich.

Die Hotelleistungen müssen natürlich exzellent sein. So ist jedes Haus bemüht, seine Bausubstanz zu optimieren, beste und modernste Pflegebetten zu kaufen, WLAN einzurichten, Front – Cooking anzubieten und noch Manches fraglich Sinnvolles mehr. Grundsätzlich natürlich eine positive Entwicklung. Wer mag schon in eine Klinik gehen, in der man im Vierbettzimmer liegt oder kaltes Mittagessen auf den Tisch bekommt. Betrachtet man diese Entwicklung jedoch etwas differenzierter, stellt man fest, dass diese Luxusbestrebungen auf Kosten der Patientenversorgung gehen, denn das Geld dafür stammt ausschließlich aus Kassenerlösen für die medizinische Behandlung von kranken Menschen. Natürlich gibt es manchmal auch Trägermittel oder Unterstützung aus den Landeshauptstädten. Aber der grundsätzliche Zusammenhang ist einfach. Je mehr Luxus sich eine Klinik leistet, um mehr Patienten zu bekommen, umso schlechter muss die direkte Patientenversorgung werden, Folge der internen Querfinanzierung. Es gibt nur einen Finanzierungstopf. Mehr Geld für WLAN bedeutet automatisch weniger Personal, denn dort kann man am direktesten und schnellsten Geld einsparen.

Man muss besser und schöner sein als das Nachbarkrankenhaus. Und natürlich medizinisch auf höherem Niveau. Und muss dies dem Patienten durch clevere Werbung auch vermitteln. Krankenhäuser stehen heute in ständiger Konkurrenz mit den Nachbarn in einem hoch kompetitiven Umfeld. Vor allem müssen sie auf medizinischem Sektor punkten. Sie brauchen also Leuchttürme, die auf Grund ihrer besonderen Kompetenz weit strahlen. Leuchttürme sind vor allem anerkannte Kapazitäten in einem medizinischen Spezialgebiet und die um sie herum gebauten Abteilungen. Der Leuchtturm muss vor allem in das Einzugsgebiet der Nachbarklinik und noch besser in den Nachbarlandkreis hinein strahlen. Denn nur so kann eine Klinik heute wachsen. Und Überleben heißt ständiges Wachsen. Da die Zahl der Kranken im Wesentlichen gleichbleibt, muss man sich diesem unsinnigen gegenseitigen Abwerben unterwerfen.

Den Kliniken bleibt also nichts anderes übrig, als aufzurüsten. Hat die Nachbarklinik ein Darmzentrum, brauchen wir auch eins. Zertifizieren wir ein Endoprothetik – Zentrum, folgt das Haus um die Ecke in einem halben Jahr. Es wimmelt nur so von Zentren und alle bemühen sich, diese auch mit Inhalten zu füllen. Es braucht also die entsprechenden Spezialisten, die jedoch um ihre Singularität wissen und sich ihr Engagement für eine Klinik teuer erkaufen lassen. Und das entsprechend qualifizierte nicht ärztliche Fachpersonal. Und natürlich die entsprechende apparative Aufrüstung. Dieses gegenseitige Weitertreiben prägt heute das Nebeneinander von Kliniken verschiedener Träger, manchmal auch des gleichen Trägers und vor allem den Konkurrenzkampf zwischen den Landkreisen. Absprachen oder vernünftige Regelungen sind die Ausnahme. Plant ein Kreis ein neues Krankenhaus und setzt dies mit Landes- und Eigenmitteln von mehreren 100 Millionen um, wird der Nachbarkreis nicht gefragt oder in Überlegungen zu den Patientenströmen mit einbezogen. Im Gegenteil. Die Klinikbauer und -betreiber gehen davon aus, dass Patienten nach Erstellung der eigenen hochmodernen Klinik aus dem Nachbarkreis abgezogen werden können. Aus dem Kreis, in dem vor kurzer Zeit ebenfalls mit Landesmitteln eine Klinik generalsaniert wurde.

Auch für diese Methode der Geldvernichtung gibt es genügend Beispiele. In den Regionen um Stuttgart werben neue Häuser mit dicken Zeitungsbeilagen Patienten aus den Nachbarkreisen ab, wohl wissend, dass deren Häuser ebenfalls um jeden Patienten kämpfen müssen. Schwarze Zahlen sind nur mit diesen zusätzlichen Patienten zu erreichen. Der Blick von der Kirchturmspitze wird eben doch sehr schnell von der Erdkrümmung begrenzt oder von den sehr nahen eigenen Interessen getrübt. Auch hier ist eine ordnende starke Hand nicht erkennbar. Keiner legt sich direkt mit den Fürsten vor Ort an. Jeder Landrat schmückt sich gerne mit seinen eleganten Klinken und der guten Medizin, die darin vorgehalten wird. Aber man schaufelt damit das Grab für die Gesundheitsvorsorge der nächsten Generation in einer Region.

Klinken müssen in die Menge fliehen. Und damit Patienten gewinnen um jeden Preis. Der Kuchen ist jedoch nicht unbegrenzt teil- oder vermehrbar, zumal viele Bereiche, man nehme nur den an Größe zunehmenden ambulanten Sektor, den kleinen Kliniken für ihren Finanzierungsmix verlorengegangen sind. Wachstum ist Überlebensfrage und geht nur auf Kosten der anderen. Der Verdrängungswettbewerb der kleineren Häuser ist in vollem Gange und wird in den nächsten Jahren schmerzliche Erfolge zeitigen. Beispiele auf dem flachen Land gibt es genug. Die politischen Mandatsträger bauen an den eigenen Strukturen, dafür wurden sie gewählt. Der Nachbarkreis ist Gegner und gefährdet die eigenen Kliniken. Über die Zäune schauen und überregional tragfähige und finanziell sichere Komplexe zu erstellen, ist die Ausnahme. Alle, vor allem die Bürgermeister der eher kleinen Städte, kämpfen mit offenen und verdeckten Waffen um den Bestand ihres aufgerüsteten

Krankenhauses und wissen nur zu gut, dass der Verlust desselben mit ihrem politischen Scheitern verbunden würde.

So unterstützen sie ihre Krankenhausdirektoren im Aufbau immer komplexerer Strukturen, um große Medizin auch in ihre Fläche zu bringen, also noch ein paar Spezialisten zu gewinnen, die Leuchttürme hochziehen, um überregional Patienten anzuziehen. Damit wird die Ellbogenpolitik immer unbarmherziger und immer unsinniger und natürlich bezüglich der Strukturen auch immer teurer. Die Bundespolitik sieht diese Entwicklung mit Besorgnis, stellt die Zahlen- und Qualitätsbremse gegenüber und fokussiert die Wegnahme der Qualität und des Spezialistentums von der Fläche hin zu den Zentralversorgern. Also eine Abkehr der wohnortnahen Versorgung hin zu den Großanbietern.

Kooperation der Kleinen innerhalb oder außerhalb von Kreis- und Landesgrenzen könnte eine Möglichkeit sein, bereits in einer Reihe von Regionen praktiziert. Vom grünen Tisch aus betrachtet, vielleicht der Königsweg. Doch mit vielen Sprengsätzen vermint. Kleine Häuser leben über viele Jahrzehnte ein dynamisches Eigenleben und sind vor allem ihrer Region und ihren Strukturen, auch ihrem Träger verpflichtet. Die Menschen der Region gehen meist in Ihr Krankenhaus und die Angestellten arbeiten in Ihrem Haus. Das Zusammengehörigkeitsgefühl, die Corporate Identity ist hoch und wurde das ganze Berufsleben gepflegt. Man verkämpft sich für sein Krankenhaus. Und sieht mit einer gewissen Sorge zwar finanzielle Nöte, möchte aber nicht zulassen, dass die eigene Arbeit und das eigene Engagement dadurch beeinflusst werden. Natürlich gibt es am eigenen Krankenhaus eine Reihe von Problemen, der eher kleinen Zahl größerer Eingriffe und der eher geringen Fallschwere (CMI) geschuldet. Aber die Grundversorgung ist üblicherweise korrekt, qualitativ gut und trotz allem wirtschaftlichen Druck ist patientenzentrierte Behandlung noch kein Fremdwort. Die Zusammenarbeit zwischen den Abteilungen funktioniert meist reibungslos und man löst Probleme schnell mit einem Telefonat, da man die entscheidenden Spieler gut kennt. Die Häuser in einer Region haben meist über Jahrzehnte ein gesundes Abgrenzungs- und Konkurrenzdenken kultiviert, damit auch gut gelebt und ihre Strukturen optimiert. Man entwickelt sich manchmal nicht schlecht im ständigen Reiben am nahen Konkurrenten.

Eine Neuorientierung, also eine Kooperation mit den bisherigen Konkurrenten ist nicht einfach, dafür gibt es zahlreiche Beispiele. Und eine Kostenreduktion ist dadurch schon gar nicht zu erreichen. Man vergleiche die Zahlen der Verbünde vor und nach dem Zusammenschluss. Und einfach ist es nicht, Abteilungen, Subabteilungen oder vor allem fähige, differenzierte, selbstbewusste und regional verortete Mitarbeiter an ein anderes Haus zu schieben wie Figuren auf einem Schachbrett. Meist wählt in solchen imperativen Fällen der Mitarbeiter schnell ein ganz anderes Krankenhaus und nimmt seine Kompetenz mit. Auch dem Herausbrechen eines medizinischen Segments aus dem fein justierten Mosaik einer Klinik wird meist vehement und zu Recht widersprochen, da natürlich jeder Mitarbeiter, vor allem der leitende, kein Segment aus seinem Behandlungsrepertoire verlieren möchte. Dies wollen übrigens auch nicht die Patienten im Einzugsbereich einer Klinik, die sich nur selten bezüglich ihrer Klinikwahl so verhalten, wie Berater oder Politiker vollmundig prognostizieren.

Langjährige Mitarbeiter sind fachlich, sowie örtlich fixiert und fühlen sich meist gut in ihren Teams aufgehoben. Teams, die gegenseitig tragen über ein ganzes Berufsleben. Versucht man Chefärzte oder ärztliche Mitarbeiter zu rochieren, endet dies oft in der Kündigung. Und fachlich hochqualifiziertes Personal zu bekommen, wird immer schwieriger. Nachbesetzungsverfahren von Chefarztstellen dauern heute gerne mehrere Jahre, sind teuer und nicht immer ist der Erstgewählte auch derjenige, der die Stelle dann wirklich antritt.

Entschließen sich aus den oben genannten Gründen die lokalen Träger dazu, ihr Haus, ihre Häuser zu behalten und zu stützen trotz des allgemeinen Soges zur Zusammenlegung und Konzentrierung der Angebote, werden sich ihre Häuser ständig am Existenzminimum bewegen und müssen die permanente Diskussion um ihre ökonomische Potenz aushalten. Spaß macht dies beiden Seiten nicht, aber scheinbar ist es unausweichlich. Und natürlich geht es immer um die Frage, woher das Geld denn kommen soll, das man in die regionalen Kliniken stecken muss. Auch die Kommunen sind klamm und rufen nach Erfüllung der gesetzlichen Pflichten von Kassen und Land.

Noch hat sich der Gedanke nicht durchgesetzt, dass Gesundheit vor Ort ein selbstverständlicher Teil der Daseinsvorsorge ist und auch Geld kosten darf. Defizitäre Schwimmbäder oder Bibliotheken werden selbstverständlich mit Millionenbeträgen unterstützt, Gesundheit vor Ort soll ausschließlich aus Kassenbeiträgen finanziert werden. Dies betrifft den stationären wie auch den ambulanten Sektor. Ein Umdenken ist unumgänglich und würde bei entsprechender Argumentation auch von den Bürgern verstanden und unterstützt. Wir würden uns damit den Verhältnissen in Skandinavien annähern und diese sind nicht so schlecht. Damit würde auch wieder Gestaltungsspielraum in die Regionen zurückkehren und die übermächtige Macht der Bundesspieler gebrochen. Regionale Gelder wären der Puffer, der wieder menschlichere Medizin ermöglichen würde und sie wären ein starkes Signal für die ausgequetschten Arbeiter in den Kliniken, dass ihre Arbeit auch gewürdigt und von der lokalen Bevölkerung und der politischen Klasse mitgetragen würde.

Im Haifischbecken oder besser am Steuerrad des behäbigen Tankers schwimmen oder stehen damit Politiker verschiedener Couleur, Ideologien und Entscheidungsebenen sowie Entscheider von Kliniken mit verschiedenen Versorgungsaufträgen und von unterschiedlichen Trägern. Nur am Rande erwähnt wurden bisher die Kostenträger. Mächtige Fische mit breitem Maul, durch die die Beiträge der Bevölkerung in den gefräßigen Rachen fließen, gewaltigen Walfischen vergleichbar. Wir sind bei den Kassen, den Verwaltern des Geldes der Beitragszahler in politischem Auftrag.

Ihre Aufgabe ist vordergründig die gerechte und sachgemäße Verteilung des Geldes je nach den medizinischen Leistungen der Kliniken oder der vertraglich gebundenen Ärzte zum Erhalt und auch zur Entwicklung einer optimalen medizinischen Versorgung. Sie bedienen sich dazu verschiedener Instrumente neben riesigen Verwaltungseinheiten, zum Beispiel dem MdK (Medizinischer Dienst der Kassen), vor allem zur Kontrolle und Überprüfung der Leistungserbringer und einer Schar von Juristen. Daneben stehen die Kassenärztlichen Vereinigungen, die die Gelder im Niedergelassenen – Bereich oder im Ermächtigungsbereich der Klinikärzte, verteilt.

Die Kassenpolitiker geben sich mit ihrer gesetzmäßigen Verwalterfunktion nicht zufrieden. Sie sehen sich in ihrem Selbstverständnis weit höher angesiedelt denn als bloße Sachwalter des ihnen anvertrauten Geldes. Die meisten Kassenführer streben nach viel mehr Einfluss auf die Strukturen im niedergelassenen Bereich und vor allem Krankenhaussektor. Sie streben nach nichts anderem als nach dem alleinigen machtvollen Griff ans Steuerrad. Ihre Argumentation ist eine einfache: derjenige, der zahlt muss auch größeren Einfluss darauf haben, was mit den Geldern geschieht. Die Kassen vergessen bei dieser Forderung, dass sie nur Verwalter von Geldern sind, die ihnen nicht gehören und dass sie in der Regel nur bedingt verstehen, nach welchen komplexen Regeln, bürokratisch nur sehr ungenügend zu fassen, Medizin geschieht.

Aktuell gibt es in Deutschland ca. 130 gesetzliche Krankenkassen, das bedeutet eine Halbierung der Zahl in den letzten 10 Jahren. Daneben existiert eine Reihe von Privaten Kassen, die sich um das besserverdienende Klientel kümmert. Deutschland hat damit eine Sonderstellung inne, da sich nur wenige Länder eine solche Vielfalt an Kostenträgern mit entsprechendem Personal leisten. Und bisher ist es noch nicht gelungen, den Anachronismus einer Privaten Medizin für VIP Patienten, zu beerdigen. Ein Volk, das sich Gleichheit auf seine Fahnen geschrieben hat, behandelt einen Teil seiner Bevölkerung auf Privatstationen und ermöglicht ihnen auch im niedergelassenen Sektor bevorzugte Termine und Leistungen. Dort gibt es dringenden Handlungsbedarf. Allerdings braucht es dazu eine Beseitigung der Querfinanzierung aus dem privaten in den Kassensektor, um Kliniken oder Praxen nicht in eine finanzielle Schieflage zu bringen.

Darüber hinaus spielen als besondere Kostenträger die Berufsgenossenschaften, zuständig für alle Leistungen im Zusammenhang mit Berufs- oder Arbeitsunfällen, eine wichtige Rolle. Berufsgenossenschaften wurden in der Zeit der Industrialisierung in der zweiten Hälfte des 19. Jahrhunderts von politischer Seite eingerichtet, um dem damaligen ungeschützten Proletariat eine gute medizinische Versorgung, auch rehabilitative und Rentenleistungen zukommen zu lassen und haben sich zu mächtigen Fischen im Becken entwickelt. Sie bestimmen heute die Abläufe und Geldflüsse im Bereich der Arbeits- und Wegeunfälle und haben starken Einfluss auf die unfallchirurgische Versorgung vor Ort.

Auch auf diesem Sektor herrscht eine mächtige Zentralisierungstendenz und damit die Wegnahme kompetenter unfallchirurgischer Versorgungsqualität von den kleineren Gemeinden oder Flächenregionen. Die Berufsgenossenschaften sind in erheblichem Maße dafür verantwortlich, dass in vielen Regionen keine unfallchirurgische Kompetenz mehr vorliegt, da das ärztliche und pflegerische Personal den unfallchirurgischen Alltag nicht mehr in allen Dimensionen erlebt und damit für den Notfall nicht mehr gerüstet ist, dies fachlich, apparativ und in den stark reduzierten Dienststrukturen. Und wirtschaftlich ist der Entzug der Behandlungsermächtigung durch die BG für eine Klinik fatal und reduziert die Behandlungsbreite sowie Akzeptanz des Hauses in der Bevölkerung erheblich.

Zurück zu den Kassen. An anderer Stelle wurde bereits ausgeführt, wie stark heute die Kostenträger die Medizin in ihren Grundsäulen ökonomisch und administrativ erodieren. Nahezu jede Handlung in den Kliniken und nicht selten auch in den

Praxen wird durch die Kassenpolitik und die Kassenvorgaben nachhaltig und kausal bestimmt und so entscheidend Einfluss auf den inneren Kern der Medizin genommen. Nicht zuletzt durch den Zwang zur Verschiebung von immer mehr Behandlung in den ambulanten Bereich, wodurch die Situation der älteren, multimorbiden und sozial schlecht eingebundenen Bevölkerungsteile immer stärker gefährdet wird. Die freien Therapieoptionen und die absolute Unabhängigkeit des Arztes bleiben damit immer mehr auf der Strecke.

So scheinen wir uns, nicht zuletzt durch Kassenkalkül auf einem unaufhaltsamen Weg hin zu einer unmenschlicheren und unsozialeren Gemeinschaft zu bewegen, der keinen ausreichenden Raum mehr lässt für eine Medizin mit langem Atem, sorgsamen Ermessensentscheidungen, Aufbau einer stabilen tragfähigen Vertrauensbasis zum abhängigen und ausgelieferten kranken Menschen.

Wie die Blickrichtung die Sicht verändert?

Zuerst ein paar Fakten:

Das Durchschnittsalter im niedergelassenen Bereich betrug vor 25 Jahren 46 Jahre und liegt heute bei knapp 55. Zirka ein Viertel der Ärzte wird voraussichtlich bis 2025 ihre Praxis aufgeben – allerdings arbeiten immer mehr Ärzte aus verschiedenen Gründen, meist finden sie keinen Nachfolger, weit über das 65. Lebensjahr hinaus, aktuell 15.000, das sind 10 % aller Niedergelassenen mit stark steigender Tendenz. Nach Hausärzteverband werden 2020 7000 Ärzte im Praxisbereich fehlen. Dazu wird es mehr Arbeit geben, da der Gesundheitsanspruch der Bevölkerung in Deutschland weiter anwächst und die demografische Entwicklung auch im Hausarztsektor ihren Tribut fordern wird.

Daneben wächst die Zahl der Ärzte und vor allem Ärztinnen, die ihren Beruf nicht ausüben, aktuell stehen wir bei über 100.000. Weiterhin verlassen jährlich ca. 2000 Ärzte nach dem Studium oder später das deutsche Gesundheitssystem und gehen ins Ausland, ein Viertel in die Schweiz, der Rest nach Österreich, Skandinavien, England und die USA. Diese Zahl ist allerdings etwas rückläufig, auch die Rückkehrerzahl steigt etwas an.

Die Zahl der aus dem Ausland nach Deutschland drängenden, aber auch geholten Ärzte, nimmt weiter zu und hat sich in den letzten 20 Jahren verdreifacht. Aktuell stehen wir bei 35.000 Ärzten. Der Großteil kommt aus dem Südosten Europas, Rumänien, Ungarn, Österreich, Polen, Griechenland; vermehrt auch aus Kleinasien, Syrien und dem Norden Afrikas. Die deutschen Kliniken würden ohne diese Zuwanderung schon lange nicht mehr funktionieren. Kleinere Krankenhäuser vor allem in Flächenstaaten besetzen fast alle Assistentenstellen mit zugewanderten Ärzten. Das wäre mal ein gutes Argument in politischen Diskussionen, wenn etwas martialisch diskutierende Zeitgenossen diverser Couleur sich in Kliniken von Ärzten behandeln lassen müssen, die es in Deutschland eigentlich gar nicht geben dürfte. Auch der Bereich der niedergelassenen Ärzte wäre ohne unsere Kollegen aus verschiedenen Nationen nicht mehr denkbar.

© Springer-Verlag GmbH Deutschland, ein Teil von Springer Nature 2020   131
M. Wiedemann, *Die Medizin verkauft ihre Seele*,
https://doi.org/10.1007/978-3-662-60956-9_12

Der steigende Bedarf an Ärzten in der nahen Zukunft unter Kenntnis der steigenden Behandlungsnotwendigkeit (wissenschaftlicher Fortschritt, Alterspyramide, Anspruchsdenken) erforderte eine Steigerung der Studentenzahlen um 10 %. Wobei der steigende Bedarf auf dem Hausarztsektor noch nicht befriedigt wäre. Denn, wie kriegt man die vielen Ärzte, wenn wir sie denn haben, auch dazu, aufs flache Land zu gehen?

Aktuell beträgt der Anteil an Ärztinnen an der Gesamtzahl 45 %. Da heute knapp ¾ der Studenten weiblichen Geschlechts sind, wird sich diese Zahl allerdings schnell ändern. Ob und wie diese vielen Ärztinnen in den sich sicher verändernden Systemen aufgehoben sind und wie viele unter welchen Bedingungen im Praxisbereich arbeiten werden, wird spannend zu beobachten sein.

Der Autor versucht einen Spagat. Er war viele Jahre in Klinken tätig und kennt sich dort eigentlich ganz gut aus. Er hat, wie alle Krankenhausärzte, eine besondere Sichtweise nach draußen und diese ist unter anderem geprägt von einer ziemlichen finanziellen Freiheit, da das Geld jeden Monat aufs Konto kommt, egal ob er viel oder wenig arbeitet oder wie er seine Arbeitsmittel einsetzt. Natürlich spielt die Ökonomie eine immer größere, manchmal groteske Rolle – aber das betrifft zuerst seine Klinik im gesamten und nicht sein persönliches Salär. Er muss keine Mitarbeiter bezahlen und auch die Heizkosten der Klinik sind ihm ziemlich egal. Und sein sauer verdientes Geld fordert keine KV am Ende des nächsten Quartals oder ein Jahr später zurück. Daneben verfügt er über die meist nicht schlechten Apparate und Strukturen der Klinik und wenn er nicht weiterweiß, ruft er halt den Oberarzt der Intensivstation an. Also, von draußen gesehen, hat er's nicht schlecht. Das prägt und erlaubt eine entspannte Sicht nach draußen, die nicht frei ist von Arroganz.

Inzwischen ist der Autor aber auch niedergelassener Arzt und versetzt sich auf den Platz vis à vis am Schachbrett und überprüft seine frühere Krankenhausperspektive. Dieser Niedergelassenenblick folgt dann in zweiter Reihe und dann entscheidet sich auch, ob der Spagat gelingt oder nicht.

Ein Blick aus dem Krankenhaus auf die Niedergelassenen

Über die niedergelassenen Kollegen als angestellter Arzt zu schreiben, deren Arbeitsbedingungen, organisatorischen Abläufe, finanziellen oder sonstigen Probleme, darf man eigentlich gar nicht. Denn man blickt aus der sicheren Perspektive der geschützten Klinik in die wilde Steppe der praktischen oder fachärztlichen Cowboys und kann die Dramen, die sich in diesem stürmischen Land abspielen, nicht im Entferntesten begreifen. In der Tat tun sich Ärzte in den Kliniken und Ärzte draußen schwer, eine gemeinsame Sprache zu finden. Sehr unterschiedlich, manchmal sogar widersprüchlich sind ihre Vorstellungen von der Art und Weise, gute Medizin für den Patienten anzubieten. Ihre Perspektiven, eine Krankheit und ein Behandlungsschema zu betrachten, sind durchaus unterschiedlich und diese differente Sichtweise ist dem angebotenen Therapiespektrum und gewissen ökonomischen Besonderheiten geschuldet. Alle niedergelassenen Ärzte waren mehr oder weniger lang in Kliniken tätig und kennen die dortigen Abläufe sehr gut. Trotzdem verändert sich mit der Zeit der Blickwinkel und andere Aspekte der täglichen Arbeit treten in den Vordergrund.

Natürlich ergänzen sich die Freien draußen und die Unfreien drinnen (mehr oder weniger) in weiten Bereichen. Der eine Sektor übernimmt Patienten vom anderen und tut das, was er soll, was der Patient braucht und was man gegenseitig voneinander erwartet. Dann ist alles gut und Alle sind zufrieden. Der Patient ist geheilt oder zumindest auf dem Weg der Besserung, er ist gut informiert. Die gegenseitigen Informationen sind abgesprochen und geflossen, keiner schimpft über den anderen, auch die ökonomische Seite wurde bedient.

Eine ungeheuer große Patientenzahl wird natürlich ausschließlich im ambulanten Sektor behandelt und kommt nie in Kontakt mit einer Klinik. Es handelt sich um mehr oder weniger schwere, akute oder chronische Läsionen oder Erkrankungen, Vorsorgemaßnahmen, psychische Störungen, die eine Domäne der niedergelassenen Ärzte sind. Wer wann eine Klinikbehandlung braucht, definiert sich nach Leitlinien der Fachgesellschaften, der Akuität eines Krankheitsbildes, den eigenen Kenntnissen und Erfahrungen eines Allgemein- oder Facharztes, auch dem Wunsch eines Patienten.

Daneben existiert eine gewisse Grauzone, in der Ermessensentscheidungen eine Rolle spielen, die nicht immer einer klaren, von außen nachvollziehbaren Gesetzmäßigkeit folgen. Medizin ist nur in den Köpfen von Kassenangestellten oder aus Sicht des Medizinischen Dienstes der Kassen immer eindeutig und klar geregelt und zu verstehen. Medizin ist vor Ort höchst individuell und variabel, bietet große Spielräume für Diskussionen und auf einen besonderen Patienten oder eine besondere Situation zugeschnittenen Vorgehensweisen und Lösungsansätze. Braucht Patient A zum Beispiel bei einer schweren Kniegelenksarthrose ein Kunstgelenk (von dem es auch wieder zahlreiche Optionen und Meinungen dazu gibt), benötigt vielleicht Patient B eine kleine Operation, Patient C eine Spritze und Patient E gar nichts, weil er dies vielleicht zum einen so will, zum anderen aber medizinische, oder menschliche oder soziale Gründe gegen einen Eingriff stehen. Damit wird es auch immer schwierig, wenn Patienten sich in den bei ihnen geplanten oder durchgeführten Maßnahmen vergleichen.

Die Kunst ist es im ambulanten Bereich, vor allem auf Hausarztebene, auf Grund der meist größeren Kenntnis eines Menschen im zeitlichen Längsschnitt, genau heraus zu filtern, was der vor einem sitzende Patient braucht und wann er es braucht. Vielleicht benötigt es dazu die Expertise eines oder mehrerer höher spezialisierter Kollegen. Aber immer spielt auch die individuelle Einstellung eines Arztes, seine eigenen Kenntnisse und vor allem Erfahrungen eine Rolle, auch Erfahrungen im Umgang mit der Klinik vor Ort oder anderen Krankenhäusern, mit denen er zusammenarbeitet. Medizin wird von Menschen für Menschen gemacht und wird immer so gemacht werden. Beide Seiten sind unvollkommen und werden dies zum Glück auch bleiben. Anderes wäre unmenschlich, starr, schwarz-weiß und würde keine Freiräume für Menschlichkeit zulassen. Auch wenn die Ärzteschaft gerne von Kassenvertretern, Gutachtern oder Richter in eine rigide Form gepresst werden möchte, scheitert dies an der Realität und der hohen Individualität der Patienten und deren nicht selten unplanbaren Krankheitsverläufen.

Die Ärzte draußen machen gute medizinische Arbeit und bewegen sich dazu in einer Parallelwelt, in der die Zusammenarbeit mit den Kostenträgern eine große Rolle spielt. Sie sind äußerst versiert im Umgang mit Begriffen wie Gebührenordnung für Ärzte, Punktwerte, Medikamentenbudgets, Regressforderungen und Widersprüchen dagegen. Niedergelassene Ärzte haben ein ökonomisch-medizinisches System aufgebaut und betreiben dies, meist mit einer Reihe von Angestellten in verschiedenen Kooperationsformen. Es steht also immer ein – oft erheblicher – persönlicher und wirtschaftlicher Invest hinter einer Praxis, den ein Allgemein- oder Facharzt schultern muss. Der Klinikarzt dagegen geht jeden Morgen an seine Arbeitsstelle und bekommt am 15. des Monats sein vereinbartes Gehalt aufs Konto.

Diese grundlegende Tatsache muss man sich immer ins Gedächtnis rufen, wenn man die Verschiedenartigkeit der Systeme begreifen will. Deutlich gesprochen, benützt der niedergelassene Arzt die Krankheit von Menschen, um sein ökonomisches Gebäude am Leben halten und seine Angestellten bezahlen zu können. Grundsätzlich nicht anders wie in Krankenhäusern, jedoch in einem direkteren Zusammenhang. Und in dem Maße, in dem wirtschaftliches Denken oder der externe Zwang dazu uns Ärzte immer mehr prägt, treibt dieser enge Zusammenhang manchmal groteske, ethisch zweifelhafte Blüten und man gewinnt den Eindruck, dies zunehmend.

Dieser Zusammenhang und die Auslieferung an wirtschaftliche Zwänge sind es neben anderen Aspekten, die die Nachwuchsdiskussion prägen und in den Zukunftsplänen junger Klinikärzte, die sich ja in der Pipeline für eine mögliche spätere niedergelassene Tätigkeit befinden, eine essentielle Rolle spielen. Der potentielle Aspirant für eine Praxis auf dem Land analysiert die Vorstellungen und Wünsche seiner beruflichen und privaten Zukunft genau und wirft dazu natürlich einen kritischen Blick nach draußen.

Für diese Analyse spielen folgende Kriterien eine Rolle: die Zeit, die berufliche Erfüllung, die Karriere, das Geld, die Abhängigkeit, die Freiheit, die Zukunft. Sicher noch einige mehr, doch bleiben wir bei den wesentlichen.

Beginnen wir mit der Zeit. Ein Klinikarzt unterliegt heute dem streng einzuhaltenden Arbeitszeitschutzgesetz. Das hat Vor- und Nachteile, je nach Sichtweise. Die wöchentliche Arbeitszeit beträgt meist weniger als 50 Stunden, also 10 oder weniger reguläre Stunden an einem Tag. Dazu kommen noch Dienststunden, nachts oder an Wochenenden, die jedoch ebenfalls stark reglementiert sind und vor oder nach dem Dienst durch Freizeitausgleich teilweise egalisiert werden. Je nach Dienstbelastung erhält der Klinikassistent damit große Zeitkontingente, die er für seinen Freizeitbereich nützen kann. Die tägliche zeitliche Arbeitsbelastung, wie auch die Diensttermine sind genau einschätz- und einplanbar. Dies erleichtert oder ermöglicht überhaupt erst eine sinnvolle Freizeitgestaltung. Mit Einführung des AZSG hat der Arztberuf an den Kliniken eine ganz neue Dimension gewonnen, die dem heutigen Lebensstil vor allem der jungen Generation entgegenkommt und die man nicht gerne aufgeben möchte. Die Leiter einer Abteilung sehen in diesen neuen Regeln eine Reihe von Nachteilen, wie bereits ausgeführt. Aber Jeder im Krankenhaus muss sich heute damit abfinden, dass Punkt 16 oder 17 Uhr nur noch diensthabende Ärzte anzutreffen sind. Der Rest ist auf dem Weg zur Familie, holt den Sohn vom

Kindergarten ab, fährt eine Runde Rennrad oder kauft im Supermarkt ein. Lebt damit eine unglaubliche Lebensqualität, die noch vor der Jahrhundertwende undenkbar gewesen wäre. Und ist nach kurzer Krankenhauszeit natürlich an diese gesetzmäßig gewollte Freiheit adaptiert. Der Arzt verfügt damit über ein Zeitmanagement wie jeder andere angestellte Arbeiter in einer Firma oder einem Büro.

Auch im niedergelassenen Bereich haben sich in den letzten Jahren starke Veränderungen ergeben, allerdings in weit geringerem Maße wie in den Kliniken. Im kollektiven Gedächtnis erinnert man sich natürlich daran, dass ein Hausarzt immer erreichbar war und man jederzeit, auch abends nach zehn oder an Sonntag Nachmittagen mit seinem fiebrigen Kind die Wohnung seines Arztes aufsuchen konnte und einen Rat oder ein Medikament bekam. Dieser früher himmlische Zustand gehört Gott sei Dank einer verklärten Vergangenheit an. Heute gibt es gut organisierte Dienststrukturen, ärztliche Notdienste und Bereitschaftspraxen, die einen einigermaßen geregelten ärztlichen Feierabend ermöglichen. Zumindest für die Praxisbesucher, denn über dieses vom Patienten erkennbare Konsultationsende hinaus hat vor allem der Hausarzt noch zahlreiche Kranken- oder Altenheimbesuche vor oder nach seiner Praxistätigkeit zu leisten. Dazu braucht es eine oder zwei Abendsprechstunden und viele Praxen öffnen auch an Samstagen. Mit 50 Wochenstunden kommt der normale Hausarzt nicht aus, das sind schnell zehn oder zwanzig mehr.

Und damit ist es bei weitem nicht getan. Eine Praxis ist ein Unternehmen und ein sehr bürokratisches obendrein. Neben der normalen Dokumentationsarbeit für einen Patienten gilt es am Abend, unzählige, mehr oder weniger sinnvolle Anfragen von Kassen, Berufsgenossenschaften, Ämtern, Versicherungen, Klinken zu beantworten, Anträge zu stellen, Briefe zu lesen und deren Anweisungen umzusetzen. Es gilt vor allem auch, das kleine Unternehmen am Leben zu halten, sich um die Qualität der Abrechnung zu kümmern, den ständigen Ärger mit der kassenärztlichen Vereinigung zu pflegen, die Regresse zu begründen, seine Mitarbeiter administrativ zu pflegen, vielleicht auch etwas Berufspolitik zu betreiben oder die geforderten Weiterbildungspflichten zu erfüllen. Diese Stunden erscheinen in keiner Aufstellung und sie gehen weit in die Abende oder die Wochenenden. Und natürlich endet die Verantwortung für ein soziales System, von dem die eigene Familie und eine Reihe von anderen Menschen leben, nie richtig. Und die administrative zeitfressende Spirale besitzt eine Dynamik. Sie hat in den letzten Jahren trotz vieler Beteuerungen von vielen Seiten, nicht abgenommen.

Zur beruflichen Erfüllung: Der junge Arzt kommt taufrisch von einer Universität und ist vollgestopft bis zum Rand mit Theorie. Er brennt darauf, diese Theorie in die Praxis umzusetzen und ist in den ersten Jahren klinischer Tätigkeit damit beschäftigt, manchmal mühevoll und leidvoll, richtige Medizin zu erlernen. Also die Adaptation des theoretisch Gelernten auf die Individualität des leidenden Menschen. Nur sehr wenige der Jungärzte machen sich in dieser Phase ihres beruflichen Weges bereits konkrete Gedanken, wohin dieser Weg führen soll. Die meisten lassen sich treiben und leiten von den Möglichkeiten ihrer Arbeitsstelle und sehen vielleicht nebulös eine spätere Position oder auch eine Praxistätigkeit, aber auch nicht mehr. Sie spielen eher mit ihren vielen Möglichkeiten der Krankenhausbehandlung eines Patienten und erproben das breite Klinikspektrum, über das sie relativ einfach verfügen können. In dem Maße, in dem sie erfahrener und reifer werden, können sie auf dieser Klaviatur auch immer besser und virtuoser spielen. Machen sie einen guten Job, bekommen sie auch bald einen eigenen kleinen Bereich zugeordnet und damit etwas fürs Ego. Und nach der Facharztprüfung kann und soll man immer stärker in die Verantwortung hineingenommen werden, was wiederum das Selbstvertrauen stärkt. Kliniken, Chefs, Personalabteilungen wissen sehr gut, dass sich Fachärzte in dieser Phase dauerhaft orientieren wollen. Meist wurden in dieser stattgehabten Weiterbildungsphase ja auch Familien gegründet und Häuser oder Wohnungen gekauft. Also will der frischgebackene Facharzt wissen, wo's lang geht. Eine clevere Personalpolitik ist damit darauf ausgerichtet, den an der eigenen Klinik ausgebildeten und fähigen Fachärzten eine dauerhafte Bindung anzubieten, natürlich mit einem eigenen Bereich und einer höheren Bezahlung. Und natürlich mit der Möglichkeit, weiterhin an der eigenen beruflichen Entwicklung arbeiten zu können. Diesen verlockenden Angeboten widerstehen die Wenigsten. Natürlich ist den Kliniken bewusst, dass draußen die weißen Flecken auf den Landkarten der Hausärzte immer größer werden. Aber den Kliniken muss das Hemd näher als die Hose sein, sie haben ja selbst ein großes Personalproblem. Und bei vielen Jungärzten, die einmal am Anfang ihrer klinischen Ausbildung noch Praktiker werden wollten, ändert sich sukzessive und unmerklich das Berufsziel.

Wie blickt der junge Krankenhausarzt auf die fachlichen Möglichkeiten im niedergelassenen Sektor? Er selbst hat die breite Palette der diagnostischen und therapeutischen Verfahren selbstverständlich zur Verfügung und innerhalb kürzester Zeit kriegt er alle Werte, alle Untersuchungen oder Konsile und in ein paar Stunden weiß er meist genau, was ein Patient hat oder er kann sich mit vielen Kollegen darüber austauschen. Er lebt in ständigem, natürlich intellektuell anspruchsvollem, kritischem Austausch und ist eingebunden in meist gut funktionierende Teams, die fordern, aber auch fördern. Kommunikation, kommunikative Kompetenz, Qualität der Teams sind Begriffe und Faktoren, die heute mehr denn je tragen, motivieren und die Werteebene schaffen, auf der man gern an eine Arbeitsstelle geht und sich dort auch engagiert einbringt.

Der Blick nach draußen bedeutet in fachlicher Hinsicht für Viele einen Blick auf die Begrenztheit der diagnostischen und therapeutischen Mittel, die Abkehr von der Geschwindigkeit ihrer gewohnten Arbeitsweise, die Reduktion der täglichen Kommunikationsebene auf die Unterhaltung mit dem Sprechstundenpersonal und damit den Verlust des kollegialen Austauschs, zumindest in der ad hoc Situation. Dieser Blick ist für den zur heutigen dynamischen Patientenbehandlung erzogenen Krankenhausarzt nicht anmachend oder attraktiv, auch wenn er natürlich weiß, dass in vielen Praxen, vor allem im fachärztlichen Bereich, anspruchsvolle Medizin betrieben wird und das klassische allein geführte Praxismodell immer mehr der Vergangenheit angehört und attraktiveren Gemeinschaftsmodellen gewichen ist. Für den durchschnittlichen Klinikarzt bedeutet aus seiner Sicht unter heutigen Bedingungen die Niederlassung ein abruptes Ausbremsen seiner beruflichen Weiterentwicklung und die Reduktion auf Basismedizin. Wenn er nicht eine zusätzliche andere Motivation oder Gründung in sich findet oder aufgebaut hat, spielt der berufliche Aspekt für seine eher düsteres Bild von draußen eine große Rolle.

Die Karriere: Natürlich hängt das eben Formulierte mit den persönlichen Perspektiven sehr eng zusammen. Eine Karriere draußen im üblichen Sinn gibt es nicht. Der einmal niedergelassene Arzt ist und bleibt dies auch. Er gewinnt seine persönliche Bedeutung in der Interaktion mit seinen Patienten oder auch in den Netzen, die niedergelassene Kollegen untereinander aufbauen. Wobei das Einzelgängertum, oder nennen wir es kreatives Selbstbewusstsein, bei sehr vielen Praktikern pointiert ausgeprägt ist und einem engen Miteinander eher im Wege steht. Der Arzt im Krankenhaus spielt natürlich mit Gedanken an eine berufliche Karriere und dieses Spiel ist das Salz in der Suppe, das die Weiterbildungsjahre würzt. Man lernt bald, seinen fachlichen Wert einzuschätzen, manchmal auch zu überschätzen und zeichnet sich Zukunftsgebäude, wobei der personelle Aufbau der eigenen Abteilung natürlich die zentrale Rolle innehat. Aber auch wenn dort alle Positionen besetzt sind, kann man immer noch die Klinik wechseln. Unter heutigen Arztmangelbedingungen findet sich meist eine Chance. Und heute sind Oberarztstellen aus zeitlichen und vor allem finanziellen Gründen äußerst attraktiv. Die letzten Arbeitskämpfe im ärztlichen Bereich haben vor allem die Oberarztposition erheblich aufgewertet und damit die gewachsenen finanziellen Strukturen unnatürlich aus der Balance gebracht. Viele Stimmen sprechen davon, dass es heute wesentlich interessanter ist, auf einer Oberarztstelle zu verharren, als eine Chefarztposition mit ihren vielfältigen Arbeitsebenen und Verantwortlichkeiten, sowie dem Damoklesschwert des ständigen Scheiterns anzustreben. Dies ebenfalls einer der Gründe, warum es keine große Neigung für abhängige Klinikärzte gibt, ihren sicheren Hort zu verlassen.

Das Geld: Ein Klinikarzt bekommt gutes Geld. Und sicheres Geld, das regelmäßig auf sein Konto fließt. Er kann sich davon üblicherweise keinen Porsche kaufen und kein Zweithaus in der Schweiz. Auch eine eigene Segeljacht ist schwierig. Aber er kann mit diesem Gehalt eine Familie gut alimentieren, ein Häuschen abstottern, seine Kinder auf weiterführende Schulen oder eine Uni schicken und ein oder zwei schöne Urlaube unternehmen. Also sich eigentlich das leisten, was jeder andere fleißige Deutsche, vielleicht mit Unterstützung des Ehepartners, anstreben kann. Hat man eine gehobenere Stellung in einer Klinik inne, geht vielleicht noch ein bisschen mehr.

Ein Hausarzt hat nach aktuellen Gehaltsaufstellungen durchaus ein paar Tausender im Jahr mehr verdient, hat allerdings deutlich weniger Freizeit und damit weniger Gelegenheit, das Geld an den Mann zu bringen, siehe oben. Er hat allerdings auch ein unternehmerisches Risiko und weiß nie so genau, wie viel von seinem verdienten Geld die KV, die Kassenärztliche Vereinigung, wegstreicht. Vergleicht man den Stundenlohn eines Hausarztes mit dem eines Klinikarztes, dann arbeitet der Niedergelassene für einen deutlich geringeren Satz. Etwas anders gestaltet sich die Situation im Facharztbereich. Manche Sparten haben es noch richtig gut. Vor allem die Apparate – lastigen Fachärzte, Radiologen, Laborärzte, Strahlentherapeuten haben heute noch Umsätze und Nettoverdienste, von denen die meisten normalen Ärzte nur träumen können. Natürlich tragen sie ein hohes unternehmerisches Risiko und profitieren außerdem von einer verblendeten, fortschritts- und technikgläubigen Patientenklientel, wie auch von der Absicherungsmedizin gegenüber Kassen, verschiedenen Institutionen und möglicherweise klagenden Patienten. Von diesen Wenigen mit richtig viel Geld möchte ich nicht sprechen. Der Klinikarzt vergleicht sich finanziell eher mit dem Hausarzt, vielleicht noch den niedergelassenen Internisten, Gynäkologen, Chirurgen oder Orthopäden. Rechnet deren durchschnittlichen Nettoverdienst hoch und vergleicht diesen mit seiner eigenen Situation. Und sieht aus finanziellen Erwägungen keinen zwingenden Grund, seine Kündigung einzureichen.

Die Abhängigkeit. Die Freiheit: Ein Klinikarzt ist natürlich bezüglich seiner Arbeitsstelle abhängig und ein kleines Rädchen in einer großen Krankenfabrik. Also werden ihm viele, vor allem unternehmerische Entscheidungen abgenommen und auch im Allgemeinen kann er sich voll der Medizin widmen. Natürlich hat er auch ethisch schwierige Fragestellungen zu bearbeiten und zu lösen, doch betreffen diese in der Regel die Medizin im engeren Sinne. Bezüglich seiner Überlegungen und Entscheidungen bei einer Patientenbehandlung war der Krankenhausarzt früher ganz und heute bedingt frei, dies als Folge der Ökonomisierung, an anderer Stelle beschrieben. Er kann sich damit mit Einschränkungen auf seine originäre Ausbildung und Bestimmung als Arzt konzentrieren und genießt damit, oft ohne sich dieses Privilegs voll bewusst zu sein, die Bedingungen und die Eigenschaften, die ihn als Arzt ausmachen sollte, nämlich eine gewisse Freiheit, für seinen abhängigen, kranken und vertrauenden Patienten die richtigen Wege zu finden.

Nicht ganz so einfach stellt sich die Sachlage im niedergelassenen Bereich dar. Für jeden praktischen oder fachärztlich tätigen Kollegen steht natürlich ebenfalls das Wohl seiner Patienten an erster Stelle. Aber die Begrenztheit der Mittel, die Einbindung in den größeren Kontext der Kassenärzte, das manchmal große Investitionsvolumen im Hintergrund, also der wirtschaftliche Druck, beeinflussen die gemachte und angebotene Medizin in mehr oder weniger großem Ausmaß. Jeder Arzt verfügt über ein mittleres Budget, beispielsweise für Medikamente und darf dies nur zu einem gewissen Volumen überschreiten, andernfalls haftet er mit seinem eigenen Einkommen. Diese Vorgabe fordert damit die Anpassung der Medikamentengabe nicht nur nach den medizinischen Notwendigkeiten, sondern auch dem vorgegebenen Budgetrahmen. Bekommt der eine Patient teure Medikamente, eventuell von der Erkrankung oder dem Krankenhaus vorgegeben, muss dies bei der Behandlung anderer Patienten entsprechend ausgeglichen werden. Dies mag im Einzelfall keinen Nachteil bedeuten, es schränkt jedoch die Therapiefreiheit ein und führt bei einer Reihe von Erkrankungen zumindest zu einer Therapieunsicherheit. Bei manchen Krankheitsbildern, nehmen wir die rasch zunehmende Osteoporose älterer Menschen, befindet sich aus dem obigen Grund die mittlere Behandlungsqualität auf einem niedrigen Niveau.

Nehmen wir zum Thema Medizin unter wirtschaftlichen Zwängen ein anderes Beispiel. Ambulante Operationszentren sind gewünscht und schießen wie Pilze aus dem Boden. Sie müssen unter dem Diktat des sogenannten stationsersetzenden Katalogs, der viele Eingriffe an Kliniken stationär nicht mehr zulässt, diese Patienten abarbeiten und bedienen auch die große Klientel der Patienten, die wegen kleinerer oder mittlerer Läsionen operativ behandelt werden müssen. Aber die absolut unabhängige Therapiefreiheit haben diese Zentren schon lange verloren. Gäbe es in vielen Fällen noch eine konservative Alternative, wird diese im aufklärenden Gespräch nur am Rande in die Überlegungen mit einbezogen und der operative Weg favorisiert. Denn von diesem Weg profitiert das wirtschaftliche Unternehmen, vom konservativen nur unerheblich.

Die ambulant tätigen Operateure sind natürlich keine schlechten Ärzte, aber sie sind nicht vollständig unabhängig in ihrer Entscheidung. Die wirtschaftliche Dimension schwingt immer mit und beeinflusst Denken und Handeln, vielleicht mehr unbewusst als mit klarem Kalkül, aber stetig vorhanden. Und anzuprangern ist die stete ethisch bedenkliche Verknüpfung zwischen medizinischem und wirtschaftlichem Ziel.

Das mitschwingende wirtschaftliche Kalkül greift allerdings in vielen Fällen noch weiter. Es betrifft auch die Netze der Interaktionen zwischen den verschiedenen Arztgruppen und den wirtschaftlichen Vorteil durch gegenseitige Zuweisung von Patienten, zum Beispiel für die Diagnostik. Betrachten wir etwa den Bereich der Kniegelenksschmerzen bei Arthrose, da sich daran das System gut beschreiben lässt. Ein Patient wendet sich mit seinem Gelenkproblem vertrauensvoll an seinen Orthopäden. Dieser veranlasst eine Kernspinuntersuchung als Grundlage für seine weitere Therapieentscheidung und stützt damit auch das in ihn gesetzte Vertrauen. Die Notwendigkeit für dieses heute bei jeder Bagatelle angewendete diagnostische Verfahren ist in vielen Fällen zweifelhaft, aber sie wird nicht mehr hinterfragt. Also MRT und danach eventuell Entscheidung zur Operation. Als pikantes Detail sollte man allerdings anfügen, dass heute an vielen Kernspinanlagen die anfordernden Orthopäden investiv beteiligt sind. Das bedeutet in praxi, dass der anfordernde und dann eventuell operierende Orthopäde sich doppelt bedienen kann. Keine kassenärztliche Vereinigung hat bis heute diese Praktiken auf dem Rücken der Patienten wie auch der Allgemeinheit der Versicherten unterbunden. Die enge Verknüpfung zwischen Medizin und Ökonomie wird als selbstverständlich hingenommen. Medizin ist eben ein Geschäft.

Weitere Beispiele ließen sich anführen. Besonders die ambulanten Zentren für Strahlentherapie bieten in manchen Fällen ethisch fragwürdige, aber durchaus teure Leistungen an. Dazu muss man wissen, dass die Aufstellkosten der Linearbeschleuniger immens hoch sind und nur von potenten finanziellen Gruppen geschultert werden können. Die Geräte wie auch die Abteilungen müssen sich natürlich rechnen und damit nimmt man es nicht immer sehr genau mit ethisch einwandfreien Indikationen. Nach Informationen von Insidern werden nicht selten präfinale Patienten auf die Bestrahlungstische gelegt und großen Strahlendosen ausgesetzt. Jede Strahlensitzung bringt eben Geld und oft gibt es Niemanden, der die ethisch fragwürdigen Maßnahmen kritisch hinterfragt. Damit kommt man natürlich – zur Ehrenrettung der Strahlentherapeuten – vielen verzweifelten Menschen und ihren Angehörigen entgegen, die sich in der Endphase von schweren Erkrankungen an jeden Strohhalm klammern, möge er noch so zerbrechlich sein. Wo mag man da die Grenze ansetzen? Aber es bemüht sich eben auch Niemand, keine KV, keine Ärztekammer, kein Qualitätsinstitut, keine politische Gruppierung darum, klare Regeln zu formulieren, auch wenn dies ethisch und moralisch anspruchsvoll wäre. Wo beginnt oder endet Menschlichkeit und wo beginnt Quälerei, die keine Lebensqualität mehr bereitet?

Diese angeführte kleine Auswahl von Vorgehensweisen und Praktiken im Land der Niedergelassenen sind den Ärzten in Kliniken natürlich bekannt. Manches ahnt man nur, manches nimmt man im Alltag beiläufig und kopfschüttelnd zur Kenntnis. Man bemerkt die ausufernde Indikationsstellung von Spezialisten in der Umgebung, zu denen die Patienten in Scharen pilgern, man hört sich die Klagen von Patienten an, die nicht wirklich wissenschaftlich bestätigte Injektionskuren auf eigene Kosten über sich ergehen haben lassen, man behandelt Komplikationen oder schlechte Ergebnisse nach nicht wirklich notwendigen operativen Eingriffen an Praxiskliniken. Man stellt sich die Frage, ob man an diesem Spiel teilnehmen möchte und besinnt sich dann auf die altruistischen Werte, die Einen in diesen Beruf gebracht haben. Und distanziert sich innerlich immer mehr von dieser ökonomisch geprägten Medizin, ist zufrieden mit den, wenn auch nicht immer optimalen Strukturen in der eigenen Klinik.

Die Zukunft, also die Perspektiven und die zu erwartenden Veränderungen im niedergelassenen Bereich: In den Kliniken ist Vieles im Fluss. Zahlreiche Gruppierungen schrauben an vielen Ecken des Systems, wollen Kliniken fusionieren, privatisieren, optimieren, rationalisieren und damit natürlich Leistungen rationieren, wollen immer noch mehr sogenannte Qualität an die Leistungserbringer zwingen. Diese Bestrebungen sieht man nach Jahrzehnten der Reformen in den Kliniken gelassen. Zu viele Optimierer hat man kommen und gehen gesehen. Zu viele sind zum großen Sprung angetreten und als Bettvorleger gelandet. Zu viele Sanierer sind kläglich gescheitert. Wesentliches in den letzten Jahren im Sinne der Politik und der Kassen hat nur die Ökonomisierung erreicht, dies um den Preis der Zerstörung der Medizin und der wirklichen, über die Jahrhunderte gewachsenen Werte. Also kann man gerne weiter die Axt an den Baum legen, der unser Aller Lebensgrundlage bedeutet. Dieses Wissen führte in den Kliniken zuerst zur Frustration, inzwischen eher zu einer gewissen Gelassenheit. Man versucht trotz aller Widrigkeiten im Kern einige eigenen Werte zu schützen und schließt irgendwann mit der geregelten Kliniktätigkeit Frieden.

Denn die Zukunft draußen ist unsicher. Aus vielerlei Gründen. Keiner weiß genau, wie es weitergehen soll. Rechnet sich eine Praxis auch noch in 10 Jahren? Kann ich als Arzt ohne Kapital bei meiner modernen Lebensplanung meine Kredite bedienen? Wie wird die Politik oder die kassenärztliche Vereinigung der zunehmenden Ausdünnung im ländlichen hausärztlichen Bereich begegnen? Muss ich diesbezüglich mit einer Einschränkung der Freiberuflichkeit rechnen und vielleicht aus meiner geliebten Stadt aufs Land ziehen? Wird die Politik den Facharztsektor stärker finanziell an die Kandare legen, um den hausärztlichen Lotsenbereich zu stärken? Kann ich dauerhaft mit der Unsicherheit leben, am Monatsanfang nicht zu wissen, wie viel meiner Arbeitsleistung mir die KV am Monatsende vergüten oder mittels eines Regresses in einem Jahr zurückfordern wird? Möchte ich mich von den Kassen und meiner eigenen Vereinigung immer mehr gängeln lassen? Nur ein paar exemplarische Fragen, auf die es keine belastbaren Antworten gibt. Und diese Fragen stellt sich zudem eine stark verunsicherte Generation, die mehr als diejenige vor ihr jedes größere berufliche und private Risiko scheut und trotz aller gewagten Freizeitmanöver auf dem Mountainbike, in der freien Wand und beim Bungee Springen, ein globales Absicherungsverhalten lebt.

Und so zögert der junge Klinikkollege, wenn es zum Schwur kommen soll und arrangiert sich lieber mit seinem ungeliebten Chef, einer nörgelnden Personallabteilung und einer omnipotenten und nervenden Verwaltung. Die wachsende Unsicherheit draußen schreckt ab und die zunehmend erkennbaren Angebote der Klinik erscheinen immer attraktiver. Die Appetenz-, Aversionswaage neigt sich zugunsten der Klinik. Dieser Weg ist der durch- und überschaubarere und trotz allen Alltagsärgers der sicherere.

Was müsste sich tun, damit der Klinikarzt heutiger Prägung wieder Lust und den Mut bekäme, sich niederzulassen? Ohne Prophet zu sein, sind einige Punkte klar zu adressieren. Zum ersten ist es das rigide Abrechnungssystem der Leistungen, das radikal zu ändern wäre, um vor allem ökonomische Anreize für manche Therapien herauszunehmen und wieder eine patientenzentrierte Behandlung zu ermöglichen. Das heutige System zwingt den Arzt dazu, jede Leistung mit einer Nummer aus der Ärztlichen Gebührenordnung zu benennen, womit er die Abende in seiner Praxis verbringt und vor allem genau prüfen muss, ob und wie sich manche Zahlenkombination mehr oder weniger rechnet. Das Schleifen dieser Krämertätigkeit könnte wieder zeitliche Freiräume eröffnen für eine wirklich sprechende und zugewandte Medizin. Dafür wäre ein großzügiger Vergütungsrahmen zu schaffen, der den niedergelassenen Arzt auf einen Schlag von der bisherigen Erbsenzählermentalität befreien würde. Und der den niedergelassenen Sektor auch von dem Damoklesschwert der Regresse befreien würde. Allein durch einen solchen mutigen Schritt wären unzählige Klinikärzte bereit, aufs Land zu gehen. Es wäre in diesem Zusammenhang auch eine spannende Aufgabe, die Einsparungen bei Kassen oder Kassenärztlichen Vereinigungen zu beziffern, wenn Tausende von Sachbearbeitern von der administrativen Tätigkeit der Abrechnungsüberprüfung freigestellt werden könnten.

Daneben gilt es, die hinderliche Abgrenzung zwischen drinnen und draußen zu verringern. Ich denke zum Beispiel an das Ping Pong Spiel zwischen Praxen und Kliniken mit deren Ermächtigungsambulanzen, wobei Patienten mittels entsprechender Scheine hin- und hergeschoben werden und unsinnige Stunden in Wartezimmern verbringen dürfen. Der tiefe Grund für diesen institutionalisierten Unsinn findet sich in dem Machtanspruch der Kassenärztlichen Vereinigungen, die ihre niedergelassenen Mitglieder schützen und jede nicht notfallmäßige Inanspruchnahme einer Klinik nur mit entsprechenden Überweisungen ermöglichen. Das bedeutet in vielen Fällen Untersuchungen, Röntgen, Labor usw. draußen durchgeführt, dann Überweisung an die Klinik und erneute Untersuchungen, nun nach den Kriterien und Standards der Klinik. Auch in diesem Bereich wäre es interessant, die Kosten allein der Doppeluntersuchungen zu erheben, nicht zu sprechen von der Strahlenbelastung für die Patienten.

Auch die Gemeinden müssten sich ändern, die zwar über schließende Praxen lamentieren, aber nicht in der Lage sind, eine wirkliche Willkommenskultur für junge Ärzte aufzubauen und für diese dauerhaft funktionierende Strukturen einzurichten. Versorgung mit Gesundheitsleistungen ist vor allem eine öffentliche Aufgabe. Und es wird nicht ohne öffentliche Gelder funktionieren.

Ändern müssen sich aber auch die Patienten, die oft ohne Grenzen ihrem Anspruchsdenken leben und bei den geringsten Befindlichkeitsstörung in den Wartezimmern der Praxen sitzen, außerdem von einem Spezialisten zum nächsten fahren und damit ohne Rücksicht auf die Kosten für das Allgemeinwesen Patiententourismus betreiben. Patienten, die die Lösung ihrer Probleme nur selten bei sich selbst sehen, bei ihrem Lebensstil, ihrem Gebrauch von Noxen, ihren Ernährungsgewohnheiten. Aber das ist wohl das dickste zu bohrende Brett.

Geändert werden müssten aber auch liebgewordene Sinnlosigkeiten wie die Pflicht, bereits bei einer nur kurzfristigen Arbeitsunfähigkeit von einem oder zwei Tagen eine Arbeitsunfähigkeitsbescheinigung beibringen und diese bei einem Arzt einholen zu müssen. Viele Tausende von Patienten in Deutschland sitzen jeden Tag Stunden in Wartezimmern allein aus dem Grund, wegen einer einfachen Erkältung oder eines Magen-Darm-Infektes den gelben Zettel zu bekommen. Allein durch diese Veränderung könnte man für die niedergelassenen Kollegen gewaltige Freiräume freischaufeln. Und damit dem mündigen Arbeiter wieder die volle Verantwortung für den Umgang mit seinem Arbeitgeber, seinem Körper und auch der Gesellschaft als Ganzes zukommen lassen.

Und dann gibt es noch einen gewaltigen ungehobenen Schatz, eine stille Arztreserve, der die heutigen Funktionäre der Kassenärzte das Arbeiten erschweren. Es sind Tausende von Ärztinnen, die ihrer Reproduktionspflicht und – Freude nachgekommen sind, akademisch Windeln wickeln und Gemüsebrei pürieren. Die meisten, und ich weiß, wovon ich spreche, würden liebend gerne für ein paar Stunden in der Woche in einer Landpraxis arbeiten. Zu festen Konditionen und vor allem zu festen Zeiten. Sie würden sich auch gerne organisieren, zusammenschließen und vielleicht eine der vielen vakanten Praxen übernehmen. Dass ist aber laut Ärztekammer nicht möglich. Es braucht einen festeingesetzten Kassenarztsitzinhaber, der alle administrativen und sonstigen Verpflichtungen gegenüber der KV übernimmt und eine Teilung dieses Sitzes ist aus unerklärlichen Gründen nicht möglich. Es ist genauso wenig möglich, dass eine Institution, ein Altenheimträger oder auch eine Gemeinde einen Arzt beschäftigt. Dies würde ja vielleicht das Monopol der Kassenärztlichen Vereinigungen brechen.

Welcher Hohn. Die Gemeinden suchen händeringend Hausärzte. Es gibt genügend Ärztinnen, die in fester Anstellung vielleicht zwei Tage in der Woche ein festes Kontingent übernehmen würden und unsere Ärztefunktionäre verhindern dies. Und die Politik sieht untätig zu. Ein Blick nach Skandinavien zeigt, dass fest angestellte Ärzte in Gemeinden dort die Regel sind, die meisten dieser Stellen von Frauen in Teilzeittätigkeit besetzt. In der Republik bilden wir jährlich über 10.000 Studenten zu Medizinern aus, 70 % weiblichen Geschlechts für durchschnittliche Studienkosten von 200.000 Euro und lassen die jungen, motivierten und klugen Ärztinnen dann mehr oder weniger frustriert im Haus- und Kinderalltag ihr angehäuftes Wissen vergessen.

Diese Aufzählung ist nur exemplarisch. Der Kundige weiß genau, welche Missstände adressiert werden. Er mag mir nicht immer in der Analyse zustimmen und manche Thesen sind durchaus auch etwas scharf formuliert. Aber würde man nur einen Teil der Vorschläge systemübergreifend mit mutiger Hand angehen und verkrustete Strukturen brechen, könnte das allgemeine Gesundheitswesen nicht nur ökonomisch profitieren. Es würde vor allem weniger papierüberfrachtet, wieder menschlicher und damit auch plötzlich wieder attraktiver für einen jungen Klinikarzt, der zu Beginn seiner Kliniktätigkeit die Option der Niederlassung immer offengelassen hatte, aber das Ziel, vor allem aus obigen Überlegungen, immer mehr aus den Augen verloren hat. Man sollte ihm diese Perspektive wieder schmackhaft machen.

Und jetzt der Blick aus der Höhe des Niedergelassenen auf die Artgenossen in der Klinik

Inzwischen ist der arrogante Krankenhausarzt selbst niedergelassen und er liest die obigen Betrachtungen und Bewertungen mit manchmal einem gewissen Schmunzeln. Das meiste kann er jetzt noch bestätigt finden, aber der Blick ist differenzierter geworden. Aus der Vielzahl der Beobachtungen mit gewaltigem Verbesserungspotential möchte ich ein paar wesentliche herausgreifen, wobei beide Seiten adressiert werden, die Behandler wie auch die Patienten.

Die hohe Verunsicherung der Patienten – die Unsicherheit bei den Alltagsproblemen des eigenen Körpers – der Patiententourismus

Schauen wir uns mal die Patienten an, die an einem Vormittag mit ihren größeren und kleineren Problemen am Doktor vorbeimarschieren. Da gibt es viele, die eine wirkliche Erkrankung haben und völlig zu Recht einen/ihren Arzt aufsuchen. Sie haben was Akutes, einen Infekt, einen Unterleibsschmerz, ein starkes Ziehen im Rücken, ein Trauma mit Folgen. Sie haben natürlich Anspruch auf die Kompetenz des Generalisten oder vielleicht auch des Spezialisten. Daneben finden sich in einer Sprechstunde auch die chronischen Patienten, die Kontrollen bei Diabetes oder hohem Blutdruck, die Nachsorge bei einer Fraktur, die Blutkontrollen bei einer Leukämie oder die Röntgenkontrolle nach einer Krebserkrankung. Da braucht es einen Arzt. Einen Arzt mit solider Fachkompetenz, seinen Geräten, seinem einfühlsamen und begleitendem Gespräch, obwohl vor allem dieses Gespräch, dessen Dauer und Intensität, die Wirtschaftlichkeit seiner Praxis eher gefährdet.

Aber. In jeder Praxis, ich spreche vor allem aus der Sicht des Orthopäden/Unfallchirurgen, besteht sicher ein Drittel der Klientel aus Menschen, die nicht in eine Arztpraxis gehören. Diese Menschen sitzen aus verschiedenen Gründen im Wartezimmer. Es zwickt ein bisschen im Rücken, sie wollen gerne nach 10 Krankengymnastik Zyklen noch ein paar weitere, obwohl schon lange nicht mehr nötig. Es handelt sich um völlig verunsicherte Mütter, deren Töchter seit drei Tagen leichte Fußschmerzen haben, der kleine Finger seit ein paar Tagen weh tut und der Besitzer des Fingers damit nicht am PC arbeiten kann. Ein anderer Patient war schon bei vier Ärzten mit seinen leichten Kniebeschwerden, war aber mit deren Meinung nicht zufrieden und möchte gerne noch eine fünfte. Die Aufzählung ist nur fragmentarisch und könnte beliebig fortgesetzt werden.

Was sind die Hintergründe? Ein wesentlicher Faktor ist die Verunsicherung des heutigen Menschen und der Verlust der Fähigkeit, entspannt mit dem eigenen Körper oder vielleicht auch seinem Schicksal als Mensch auf dem Weg durch die Zeit umzugehen. Eine Ursache liegt sicher darin begründet, dass auf die Selbstheilungskräfte des Körpers nicht mehr vertraut wird. Alles was auch nur geringfügig neben der 100 %igen Normalität liegt, macht unruhig, unsicher, gehört bezüglich eines Grundes abgeklärt, am besten mit allen Mitteln der heutigen Medizin und sofort. Es könnte ja immer gleich das Schlimmste sein. Mal ein paar Tage zu warten, was denn der Körper mit dieser Bagatelle macht und erst dann aktiv zu werden, passt irgendwie nicht mehr in unsere heutige aufgeklärte Zeit. Und weist der tief durchatmende Arzt darauf hin, wird er sofort als inkompetent benannt und am besten gewechselt.

In dieser Tatsache liegen viele Milliarden begraben. Will der Arzt seinen Patienten nicht verlieren, reicht es nicht aus, nach einer gründlichen klinischen Untersuchung ein einfühlsames Beratungsgespräch zu führen. Es muss gleich die diagnostische Keule herausgeholt werden. Röntgen, CT, Kernspin. Meist führt in diesen Fällen die vertiefte Diagnostik zu keinem Informationsgewinn, aber der Patient ist zufrieden und der Arzt hat etwas, worüber er reden kann.

Die Apparategläubigkeit ist heute enorm hoch. Diagnostik nur aus Anamnese und Untersuchung und dann zurückhaltende Behandlung ist nicht mehr in und wird in den angesprochenen Fällen bei der Behandlung des unsicheren Patienten nicht ausreichen. Es wäre interessant, im Rahmen einer Studie einmal zu überprüfen, wie hoch der Prozentsatz der intensiven apparativen Diagnostik wirklich ist, der zu einer anderen Therapie führt als bei alleiniger Untersuchung.

In diese Ebene fällt auch das unsinnige, vor ein paar Jahren politisch eingeführte Recht auf eine sogenannte Zweitmeinung. Stellt der erste Arzt eine Diagnose, ist der von seiner Einstellung und seiner medialen Vorinformation bereits skeptische und verunsicherte Patient heute in vielen Fällen nicht mehr bereit, eine eventuell vorgeschlagene Maßnahme durchführen zu lassen oder zumindest zu diskutieren. Ich kenne viele Situationen, in denen er zwei Tage später in die Praxis kommt und eine Überweisung bezüglich einer zweiten Meinung an anderer Stelle einfordert. Grundsätzlich gut. Aber was macht der verunsicherte Patient denn nun mit der zweiten Meinung, wenn sie mit der ersten nicht übereinstimmt. Dies ist nicht selten, da der Graubereich der Indikationsstellung zu einer Maßnahme breit ist? Der verunsicherte Patient wird noch verunsicherter und kommt nun zum ersten wieder zurück und erwartet eine Lösung. Er kommt also zu dem zurück, dem er durch sein Verhalten bereits signalisiert hat, dass er von dessen Kompetenz nicht sehr überzeugt ist. Und der erste lehnt natürlich aus erkennbaren Gründen eine weitere Therapie ab und schickt zum nächsten Spezialisten. Diese Zweitmeinungslawine frisst gewaltige Zeit- und Geldressourcen, denn in der Regel benötigt der Zweitmeinende noch ein paar weiter teure diagnostische Features oder veranlasst die bereits durchgeführten nochmal, da vom Patienten nicht vorgelegt.

In diesen Kontext fällt natürlich auch die Geld- und Ressourcenvernichtung durch die Absicherungsmedizin. Es darf ja Nichts übersehen werden, dies vor allem vor dem Hintergrund der Tatsache, dass nahezu jeder Bundesbürger eine Rechtsschutzversicherung abgeschlossen hat und grundsätzlich sowieso davon ausgeht, dass das Gesundheitssystem und seine Protagonisten nicht sorgfältig arbeiten. So geht man mit ein bisschen Knieschmerzen in die Praxis und früher mit dem Rat von Schonung und kühlenden Umschlägen nach Hause. Kosten 10 Euro. Heute sind obligat und werden erwartet: Blutabnahme, Röntgendiagnostik, Magnetresonanztomografie, an Behandlung zumindest Schmerzmittel und Physiotherapie. Kosten 500 Euro. Ergebnis gleich.

Die Absicherungsmedizin treibt erstaunliche Blüten. So wird im Rahmen des Zertifizierungswahns bei vielen überschaubaren Krankheitsbildern breiteste Diagnostik gefordert und dies nicht nur einmalig, sondern mehrfach im Rahmen von engmaschigen Kontrollen. Man verstehe mich recht. Vieles macht Sinn. Aber man hat, um ja nichts zu übersehen, das rechte Maß verloren.

Es ist in der Medizin, im Älterwerden eines biologischen Organismus, im Entstehen und Verändern von Erkrankungen nie möglich, alle Eventualitäten und Besonderheiten rechtzeitig, frühzeitig oder überhaupt zu erkennen. In Vielem sind wir und werden wir immer dem Schicksal ausgeliefert sein und manchmal überrascht, auch konsterniert dastehen. Und keine Erklärung finden, keine Ursache, keinen Auslöser. Das kann natürlich im Einzelfall sehr tragisch sein. Ich rede damit nicht dem diagnostischen Nihilismus oder dem Beenden der Prävention die Rede, aber ich plädiere für etwas mehr Entspanntheit und Lässigkeit im Umgang mit dem Kommen und Gehen.

Diese Entspanntheit, man kann es auch diagnostischen oder therapeutischen Spielraum nennen, würden aber nicht nur Ärzte benötigen, sondern die Bevölkerung müsste dies zulassen und vor allem die dahinterstehenden Juristen. Wenn diese imperativ bei extrem geringer Häufigkeit des Auftretens einer Erkrankung und Übersehen derselben, dem übersehenden Arzt schuldhaftes Unterlassen eines diagnostischen Verfahrens vorwerfen, braucht sich Keiner zu wundern, dass alle anderen Ärzte bereits bei den geringsten Hinweisen auf dieses Krankheitsbild alle Register ziehen und damit bei Tausenden von Patienten sinnlose Überdiagnostik betrieben wird. Wer meint, dass mit dieser Argumentation übertrieben wird, sollte bei den Kassen nachfragen, wie viel Geld sie ausgeben, nicht für angezeigte Diagnostik oder zielgerichtete Therapie, sondern allein um ein seltenes Risiko vielleicht feststellen oder ausschließen zu können. Vonnöten wäre eine gut informierte und nach abgestimmten Standards arbeitende Rechtsprechung, die dem Arzt eine größere diagnostische Freiheit einräumte. Wenn nicht, wird dieser Faktor in der Zukunft die Kostenexplosion weiter fördern und dies vor allem im niedergelassenen Bereich.

Die ökonomische Bewertung medizinischer Maßnahmen. Die wirtschaftliche Führung einer Praxis. Der Zeitdruck. Das diesen Faktoren zum Opfer fallende Gespräch

Es würde den Rahmen sprengen, die komplexen wirtschaftlichen Abläufe in einer Praxis in allen Facetten beschreiben zu wollen. Ist auch nicht nötig. Aber im Grundsatz lautet die Botschaft: mehr Leistung (vor allem die richtige) an mehr

Patienten (vor allem den Richtigen) bringt mehr Geld. Wenig Leistung an wenig Patienten ist nicht geeignet, erfolgreich eine Praxis mit einer Reihe von Unkosten zu betreiben. Damit muss ein Arzt, will er und sein System überleben, in die Leistung gehen, zumindest in dem Rahmen, den ihm seine kassenärztliche Vereinigung auf Grund der insgesamten Deckelung der Leistung erlaubt. Also Alles ausreizen im System und darüber hinaus im privaten Behandlungsbereich, der keine Deckelung hat oder im Bereich der IGeL Leistungen (individuelle Gesundheitsleistungen, frei vereinbart und per cash zu bezahlen). Und besonders die apparative oder operative Leistung bringts, also noch ein Sono, eine Gastro, oder ein Röntgen oder eine Blutabnahme. Und, mit wenigen Patienten lässt sich keine Praxis betreiben. Also braucht es viele Patienten in der Sprechstunde, möglichst nicht zu oft in einem Quartal, denn das schmälert den insgesamten Erlös.

Ohne permanenten Zeitdruck kann eine Praxis damit nicht überleben. Und ich postuliere, dass das nur wenig mit dem Hausarztsterben zu tun hat. Es hat etwas mit Sinnhaftigkeit und guter Organisation und eben dem Zwang zur Leistung zu tun. Und vor allem das Reden als die gesamte Medizin und Heilung und Führung tragendes Agens bleibt auf der Strecke. Natürlich reden wir ständig, aber wir bleiben im Fluss des Alltags und der ökonomischen Notwendigkeiten auf der dünnen Oberfläche und verlassen wir diese alle paar Tage, um tief zu schürfen und wirklich zu beraten in allen Dimensionen, dann müssen wir das bitter büßen. Entweder ökonomisch, oder durch einen noch verschärften Zeitdruck oder durch erboste Patienten, die entrüstet das Wartezimmer verlassen, weil der Arzt ja nicht in der Lage ist, Termintreue zu garantieren. Nur weitgehende Freiheit von ökonomischen Zwängen könnte hier Abhilfe schaffen. Weg vom pedantischen und in vielen Fällen hinterlistigen oder klug kombinierten Aufschreiben von Zahlen, die die Leistung dokumentieren sollen. Es bleibt die Tatsache oder der Vorwurf im Raum, dass der Arzt, der sich wirklich ganzheitlich, empathisch und ehrlich um seinen Patienten kümmert, binnen kurzer Zeit seine Praxis schließen kann und dass der Arzt, der das System kennt und für seine Form der ökonomisierten Medizin benützt, sich bald das neue teure Sonografiegerät leisten kann, um noch mehr Apparatemedizin zu betreiben.

Und daran sind nicht nur die Ärzte schuld, die Väter des Systems sitzen in der Politik mit dem Dogma der unbedingt zu erhaltenden Freiberuflichkeit, sie sitzen in den KVen, die natürlich das bestehende System immer wieder optimieren wollen, da sie in diesem System leben und weiter leben wollen und auch die Patientenschar ist mit ihrem Anspruch des „Alles Wollens" und „auf Alles ein Recht Haben" nicht unschuldig. Es gab vor ein paar Jahren im damals sozialistischen Osten Deutschlands ein System, bei dem der „abhängige" Arzt sich ohne jeden ökonomischen Zwang um einen kranken Patienten kümmern konnte. So schlecht war das nicht. Vielleicht sollten wir in eine Diskussion eintreten, ob nicht doch Kombinationen zwischen den verschiedenen Extremen möglich sind, damit sich der niedergelassene Arzt wieder mehr um den Patienten kümmern kann und nicht nur um die Zahlen, die der Patient generiert.

Der schwierige Patient. Der Patient zwischen den Institutionen. Und der dadurch entstehende persönliche und volkswirtschaftliche Schaden

Ich skizziere zwei Beispiele aus meiner täglichen Praxis. 60-jähriger Patient, körperlich fit, geistig fit, arbeitswillig, Busfahrer. Hatte ein Schulterproblem und wurde erfolgreich operiert. Nach drei Monaten war er vollkommen wiederhergestellt und hätte seine Tätigkeit wieder aufnehmen können. Der Vertrauensarzt des DB (dort war er angestellt) hat ihm ohne Untersuchung mitgeteilt, er hält ihn nicht für arbeitsfähig, dies noch für weitere drei Monate. Und nach diesen drei Monaten weitere drei, obwohl der Patient mit allen Fasern arbeiten will und medizinisch auch kann. Hintergrund: die DB hat zu viele Busfahrer und möchte diesen 60-jährigen Menschen in den Vorruhestand zwingen, da dann kostengünstiger. Möchte aber die Überbrückungszeit nicht bezahlen und delegiert diese schwierige Aufgabe pikanterweise an den behandelnden Arzt, der sich jedoch vor allem um einen frustrierten und allein gelassenen Patienten kümmern muss, dieser aber schon lange nicht mehr arbeitsunfähig. Es gibt darüber hinaus keinen tragfähigen Kontakt zwischen Arzt und der letztlich entscheidenden Institution, an der der Patient beschäftigt ist.

Zweites Beispiel: 55-jähriger Patient aus einem afrikanischen Land. Vor 10 Jahren in Deutschland als Asylant anerkannt. Kein vernünftiger Gesprächskontakt möglich. Vor ein paar Jahren Verkehrsunfall, gut behandelt, Verletzung ausgeheilt. Auf dem Arbeitsmarkt in vollem Ausmaß arbeitsfähig. Mehrere Versuche am Job Center ohne Erfolg. Erst nach Jahren in der Lage, einen Rentenantrag zu stellen, der abgelehnt wurde. Die Sache liegt beim Sozialgericht. Damit der Mensch – er ist kein Patient mehr – überhaupt leben kann, wird ihm in der Praxis seit Jahren – obwohl völlig gesund – eine Arbeitsunfähigkeitsbescheinigung ausgestellt.

Das Problem ist schnell konkretisiert. Es gibt in jeder Praxis einen Pool von Patienten, an meiner sind es vielleicht 10 %, die nicht oder nicht mehr in eine Praxis gehören. Diese Patienten kosten dem Sozialsystem große Summen und sie kosten vor allem Zeit und hohes Engagement, um einen Weg durch den Sozialdschungel zu finden. Dies vor allem deshalb, weil jede Institution des Sozialnetzes ihre eigenen Wege verfolgt, eigene Gespräche führt, eigene Standards erfüllen muss und auch ihre eigenen finanziellen Töpfe schonen möchte. Das heißt, die Patienten gerne in anderen Töpfen wissen möchte und dies so lange wie möglich. Dies führt nebenbei zu einem hohen Aggressionspotential bei den Patienten, die vor allem die Ärzteschaft als Ursache ihrer finanziellen Probleme adressiert.

Darunter leidet das System der niedergelassenen Ärzte erheblich. Es bestehen in der Dichte des Alltags nämlich keine zeitlichen Räume, diesen sozialen Wirrwarr zu entflechten. Und Lust dazu hat der Arzt, der sich am Abend durch seinen bürokratischen Dschungel quälen muss, auch nicht. So geht er den einfachen Weg und schreibt eben die AU aus, auch wenn der gesunde Patient schon ein Jahr oder mehr krankgeschrieben wird. Es sind sehr viele große bürokratische Institutionen, die in Deutschland diese Patienten aufgeteilt haben und in ihren Dateien führen, die regionalen oder überregionalen Rentenversicherungen, die Krankenkassen, Berufsgenossenschaften, die Arbeitsämter oder Job Center, die Sozialämter, Landratsämter, Sozialgerichte und sicher noch einige mehr. Und sie verwalten und verantworten damit auch gemeinsam einen riesigen Pool an Verzweiflung, Depression, Hoffnungslosigkeit, Armut und nicht zuletzt Gewalt.

In diesem Zusammenhang ein kurzer Blick auf einen weiteren Aspekt. Immer wieder fällt auf, wie gering das allgemeine Wissen zu den Möglichkeiten und Grenzen unserer sozialen Einrichtungen ist. Was die rechtlichen Aufgaben der Krankenkassen sind, wird in der Regel noch verstanden. Aber die Aufgaben der anderen Einrichtungen des öffentlichen sozialen Netzes, der Berufsgenossenschaften, der verschiedenen Ämter, der Renten- oder Sozialversicherungen und vor allem der Grenzen, bzw. der Übergänge von einem Netz zum anderen werden nicht richtig verstanden und damit auch nicht richtig angesprochen und angefragt. Es wäre eine sehr löbliche Aufgabe, bereits in den Schulen oder Universitäten verständlich und umfassend die verschiedenen sozialen Hilfsebenen zu erklären und auch die Wege zu Hilfe und Leistungen und die Bedingungen und Voraussetzungen für einen Menschen in einer Zwangssituation. Ein vertieftes Verständnis über die Möglichkeiten und auch Grenzen jeder sozialen Einrichtung würde manche Diskussion im Alltag erleichtern und Aggressionspotential verringern.

Der Versuch einer Lösung der vielfältigen und ineinander verschlungenen Probleme wurde in den vorgängigen Absätzen angedeutet und vorgeschlagen und wird am Ende des Buches konkretisiert. Ganz grundsätzlich bedarf es einiger Eingriffe in die Rechte der Selbstverwaltung. So muss es nach Meinung vieler Insider für Kommunen möglich werden, wie auch in Nordischen Ländern, selbst Arztzentren zu gründen und Ärzte oder besonders qualifizierte Schwestern zu besonderen und für diese interessanten Bedingungen anzustellen. Nennen wir diese Zentren einmal Kommunale MVZ (Medizinische Versorgungszentren), so sollten diese Zentren einen gesetzlichen Auftrag erfüllen und die medizinische Versorgung der Mitglieder der Kommune übernehmen. Damit würde auf einen Schlag der Versorgungsengpass beseitigt werden, da sich viele Tausende von Frauen, Ärztinnen und Schwestern im Zeitarbeitsmodus an solchen Zentren engagieren würden.

Würden sich solche kommunalen Zentren in besonders unattraktiven Regionen befinden, bräuchte es eine bevorzugte gesetzliche Regelung, zum Beispiel Vorteile bei der Abrechnung (Ausnahme von der Mengenbegrenzung) oder finanzielle Anreize. Manche heutigen Modelle weisen bereits in die richtige Richtung (Hausarztmodell der Kassen).

Darüber hinaus braucht es zukunftsfähige Kooperationsformen auf der Ebene der niedergelassenen Ärzte mit den regionalen Kliniken, besonders qualifizierten Pflegekräften, die ein deutlich höheres Maß an Verantwortung übertragen bekommen müssen (und dafür auch eine entsprechende Bezahlung erwarten dürfen). Kreative Lösungen sind gefragt. Zur Ehrenrettung der verantwortlichen Ebenen sei jedoch gesagt, dass Stand 2020 zahlreiche gute Ansätze erkennbar werden.

Es wäre so einfach, wenn man bereit wäre zu schenken

Eines der Zauberworte heißt Vertrauen. Auf diesem Wort würde alles aufbauen und wenn die Inhalte dieses Wortes gelebt würden, gäbe es keine Sorgen. So einfach wäre das, aber ebenso einfach und naiv wie der der Wunsch nach dem Paradies auf Erden. Trotzdem nehme ich mir die Freiheit, diesen Gedanken frei und ohne Grenzen zu entwickeln. Vielleicht kommt so der Eine oder der Andere ins Grübeln und spinnt diese Gedanken für sich weiter.

Es gab mal eine Zeit und die ist gar nicht so lange her, da ging man zum Arzt seines Vertrauens. Das ist auch heute noch ein fester Begriff, aber er hat keinen Inhalt mehr. Man sagt es so locker dahin, lebt aber den wahren Sinn nicht mehr wirklich. Es gab auch vor ein paar Jahrzehnten noch nicht so viele Ärzte, vor allem nicht so viele Spezialisten und es gab auch noch so etwas wie eine Schicksalsergebenheit. Man ging also zu diesem Menschen, der medizinisches Wissen und Können verkörperte und ließ sich von ihm beraten oder behandeln. Man wusste von der Endlichkeit des medizinischen Wissens und dass hinter diesem Wissen das blinde Schicksal wartete oder ein von Gott vorgegebener Weg. Trotzdem vertraute man zu diesen Zeiten seinem Arzt und wäre nie auf die Idee gekommen, einen anderen aufzusuchen, zu dem man viele Kilometer hätte fahren müssen. Und das Wort Zweitmeinung war noch nicht geboren. Dieser Arzt wurde für seine Meinung und seine Behandlung bezahlt, direkt und oft nach den Möglichkeiten eines Patienten und damit war der vertrauensvolle Handel abgeschlossen. Da gab es keinen Platz für Misstrauen, allenfalls konnte man über die nicht eintretende Wirksamkeit der Behandlung schimpfen.

In den bisherigen Kapiteln wurde der Zustand der Institutionen, die im Medizinbetrieb tätig sind und ihre Instrumente beschrieben. In den nun folgenden drei möchte ich auf einige eher weiche, durchaus manchmal schwammige Begriffe eingehen, ohne deren Betrachtung jedoch ein Abriss der heutigen Medizin nicht vollständig wäre und ohne deren vertiefte Betrachtung eine Heilung des Patienten „Die Medizin am Anfang des 21. Jahrhunderts" nicht gelingen kann.

© Springer-Verlag GmbH Deutschland, ein Teil von Springer Nature 2020
M. Wiedemann, *Die Medizin verkauft ihre Seele*,
https://doi.org/10.1007/978-3-662-60956-9_13

Nicht grundlegend verschieden davon war die Behandlung im Krankenhaus. Jeder Patient zu früheren Zeiten war sich bewusst darüber, dass eine Einweisung in ein Krankenhaus immer ein gravierendes Zeichen dafür war, dass es nicht so gut um einen stand und dass, je nach den Launen des Schicksals dieser Weg auch einmal ein Einbahnweg sein konnte. Das war dann eben so und nicht zu ändern. Keiner wäre auf die Idee gekommen, die Kompetenz (auch dieses Wort war damals noch nicht geboren, zumindest nicht in diesem Kontext) der Ärzte im Krankenhaus anzuzweifeln. Man ging, ohne zu überlegen davon aus. dass alle Ärzte und Schwestern selbstverständlich und nach den geschriebenen und ungeschriebenen Regeln und Gesetzen ihrer Professionen alles Menschenmögliche taten, um nach den Möglichkeiten der Zeit zu helfen und zu heilen. Keiner hätte unterstellt, dass der Arzt nicht belesen oder erfahren genug wäre, einem kranken Menschen helfen zu können und keiner hätte dem Krankenhaus ein Organisationsverschulden oder einen Hygienemangel vorgeworfen. Der Gang zu einer Patientenhilfsorganisation (die es noch gar nicht gab) oder sogar zu einem Rechtsanwalt war für diese Generationen undenkbar und ausgeschlossen. Die helfenden Professionen und ihre Institutionen genossen einen Vertrauensvorschuss, und dieser Geist war eine große Beruhigung für den kranken Menschen und seine Familie. Er brauchte sich nicht zu überlegen, wohin und zu wem. Er war auf dieser Vertrauensebene geborgen und aufgehoben. Sie war wie Balsam für seinen kranken Körper und Geist, auch wenn die Medizin damaliger Tage oft schwach und ungenügend in ihren Mitteln und ihrer Leistungsfähigkeit dastand.

Natürlich gibt es auch heute noch viele Formen des Vertrauens, die den kranken Menschen durch seine Krankheit und durch das System tragen. Und ein Wohl denen, die dieses oft kindliche Vertrauen noch aufbauen und den Helfenden im System entgegenbringen können. Sie haben es einfach und können unverbildet sich in die Geborgenheit der modernen Medizin hineinlegen und meist schnell und unproblematisch geheilt, das System auch wieder verlassen. Mein Wirkungskreis ist im ländlichen Raum und ich habe den Eindruck, dass der Mensch auf dem flachen Land eher bereit ist, Vertrauen zu schenken und damit auch zu erhalten. Dies hat sicher nichts mit Bildung oder Ausbildung zu tun. Aber der ländliche Mensch lebt eher in Vertrauenswelten, in Handschlagwelten und er ist daher eher bereit, unkompliziert mit seinen medizinischen Problemen und Handlungsoptionen umzugehen. Gelingt es einem Arzt, von diesen Patienten als vertrauenswürdiger Vertreter der Medizin anerkannt zu werden, gestaltet sich die Behandlung meist einfach auf sparsamer nonverbaler Ebene. Dinge, die notwendig sind, werden eben getan. Man spricht zwar über mögliche Komplikationen, weil man eben muss. Aber das bereits gespendete Vertrauen leidet darunter nicht. Aber leider und wohl unwiederbringlich ist das Wort Vertrauen für die meisten Menschen – nicht nur Patienten – aus dem System verschwunden, Und zwar aus dem ganzen System.

Der Patient vertraut seinem Arzt nicht mehr, auch nicht dem Spezialisten, seinem Krankenhaus schon gar nicht und auch nicht der Universitätsklinik. Der Hausarzt vertraut dem Facharzt nicht mehr und alle nicht der örtlichen Klinik. Die Kostenträger, also die Krankenversicherungen, vertrauen den Krankenhäusern nicht mehr und diese nicht mehr den medizinischen Diensten der Krankenkassen. Die Politik ist ein

Meister im Nichtvertrauen. Sie institutionalisiert einen administrativen Moloch nach dem anderen, um die Qualität der Krankenhäuser zu überprüfen, ein neues Hygiene Institut nach dem anderen, einen neuen Gemeinsamen Bundesausschuss, eine weitere Gesellschaft zur Regulierung der Geldflüsse im System. Und was sind diese sogenannten Qualitätsoffensiven anderes als das verdeckte Zeichen dafür, dass die Qualität in den Krankenhäusern und in den Praxen nichts wert ist oder man sie nicht wertschätzt und man sie ständig verbessern muss. Diese Moloche binden Milliarden, die besser in die Wissenschaft oder die direkte Krankenversorgung fließen sollten, sie sind träge Alligatoren, die den sogenannten Leistungserbringern, also den Arbeitern vor Ort, mit einer unbändigen Überprüfungs- und Nachfragewut die Zeit und die Kraft rauben und die erhaltenen Daten sind oft die Server nicht wert, auf denen sie gesammelt werden. Denn nirgendwo wird der stattgehabte Ablauf so gebeugt, wie bei der Beantwortung dieser Qualitätsanfragen. Nicht aus Absicht. Einfach aus Überdruss und Zeitnot. Und diese Daten entscheiden über das Geld im System.

Misstrauen herrscht aber auch zwischen der Bevölkerung im Allgemeinen und ihrem Gesundheitswesen und dieses wird fleißig geschürt von unzähligen, mehr oder weniger seriösen Medien, die jede – mehr oder weniger überprüfte Meldung aus der Welt der niedergelassenen oder stationären Medizin benützen, über die unzähligen Behandlungsfehler der unfähigen Ärzte oder der überlasteten Pflegekräfte ausführlich und mit meist sehr negativem Grundton zu berichten. Es ist selten, dass wirklich sorgfältig recherchierte Artikel an die Öffentlichkeit gelangen und dann meist nur in Journalen oder Zeitungen, die aus vielerlei Gründen nur einer begrenzten und belesenen Schicht der Menschen zugänglich sind. Das Gros der Tages- oder Wochenzeitungen berichtet oberflächlich, tendenziell und zerstört damit ohne Not das Engagement und die Kraft derjenigen, die tagtäglich vor Ort sich mit den wirklichen individuellen Problemen auseinandersetzen müssen. Natürlich würde dies kein Reporter oder Journalist zugeben. Aber wer recherchiert denn wirklich sorgsam und zeitraubend, wenn aus einem Krankenhaus ein sogenannter Hygienemangel berichtet wird? Welcher Journalist macht sich die Mühe, im Krankenhaus subtil zu recherchieren, wo das Problem liegen könnte, wie die Belastungssituation des Personals aussieht, was bereits getan wird an unzähligen Maßnahmen zur Verhinderung von Infektionen, wie die immer weiter klaffende Schere zwischen Medizin und ökonomischen Druck die Abläufe in einem nicht mehr zu leistenden Termindruck beschleunigt und vieles mehr?

Im Alltag sieht sich der Niedergelassen Arzt, so er noch das uneingeschränkte Vertrauen seines Patienten genießt, deshalb oft mit verunsicherten Menschen konfrontiert, die voller Verzweiflung fragen, an welche Klinik sie sich denn mit ihrer Erkrankung oder einer notwendigen Operation wenden sollen. Selbstverständlich und unkompliziert ist hier gar nichts mehr. Nach vielen verschiedenen Meinungen, Studium von Internetseiten und Informationen aus Printmedien müssen sie sich zum Canossagang an eine bestimmte Klinik entscheiden und selbst nach der Empfehlung des Hausarztes ist der Zweifel immer im Spiel. Der Zweifel an der Kompetenz der Ärzte im Krankenhaus, der Sauberkeit in den Operationssälen und auf den Stationen, der stringenten Führung durch einen vertrauenswürdigen Arzt, der Verlässlichkeit der Abläufe. Die Artikel in Printmedien, die mal wieder einen Skandal aufgedeckt haben, säen Angst, Unsicherheit und Zweifel. Wie kann eine Behandlung gelingen, wenn unter diesen Voraussetzungen eine Krebserkrankung oder ein anderes chronisches Leiden zu behandeln ist, ja auch nur ein kleiner Eingriff ansteht. Für die Führung und Behandlung meiner eigenen Patienten ist es immer wieder eine große Beruhigung und ein in diesen Zeiten seltener Vertrauensvorschuss, wenn der vor einer Operation stehende Mensch am Vorabend des Eingriffs artikuliert, dass er voller Vertrauen ist und damit gelassen und ruhig dem nächsten Tag entgegensehen kann. Nicht nur meine Erfahrung ist, dass diese Menschen, die noch Vertrauen schenken können, schneller und unkomplizierter gesund werden können und nicht jede notwendige Maßnahme kritisch hinterfragen.

Der Alltag sieht leider anders aus. Da fragt der Unfallverletzte oder dessen Angehörige noch in der Notaufnahme nach der Frequenz des notwendigen Eingriffs in diesem Krankenhaus und nach der Kompetenz der Ärzte und verlangt dann nicht selten eine Verlegung in die nächste Schwerpunktklinik. Da wählt ein älterer Mensch für die Hüftoperation nicht die Klinik vor Ort, sondern die sogenannte Spezialklinik in 500 km Entfernung, wo er dann nach dem Eingriff ohne Besuch die Tage verbringen muss. Oder er entscheidet sich gegen einen gebotenen Eingriff aufgrund des Misstrauens, das gegen die lokale Klinik im Ort herrscht und erträgt sein Leid. Eine Klinik, die vielleicht im letzten Zertifizierungsverfahren einige Kriterien nicht erfüllen konnte und dadurch eine schlechte Presse bekam. Diese Beispiele häufen sich in den letzten Jahren und zeugen von der politischen Absicht, durch Überprüfung sogenannter Qualitätsindikatoren die Kliniklandschaft zu bereinigen, also Abteilungen und ganze Krankenhäuser vom Netz zu nehmen. Eine „schlechte" Abteilung am Krankenhaus, die durch die Presse geht, führt nicht selten die ganze Klinik in ökonomische Schieflage. Und Insider wissen, wie leicht die Qualitätsindikatoren zu manipulieren sind.

Misstrauen herrscht aber nicht selten auch zwischen Institutionen, zwischen Kliniken, die sich dem Kampf um Patienten verschrieben haben, die mit Leuchttürmen weit strahlen wollen und müssen, um Menschen aus angrenzenden Regionen zu sich zu ziehen oder an sich zu binden. Dieses Ziel wird offen, besser aber noch verdeckt angestrebt und beruht auf dem Prinzip, die andere Klinik abzuwerten. Es wird auch gerne verwendet, um im Niedergelassenen Sektor Mitbewerber am gleichen Ort zu diskreditieren. Und nur wenige Ärzte sind frei davon. Die typischen Fragen lauten: Wer hat Sie denn operiert? Wo haben Sie sich denn behandeln lassen? Hat man an dieser Klinik denn nicht an dieses oder jenes gedacht? Und ich soll das Ganze jetzt wieder in Ordnung bringen! So oder so ähnlich geht man gerne in diesem verdeckten Konkurrenzkampf miteinander um und übersieht dabei, dass es der Andere ähnlich macht und die ganze Profession darunter leidet.

Misstrauen prägt aber auch das Verhältnis zwischen Kassen und Ärzten. Der Vorwurf oder zumindest Verdacht auf einen Abrechnungsbetrug schwingt in den Diskussionen ständig mit und scheint ja auch, wie immer wieder Pressemitteilungen zeigen, nicht unbegründet. Schwarze Schafe gibt es natürlich auch im Bereich der Medizin und das hochkomplexe Abrechnungs- und Punktesystem, das für jede noch so kleine Handreichung eine Ziffer kennt, dies im ambulanten wie auch stationären Bereich lädt gerade dazu ein, eine eher vorteilhafte Bewertung der eigenen Arbeit abzugeben. Den Kassen ist dies natürlich bewusst. Dies führt zu administrativer Aufrüstung und ständiger Überprüfung der Leistungsbezifferung und gegebenenfalls Rückforderung von Beträgen zur Freude der sogenannten Leistungserbringer. Aber auch diese sind nicht faul und besuchen ständig Seminare, in denen es ausschließlich darum geht, das System noch besser lesen und auslegen zu lernen. Also wie an anderen Stellen des Systems auch prägt Misstrauen das Verhältnis. Und dieses Misstrauen ist teuer. Die Zeche zahlt am Ende der Beitragszahler.

Die Kassen bedienen sich noch eines anderen Instruments, um Zwietracht zu säen und dies unter dem Überbegriff Qualität, der auch an anderen Stellen herhalten muss, um Unterschiede zwischen den Ärzten herauszustellen. Sie erstellen auf Grund zweifelhafter Indikatoren Rankinglisten und sind damit nicht weit von den unseriösen Listen der Printmedien entfernt. Die Kassen verfügen über ungeheure Datenmengen, aus denen sie vom grünen Tisch aus, nach den für sie interessanten Filterkriterien, Listen erstellen können und damit den Ärzten in einer Region und darüber hinaus einen Rankingplatz zuweisen. Ist dieser Platz nicht ganz oben, kann für den betroffenen Arzt oder die betroffene Klinik ein erheblicher wirtschaftlicher Schaden eintreten. Und die Kriterien hinterfragen nur sehr wenige Patienten.

Zurück zum sensiblen Verhältnis zwischen Arzt und Patient. Vertrauen ist natürlich irrational, aber ohne geht es nicht wirklich gut. Man muss es schenken und dafür braucht es Zeit, Hingabe und Zuwendung, die allerdings nicht finanziert ist. Also findet wirklich vertiefte Zuwendung auch nur eingeschränkt statt. Aus diesem Grund haben Heilpraktiker heute viel Zuspruch. Sie nehmen sich Zeit und schaden mit ihren Maßnahmen zusätzlich nicht – wie manche Methoden aus der Schulmedizin. Die Kosten dafür tragen die Patienten meist gerne. Eckart von Hirschhausen spricht davon, dass man als Arzt auch Medizinmann und Entertainer sein sollte. Damit trifft er den Kern. Die Droge Arzt oder der Arzt als Katalysator eines Behandlungs- oder Heilungsprozesses, der ruhig und entspannt der Natur Raum und Zeit gibt, sich zu entfalten, diese Qualitäten gehörten wieder in den Mittelpunkt der Arzt/Patient Beziehung. Es braucht keinen Controller im off, der den Rahmen dieser Beziehung nach wirtschaftlichen Erwägungen vorgibt. Vertrauen braucht eine einfache und klar strukturierte Begegnungsebene zwischen abhängigem und vielleicht angstvollem Menschen und der Profession, verbal und nonverbal. Ein solches Vorgehen und das Leben dieser Philosophie führte jedoch heute sehr schnell in den Konkurs der Praxis oder der Klinik. Nichts oder wenig tun und dadurch Vertrauen zu gewinnen, bringt keine Punkte, keine vernünftige DRG und damit keinen Erlös. So sind Hirschhausens Vorschläge gut und richtig, allein die Wirklichkeit sieht anders aus.

Das Arzt/Patienten Verhältnis hat sich in nur wenigen Jahren grundsätzlich und wohl unwiederbringlich verändert. Es ist oberflächlicher, flüchtiger, pragmatischer, technokratischer, eher wie ein Geschäft mit gut organisierten Abläufen geworden. Bei vertiefter Betrachtung und unter Kenntnis des modernen Menschen kann das allerdings auch Vorteile bringen. Es geht mehr um einen vordergründigen Ablauf, also die technische und kompetente Abarbeitung von medizinischen Algorithmen und eine andere Form von Vertrauen, die dadurch entsteht. Manchmal hat man den

Eindruck, dass die Länge der Wartezeit in der Praxis ein höheres Maß an Vertrauen oder Kompetenz erzeugt, als das Gespräch oder die Konsultation selbst. Das kann den Patienten, vor allem den Arzt aber auch entlasten, ihm eine Bürde von den Schultern nehmen.

Der Arzt ist weiter weg vom Patienten als früher. Die heutige Zeit mit ihren vielen widerstreitenden Strömungen und einem gewissen Maß an Skepsis zwischen Helfer und Hilfsbedürftigem schafft eine größere Distanz und gewichtet andere Faktoren als noch vor 20 Jahren. Das kann ja nach Situation gut oder schlecht sein. Für den Arzt ist es meist einfacher, weniger tief in ein Schicksal eindringen zu müssen oder zu dürfen, je nach Persönlichkeit des Patienten oder auch Situation. Und trotzdem ist bei vielen Menschen in schwerer See zu spüren, wie tröstlich das ehrliche Wort sein kann, wie wertvoll die fünf mühsam für dieses Schicksal freigeschaufelte Minuten.

Mit Wehmut denken Manche zurück an Zeiten, in denen es vielleicht weniger Wissen und Evidenz - basierte Medizin gab, weniger Zeit- und sonstigen Druck, weniger Einflüsse von draußen, von eigentlich medizinfremden Ämtern, Institutionen und anderen, die Medizin nur mit Zahlen verbinden. Und in denen der Mensch geheilt wurde oder sich doch geborgen fühlen konnte in einer auch mystischen Aura, einer gegenseitigen Abhängigkeit, einer tiefen Verbundenheit, einer stabilen und unzerbrechlichen Vertrauensebene. In der die Medizin noch eine Seele hatte. Das Sehnen nach tiefer menschlicher Anteilnahme fand im Idealfall Erfüllung und wurde nicht, wie es leider heute die Regel ist, von der Skepsis für das Ganze erdrückt.

Ein Hoch dem Lustprinzip

Es gibt in unseren Breiten ein Recht auf Arbeit. Auf Arbeit, die einem Bürger ermöglicht, sein Leben und das seiner Lieben zu finanzieren. Aber ein Recht auf glückliche, gar erfüllte und anregende, innovative Arbeit gibt es nicht. Da gibt es ja auch eine große individuelle Streubreite. Was dem einen immer wieder die Motivation gibt, morgens aufzustehen und zur Arbeitsstelle zu fahren, bedeutet einem anderen überhaupt nichts und er quält sich Jahr um Jahr durch die Arbeit, um seine Existenz zu fristen. Und nur die wenigsten können einer Frustarbeit so einfach den Rücken kehren und sich zu neuen Ufern aufmachen.

Soziale Arbeit, also auch und vor allem Arbeit am und mit dem kranken Menschen in einer Klinik, kann man natürlich auch als eine Tätigkeit begreifen, die primär dazu dient, am Monatsende einen gewissen, vielleicht auch guten Betrag auf seinem Konto zu finden. Und vielleicht noch in angenehmer, warmer Atmosphäre sich intellektuell zu betätigen und berufliches Ansehen zu erlangen. Ein Arzt, der primär in solchen Kategorien denkt und arbeitet, kommt sicher ganz gut über die Runden, wird zwar ein wenig oberflächlich Medizin betreiben, aber vielleicht als ganz ordentlicher Vertreter seiner Spezies begriffen.

Aber wirklich Arzt sein, bedeutet mehr, viel mehr. Das ärztliche Ethos, wie es seit Jahrhunderten gelebt und gelehrt wird, bedeutet nichts anderes, als sich mit jeder Faser seiner Existenz, seiner körperlichen, psychischen und seelischen Eigenschaften, Möglichkeiten, Fertigkeiten, Besonderheiten, Kenntnisse, um einen kranken Menschen zu bemühen und mit ihm gemeinsam um einen Weg zu einer Heilung oder Verbesserung einer Situation zu ringen. Oder, wenn dies nicht mehr gelingen kann, ihn zu begleiten und Leiden zu lindern, vielleicht bis zum bitteren Ende. Es bedeutet Anteilnahme an seinem Schicksal aus professioneller Warte heraus, nicht durch bedauerndes Mitleid, sondern durch aktive und fachlich gegründete Stütze und kenntnisreiche und erfahrene Begleitung. Der Beruf war und sollte sein, Berufung und Durchdringung der ganzen Existenz mit ärztlichem Ethos. Darauf kann Vertrauen des Patienten gründen, aber vor allem auch die tiefe Befriedigung des

© Springer-Verlag GmbH Deutschland, ein Teil von Springer Nature 2020
M. Wiedemann, *Die Medizin verkauft ihre Seele*,
https://doi.org/10.1007/978-3-662-60956-9_14

Arztes mit seiner Tätigkeit, die in Form eines ständigen Kreislaufs die Kraft generiert, um seinen schweren Beruf durchzustehen.

Kann man mit diesen Grundgedanken heute noch etwas anfangen? Ist diese Einstellung anachronistisch, vielleicht lächerlich? Geht sie an der modernen Arbeits- und Lebenswirklichkeit vorbei? Und wenn, ist das unabwendbar, unumkehrbar, oder vielleicht änderbar? Gut oder schlecht?

Eine Annäherung

Ein angehender Mediziner hat sein Studium abgeschlossen. Seine Berufswahl zu Zeiten des Gymnasiums war nicht einfach gewesen. Er hat sich vor allem von altruistischen Überlegungen leiten lassen. Soziale Tätigkeit, tief befriedigende Hilfe am notleidenden Menschen, Ausloten der eigenen essentiellen Strebungen und Emotionen, Herausforderungen eines anspruchsvollen Studiums, soziale Anerkennung, krisensicherer Beruf, beruhigender Wohlstand. Die erstgenannten Gründe stehen weit im Vordergrund, der wesentliche Motor ist das reine Ideal, durch eine lebenslange, zutiefst soziale Tätigkeit Gutes zu tun.

Das klassische Ideal wird in den Jahren vor dem Studium vielleicht gefestigt durch ein Praktikum bei einem Arzt, in einer Klinik, durch Gespräche mit Ärzten oder Schwestern, durch zahlreiche, mehr oder weniger hilfreiche Informationen aus verschiedenen Medien. Das klassische Ideal ist stark. Vor allem auch die Möglichkeiten der Umsetzung im späteren Berufsleben, mit hohem intellektuellen und wissenschaftlichen Anspruch, quasi wie Sherlock Holmes, den hinterlistigen Krankheiten auf die Spur zu kommen und dann ein Schnippchen zu schlagen und den bedrohten Patienten einer überraschenden Heilung zuzuführen.

Diese vielleicht etwas blauäugig daherkommenden Vorstellungen schwingen bei fast allen Diskussionen mit, wenn es um Erklärungsversuche geht, weshalb sich ein junger Mensch für ein Medizinstudium entschließt, trotz kritischer Einwände und trotz hoher Zugangshürden, manchmal jahrelanger Wartezeiten. Diese idealisierten Vorstellungen tragen durch ein langes, anstrengendes Studium und helfen dabei, bei der Bearbeitung der riesigen theoretischen Stoffmengen (von denen nur der geringste Teil je praktische Konsequenz finden wird) nicht zu verzweifeln. Wobei man zur Ehrenrettung der Universitäten anmerken muss, dass in den letzten Jahren ein deutlicher Schwenk vorgenommen wurde hin zu einer praxisorientierteren Ausbildung, wodurch der junge Arzt einen besseren Einstieg in seine Tätigkeit bekommen soll.

Betrachtet man das Studium als Ganzes, so wird vor allem die reine Medizin gelehrt, so als gäbe es heute noch eine Medizin, die nur ihren eigenen ethischen und moralischen Regeln folgen kann und darf. Die Vermittlung von Stoff, empirisch ermittelt oder wissenschaftlich begründet, also Evidenz basiert, steht absolut im Vordergrund. Man erlernt die sogenannte Schulmedizin. Der Rahmen, in dem später einmal Medizin stattfinden wird, spielt nicht wirklich eine Rolle und wird ausgegrenzt. Dass die Medizin, die an der Universität vermittelt und erlernt wird, in der späteren Praxis dramatische Veränderung erfahren wird und dann von der reinen

Lehre nur mehr Fragmente übrigbleiben, davon haben nur wenig Studierende eine Vorstellung.

Üblicherweise wächst während des Studiums die Lust, endlich selbst praktisch tätig zu werden. Wobei während des Praktischen Jahres dieser Blick durchaus eine gewisse Trübung erfahren wird. Der junge Student ist inzwischen bei optimalem Studienlauf 25 Jahre alt, denkt vielleicht an eine Familiengründung, hat es so langsam satt, noch am finanziellen Tropf seiner Eltern zu hängen und freut sich auf seinen Einstieg in die praktische Medizin, meist an einem der Krankenhäuser der Republik, bei einem Teil der Studenten auch im Ausland.

Das Studium endet mit der Approbation. Viele angehenden Ärzte machen dann erstmal einen Break und schauen sich die Welt an, unternehmen eine Abenteuerreise oder engagieren sich humanitär. Meist haben sie zu diesem Zeitpunkt bereits eine feste Stelle in der Tasche. Bei der heutigen angespannten Stellensituation in den Kliniken ist dies in der Regel kein Problem. Der junge Arzt wird nicht ausgesucht, er selbst sucht sich eine Klinik, eine Abteilung aus und schaut sich seine spätere potentielle Arbeitsstelle im Rahmen einer Hospitation genau an. Spricht mit dem Chef, vor allem aber mit den Assistenten, fragt nach Ausbildungsmöglichkeiten, Dienstplanmodellen, nach dem Umgehen mit Überstunden, nach dem Funktionieren einer Rotation, nach dem hierarchischen Aufbau innerhalb der Abteilung. Und versucht sich ein Bild von seinem späteren Arbeitsplatz zu machen. Bereits zu diesem Zeitpunkt merkt der frisch gebackene Arzt, dass die erfahrenen Assistenten viel mehr über die administrativen Rahmenbedingungen sprechen als über die Medizin als solche. Und dass bei diesen Gesprächen durchaus ein gerütteltes Maß an Frustration mitschwingt.

Nun, der junge Kollege entscheidet sich – vielleicht trotz einer gewissen Skepsis, für eine Abteilung, einen Chef und startet seine berufliche Laufbahn. Er befindet sich zu diesem Zeitpunkt auf der Höhe seines theoretischen Wissens und brennt danach, die Medizin, die er erlernt hat, praktisch zu vertiefen und endlich anzuwenden. Seine Ideale drängen nach Erfüllung. Je nach Struktur und Aufbau einer Abteilung, auch nach dem Stellenschlüssel und dessen Einhaltung, kommt der junge Arzt schnell in die Verantwortung. Manchmal gibt es noch einen Mentor, der mal mehr, mal weniger zur Verfügung steht und Hilfestellungen gibt. Meist lässt im Alltag die knappe Stellensituation jedoch jede Planung zur Makulatur werden. Schnell betreut man eine Station oder die Ambulanz allein ohne Backup oder hetzt von einer Funktion zur nächsten. Man ist natürlich praktisch tätig, macht Medizin, lernt schnell, wird sicherer, kommt je nach den persönlichen Fähigkeiten immer mehr in die Verantwortung und merkt auch, dass das zunehmend sichere Auftreten auch den Patienten sicherer macht, Vertrauen schafft.

Man macht auch die ersten Fehler in der Behandlung von Patienten, im Benützen der Netze einer Klinik oder im Spiel mit den manchmal differenzierten Hierarchien einer Abteilung oder des Gesamthauses. Meist sind diese Fehler behebbar oder wieder reparabel, das Verantwortungsniveau des jungen Arztes ist noch eher niedrig. Und eine klug aufgebaute Vertrauens und Kommunikationsebene in einer Abteilung kann dabei sehr hilfreich und entlastend sein. Machen Chef und Oberärzte in diesem Ausbildungslevel alles richtig, finden sie die richtige Balance zwischen

Fordern und Fördern, suchen sie auch mal das vertrauensvolle „väterliche" Gespräch, kann ein junger Arzt schnell wachsen, medizinisch und menschlich reifen und damit wird die Basis gelegt für eine ärztliche Persönlichkeit. Der junge Arzt lernt in dieser Phase, Menschen zu begleiten auf ihren oft schwierigen Wegen, vor allem lernt er auch sich selbst kennen, sein menschliches und fachliches Potential, seine Möglichkeiten und Grenzen, die Einteilung seiner Kräfte, sein Standing in den langen und anstrengenden Nacht- und Wochenenddiensten. Er lernt umzugehen mit eigenem Unvermögen, selbst gemachten Fehlern und dem Handling der daraus folgenden Konsequenzen. Das ist der normale Weg und in diesem Sinne sind in den vergangenen Jahrzehnten Generationen von jungen Ärzten gewachsen und irgendwann zu erfahrenen, starken Persönlichkeiten geworden.

Schnell und eigentlich unerwartet wird er aber auch mit den Schattenseiten des Medizinerlebens konfrontiert und stellt fest, dass er darauf nicht gut vorbereitet ist. Die Schattenseiten können sein ein unnahbarer, an der Ausbildung desinteressierter, auch unfähiger Chef, oder fixierte Seilschaften in einer Abteilung, gegen die es schwierig ist, sich durchzusetzen oder eigene Akzente zu setzen. Das erfordert dann Mut, Taktik, Standvermögen und auch geschärfte Ellenbögen. So war es bisher immer und der Flexiblere, Eloquentere, Durchsetzungskräftigere oder vielleicht auch nur der Glücklichere, der zur richtigen Zeit am richtigen Ort ist, wird reüssieren und schneller zum Facharzt gelangen oder Karriere machen. Damit konnten in den Jahrzehnten des letzten Jahrhunderts die Jungen umgehen, haben die inneren Regeln einer Abteilung schnell durchschaut und ihre eigene Taktik gefunden, je nach Charakter oder Temperament. Nur ganz wenige sind auf der Strecke geblieben, haben die Abteilung gewechselt oder das Spezialgebiet. Und noch viel wenigere haben die Medizin ganz oder teilweise aufgegeben und sind mit mehr oder weniger blutendem Herzen in einem theoretischen Bereich gelandet, wie im Medizinjournalismus oder der Forschung.

Die Schattenseiten an einer Klinik der Jetztzeit sind jedoch viel tiefgreifender und verstörender. Sie greifen in die Denkstrukturen und die Identität des jungen Arztes ein und verändern seine Wahrnehmung bezüglich der Wertigkeit und Sinnhaftigkeit seiner Tätigkeiten vollständig, nachhaltig und ich meine, leider unwiederbringlich. Vor wenigen Jahren galt ausschließlich der medizinische Duktus einer Behandlung, also die wissenschaftlich oder empirisch definierte und begründete Abfolge zwischen Diagnostik und Therapie, wie ein bestimmter Patient durch die Zeit seines Krankenhausaufenthalts zu führen war. Andere Randfaktoren, wie Bettenbelegung, Aufenthaltsdauer, Erlöskriterien wurden zwar immer wieder diskutiert, spielten aber für das direkte Behandlungsregime keine Rolle. Und durften dies auch nicht. Die Verwaltungen hatten sich um ihren Kram zu kümmern, die Mediziner um den Patienten und dessen Wohlergehen. In diesem Geist wurden die jungen Ärzte erzogen und sozialisiert. Es musste alles getan werden, was einem individuellen Patienten nützte ohne Rücksicht auf irgendwelche Interessen Dritter.

So musste es auch sein, so durfte es eine Gesellschaft erwarten, die die teure Medizinerausbildung finanzierte und ein Patient hatte das unbedingte Recht, in einem solchen Geist behandelt und geführt zu werden. Zugegeben, nicht alles war unter einer solchen Denk- und Handlungsstruktur wirklich sinnvoll, ehrenhaft oder gar vergleichbar. Und es war nicht immer der billigste Weg, der eingeschlagen wurde. Aber wer sonst sollte dies denn ermessen oder entscheiden, wenn nicht der zuständige Arzt mit der erlernten oder erfahrenen und ihm von der Gemeinschaft zugeordneten Kompetenz, der seinen Patienten in allen relevanten Facetten kannte.

Es gab zu diesen „goldenen" Zeiten natürlich auch Interessen, die nicht in Ordnung waren und wodurch das System hintergangen oder ausgenützt wurde. Nichts ist absolut. Ich denke an die Praxis der Krankenhäuser, ein Bett immer warm zu halten, damit es dafür ständig Geld von den Kassen gab. Damit wurden viele Patienten um Tage oder gar Wochen länger stationär behandelt, als wirklich medizinisch notwendig, den Kostenträgern natürlich ein Dorn im Auge. Und damit eine der wahren Ursachen für die spätere Einführung der Fallpauschalen. Das ökonomische Denken im vergangenen Jahrhundert spielte noch keine Rolle.

Wir erleben diese tradierte und über Jahrzehnte antrainierte Erwartungshaltung vor allem der älteren Patienten ständig im Alltag, wenn diese imperativ einen längeren Aufenthalt einfordern und fast aggressiv auf die kleine Vorlesung am Krankenbett über Fallpauschalen reagieren. Es war zu diesen Zeiten natürlich nicht in Ordnung, Patienten nach einer Leistenbruchoperation 3 Wochen im Krankenhaus festzuhalten und es war ebenfalls nicht in Ordnung, nach einer einfachen Gehirnerschütterung einen Menschen über 2 Wochen zu beobachten. Und das Denken über ambulante Alternativen einer Behandlung (die es zu dieser Zeit in frühen Strukturen bereits gab) war unterentwickelt.

Es war natürlich auch nicht in Ordnung, Privatpatienten besonders lange im Krankenhaus zu belassen, damit der liquidierende Arzt auf diese Weise sein Salär einfach steigern konnte. Generationen von Chefärzten haben auf diese Weise mit den Kostenträgern und damit uns allen ihr eigenes Spiel getrieben. Wobei sie, der Fairness halber muss es gesagt sein, oft nur dem Wunsch des verwöhnten Privatpatienten entsprochen haben.

Trotzdem stand die Maxime, einen Patienten medizinisch und ethisch einwandfrei und umfassend zu behandeln, über allen anderen Interessen. Im Vordergrund stand die Sorgfalt, alles zu machen, was nötig war und nichts zu übersehen, auch wenn man sich dazu vielleicht mehr Zeit nahm als unbedingt erforderlich. Fasst man zusammen, ging es ausschließlich um Medizin, Ökonomie kam nicht vor. Und das war im Kern gut und richtig so. Der Arzt, der diesem System und diesen Idealen diente, war ein zufriedener Arzt, einer, der im Einklang mit seinem geschworenen Eid arbeiten durfte und sich von Keinem und keiner Institution antreiben, kritisieren, relativieren oder verantworten musste.

Der Arzt und kein anderer bestimmte die Richtlinien, auch die Dauer einer Behandlung. Er war der unangefochtene Herr des Geschehens. Dies nach Menschengesetz, aber auch nach Moral und Ethik in einer Gesellschaft, egal welch religiösen Prinzipien diese folgte oder welchem Herrn sie diente. Die Irrwege der Medizin oder einiger ihrer Vertreter zu totalitären Zeiten, ich denke an die grauenhaften Menschenversuche im Dritten Reich – im Buch von Alexander Mitscherlich beschrieben – sind Verbrechen und stellen sich außerhalb menschlicher und medizinischer Werte. Wir sollten daraus gelernt haben.

Ärzte waren immer unabhängig und ihr fachlich und moralisch begründetes Wort stand neben dem Gesetz auf gleicher Höhe. Der Arzt durfte seinem Wissen und Gewissen folgen. Diese Maxime stellte den inneren Kern des Vertrauens dar, das die Gesellschaft als Ganzes und der individuell leidende Mensch der Profession der Ärzte entgegenbringen durfte. Das Wort des Arztes war Gesetz für seinen Patienten, er war im Rahmen seiner Möglichkeiten und deren der Medizin als Ganzes der Herr über Leben und Tod. Diese Macht – auch wenn sie sich in Wirklichkeit nicht als Macht, sondern als äußerst schwaches Werkzeug und damit als belastende Verantwortung darstellte – wurde nie in Zweifel gezogen und durfte auch nicht angetastet werden. Denn damit wäre das gesamte komplizierte und gleichzeitig sensible Gebäude von Verantwortung und Vertrauen wie ein Kartenhaus zusammengestürzt.

Dies hat mit übersteigertem Ego der Ärzteschaft, Anmaßung oder Hybris eines Arztes wenig zu tun. Der normale Arzt im Dienst des Patienten empfindet einen pathetischen Begriff wie Macht als eher hinderlich und er würde diese Macht nie gegen einen Hilfesuchenden Menschen richten. Die Macht bedeutet im Alltag Verpflichtung, ist oft schwer zutragende Bürde. Diese Last als Folge der Behandlungsdirektive gehört zum Leben und zum Selbstverständnis des Arztes als Verantwortlicher im Auftrag des Patienten und sie ist im Kern unteilbar, meist allerdings eingebunden in den Handlungsstrang, den man im medizinischen Team gemeinsam entwickelt.

Kommen wir zurück zum jungen Arzt an der Schwelle zur praktischen Tätigkeit. Er tritt mit großem Optimismus, einem Berg von Erwartungen und riesigem theoretischen Wissen, immer noch voller idealistischer Werte seine erste Stelle an der sorgsam ausgewählten Klinik an. Und dann erwartet ihn eine unerwartete kalte Dusche. Er wird sehr schnell und brutal mit der Tatsache konfrontiert, dass ein wesentlicher Teil seiner täglichen Arbeitszeit mit Medizin oder Arbeit am Patienten nur noch entfernt etwas zu tun hat. Er wird schnell aufgeklärt, was es mit dem Zauberwort Dokumentation auf sich hat und welchen Einfluss dieses Krebsgeschwür der Administration auf seine Arbeitsabläufe und seine Selbstbestimmung als Arzt ausübt. An anderer Stelle wurde das Thema Dokumentation ausführlich beschrieben. Im Kontext dieses Kapitels, bei dem es um die Veränderungen der Persönlichkeit Arzt in heutigen Kliniken geht, um die Veränderungen seines inneren Antriebs, soll der immense Einfluss dieses Faktors jedoch aus der Innensicht heraus beschrieben und bewertet werden.

Die heute geforderte Dokumentationsarbeit folgt zum einen medizinischen Notwendigkeiten, darüber hinaus aber vor allem Aufträgen des Arbeitgebers, sowie klinikeigener und klinikfremder Institutionen. Die medizinische Dokumentation eines Behandlungsverlaufes oder einer durchgeführten Maßnahme in speziellen realen oder heute zunehmend virtuellen Dateien gehört seit Beginn der Medizin moderner Prägung zum Alltag des Arztes. Sie dient vor allem der Niederlegung der eng mit einer Behandlung verbundenen Daten für später tätig werdende Ärzte, oder auch für die Weiterleitung von Informationen an eine andere Abteilung. Dazu zählen Operationsberichte, Beschreibung von Röntgen- oder anderen Untersuchungen, Analysen und Überlegungen, die zu einer bestimmten Maßnahme, eventuell einer Operation dienen, sogenannte Indikationsstellungen. Auch der Arztbrief nach einem stationären

Aufenthalt als Zusammenfassung aller Abläufe und eine epikritische Betrachtung, quasi als Summe oder Extrakt der ärztlichen Überlegungen, vor allem bei schwierigen Entscheidungen, ist fester Bestandteil der ärztlichen Dokumentation und Kommunikation. Diese Form der schriftlichen Niederlegung medizinischer Daten ist absolut notwendig, kommt dem Patienten direkt zu Gute und steht außer Diskussion.

Betrachtet man die letzten 2 oder 3 Dekaden, fällt auf, dass bereits diese Form der Dokumentation stark zugenommen hat und einen nicht geringen Anteil der täglichen Arbeitszeit beansprucht. Die Gründe liegen vor allem in der schnellen Zunahme des medizinischen Wissens, der immer diffizileren medizinischen, diagnostischen und therapeutischen Prozeduren. Das medizinische Wissen befindet sich in einer schnell drehenden Spirale und dringt in immer feinere Strukturen des Menschen vor, erfindet, entdeckt und entwickelt immer neue Methoden und Behandlungsverfahren. Ich möchte in diesem Zusammenhang nicht vertiefen, ob dieser unaufhaltsame Kenntniszugewinn dem leidenden Menschen in seiner ganzen Dimension hilft oder ob die nicht immer erkennbare Einordnung des steigenden Wissens in einen Gesamtkontext vielleicht nicht manchmal auch schadet. Fakt ist, dass noch vor wenigen Jahren zur Diagnose einer Blinddarmentzündung ein Druck auf den rechten Unterbauch genügte, um eine Operationsindikation stellen zu können, heute dagegen eine Ultraschalluntersuchung und nicht selten eine Computertomografieuntersuchung für nötig gehalten werden. Lassen wir die Kosten beiseite, so bleibt doch ein nicht unerheblicher Dokumentationsmehraufwand.

Betrachten wir als weiteres Beispiel für die stark zugenommene Dokumentationsarbeit die Erkrankung an einem Brustkrebs. Vor dreißig Jahren wurde eine klinische Untersuchung durchgeführt, dann die zum damaligen Zeitpunkt als adäquate Behandlung anerkannte Operation durchgeführt und vielleicht noch eine Bestrahlung angeschlossen. Nach heutigem Stand der Erkenntnis werden vor einem Eingriff zahlreiche Untersuchungen durchgeführt, Mammografie, Röntgen, Sonografie, Szintigrafie, Sentinel-Untersuchung, Punktion. Und nach dem Eingriff wird eine Auswahl oder eine Kombination verschiedenster komplexer Chemotherapien, adjuvanter Medikamentengaben und Strahlentherapie notwendig. Natürlich wissen wir und sind glücklich darüber, dass heute viel mehr Frauen in einer viel besseren Situation überleben. Aber es bleibt in diesem Zusammenhang zu bedenken, dass der heutige Dokumentationsaufwand ungleich größer geworden ist. Und es sind nur zwei gut überschaubare Beispiele angeführt worden. Der Aufwand hat teilweise groteske Ausmaße angenommen in den Bereichen Intensivmedizin, Onkologie, bei Mehrfachschwerverletzten, bei multimorbiden Patienten, bei denen häufig Komplikationen im Verlauf auftreten.

Trotzdem dienen die beschriebenen Dokumentationspflichten der Niederlegung und Weiterleitung von streng medizinischen Abläufen, Zusammenhängen, Überlegungen und kommen damit dem Patienten direkt zu Gute. Und finden Akzeptanz und Verständnis bei der Ärzteschaft, auch wenn man in der Dichte des Alltags darüber stöhnt. Und bereits durch diese Pflichten die Zeit am Patienten immer weniger wird und Hetze den Alltag bestimmt.

Was die Ärzte jedoch seit Jahren zunehmend in die Frustration und die innere Emigration treibt, sind die zusätzlichen Dokumentationspflichten im Auftrag der

Verwaltungen, der Qualitätsinstitute, der Zertifizierungsgesellschaften, der Kassen. Der Dokumentationswahnsinn aufgrund der Absicherung eines Behandlungsverlaufs nach allen Richtungen, um für spätere juristische Nachprüfungen auf der sicheren Seite zu sein. Dem Nachgeben des Anspruchsdenkens des heutigen Patienten und seiner Angehörigen durch immer mehr, oft sinnlose Untersuchungen mit entsprechendem Aufschreibe - Aufwand. Und dieses Dokumentationsgebirge durchsetzt heute den Alltag wie ein Krebsgeschwür, es stürzt auf den jungen, unvorbereiteten Arzt ein, der als Folge des Arbeitszeitschutzgesetzes nur über einen Achtstundentag verfügt und vor allem die Aufgabe hat, kranke Menschen aufzunehmen, zu untersuchen, Behandlungskonzepte zu durchdenken, zu operieren, eine Station zu organisieren oder Untersuchungen durchzuführen.

Wenn die Klinik insgesamt einen guten Ruf hat und ihre Abteilungen gute Chefs, dann stimmt zumindest der Personalschlüssel, und es sind genügend Ärzte präsent, die sich um ihre Aufgaben und Pflichten kümmern können. Aber diese Tatsache bedeutet gleichzeitig, dass sich um einen Patienten immer mehr Ärzte gruppieren und damit die schriftliche Kommunikation überwertig geworden ist. Damit steigt natürlich auch das Risiko von Datenverlust und es kommt nicht selten zu Beinahe – Katastrophen (den Beinahezusammenstößen im Flugverkehr vergleichbar). Die Folgen dieses schnellen Arztwechsels am Patienten für den Vertrauensaufbau und -erhalt wurden bereits beschrieben.

Viele Kliniken dokumentieren heute mit elektronischen Medien, wodurch Daten und Informationen schneller an verschiedenen Stellen zur Verfügung stehen. Dieser Komfortzugewinn ändert jedoch nichts an der bloßen Zeit und Kraft, die der Arzt verliert und wodurch die Frustration über seine tägliche Arbeit stetig anwächst. Der Arzt auf einer Station oder einer Funktionsabteilung verbringt ca. 40 % seiner Arbeitszeit, also fast die Hälfte seines Arbeitstages mit der Niederlegung von Daten und der detaillierten schriftlichen Analyse von durchgeführten Maßnahmen zur späteren weiteren Datenzusammenführung und Analyse von internen oder externen Überprüfern oder Weiterverarbeitern dieser Datenmengen. Das System, in dem sich der Arzt heute bewegt, hat damit einen radikalen Wechsel erfahren und die Gewichte sind vom Tun und Miteinander mit dem Patienten zum Aufschreiben des Tuns und des Miteinanders verschoben. Wobei dieses natürlich trotzdem stattfinden muss. In praxi bedeutet diese Tatsache, dass das dazwischen Passierende leidet, das Tun hat erste Priorität, das Aufschreiben hängt direkt damit zusammen, das Miteinander bleibt auf der Strecke. Dort, in diesem Miteinander, findet jedoch das Wesentliche statt, was Arztsein ausmacht und was der junge Mensch, der einmal den Arztberuf angestrebt hat, als zentralen Motivationsmotor für sich erkannt und definiert hat. Was passiert?

Der junge Arzt erkennt schnell das Schleifen seiner Ideale, den Angriff auf seine intrinsische Motivation und seine innersten Werte. Er erkennt, dass er seine Ziele neu ordnen, neu ausrichten muss, dies um im System überleben und gleichzeitig Karriere machen zu können. Er muss sich verbiegen, muss zum Diener des Systems werden und macht sich dessen Religion zu eigen. Und wird damit zum angepassten Mitläufer. Die Ausbilder in den Klinken stellen fest, dass die Kritikfähigkeit ihrer jungen Mitarbeiter stark nachgelassen hat, im Vergleich zu früheren Zeiten und Keiner mehr

Behandlungen oder Standards kontrovers diskutieren oder hinterfragen will. Diese Eigenschaft ist jedoch eine der Kerntugenden eines selbstbewussten Arztes, der jedes Mal wieder in kritischer Abwägung zwischen verschiedenen Behandlungsoptionen die beste Alternative herausfiltern muss.

Die immer stärker klaffende Schere zwischen dem einmal angestrebten Berufsideal und dem Alltag wird mit Frustration aufgefüllt. Man klagt nicht mehr öffentlich, denn alle anderen haben das gleiche Los. Man stöhnt leise angesichts der bürokratischen Pflichten und erledigt sie in obiger Weise. Man stellt sich auf das veränderte Berufsbild ein und arrangiert sich eben. Auflehnung ist sinnlos, auch an einer anderen Arbeitsstelle. Man schraubt bald seinen Enthusiasmus und sein Engagement zurück und stellt für sich selbst fest, dass man nicht bereit ist, einer Gesellschaft oder einem Arbeitgeber, der so schamlos die ärztliche Arbeitskraft für sinnlose Tätigkeiten ausnützt, mehr zu geben als den geforderten und notwendigen Aufwand. Das ist aber viel zu wenig für eine wirklich gute ärztliche Tätigkeit. Wir haben den Arzt, der Dienst nach Vorschrift leistet.

Auf diese Weise reagiert der bereits immobile Arzt mit gegründeter Familie, Kind in der Krippe oder dem angezahlten Haus. Der noch mobile Arzt versucht sich vielleicht im Ausland, meist im Norden Europas, auch in der Schweiz oder in Österreich. Die realen Arbeitsbedingungen zwingen junge Menschen geradezu, ihre Ideale und ihre Begeisterung auf Sparflamme zu reduzieren. Wer nicht dazu bereit ist, für den bleibt nur die Flucht. Der bereits etwas ältere Kollege hat keine Alternative, als sich innerlich früh auf seine Zeit nach dieser Mühle vorzubereiten und dann sein Leben neu zu ordnen und mit Sinnhaftem zu füllen.

Fasst man zusammen, so wird der individuell präsente und kompetente Wunscharzt, wie ihn sich die Gesellschaft oder der kranke Mensch vorstellen, heute vor allem an der Qualität seiner administrativen Tätigkeiten gemessen. Die gewonnen Daten können intern oder extern bequem analysiert und klug diskutiert werden und dienen vielen Menschen, die von diesen Daten leben, dazu an Stellschrauben zu drehen. Gespräche, wirkliches Eingehen auf die Bedürfnisse eines Menschen kommen bei den externen Bewertungen nicht vor, können nicht gemessen und damit auch nicht administrativ abgebildet werden.

So bestehen nur noch marginale Unterschiede zwischen dem Hersteller eines Werkstücks am Fließband und einem heutigen Arzt. Dieser wird austauschbares Teil in einem Klinikbetrieb und hat seine Rolle als kleines Rad in einem großen administrativ dominierten Wirtschaftsbetrieb, genannt Krankenhaus, zu akzeptieren. Er erkennt, dass im inneren Machtgefüge einer Klinik der Arzt nicht mehr wirklich der Entscheider ist, ihm wurde und wird eine subalterne Position zugewiesen. Dies kann nicht ohne erhebliche innere Veränderungen und Verletzungen geschehen.

In diesem Spannungsfeld zwischen Lust an der Arbeit und Frustration über die Bedingungen der heutigen ärztlichen Arbeit gehen Fähigkeiten und Engramme in kurzer Zeit verloren, die das Arztbild in der Gesellschaft und in der Selbstsicht über Jahrhunderte gebildet, ständig geschliffen und geformt haben, so auch das Bild als vollständig freier, unabhängiger Sachwalter des Wohlergehens seines Patienten, der ihn als Vertrauten ausgewählt hat. Das ärztliche Ethos, die Seele, der Kern, der Motor des eigentlich unglaublich schönen, vielfältigen und alle Facetten eines Menschen fordernden Berufes wird auf eine Ziffern – produzierende mechanistische Tätigkeit reduziert. Wo bleiben Hingabe an den Beruf, Demut, Hilfsbereitschaft ohne Hintergedanken, wo bleiben Solidarität mit Abhängigen und Berufsgleichen, auch Solidarität mit den anderen geschundenen Seelen im Medizinbetrieb, wie vor allem den Pflegenden?

Der Werteverlust oder -wandel ist in extrem kurzer Zeit eingetreten. Das lässt hoffen für Gegenbewegungen aus dem Inneren des Systems. Und vielleicht entstehen neue Wertgebäude anstelle der alten. Die vollständige Unabhängigkeit wird – Stand heute – darin keinen großen Platz mehr einnehmen. Und Worte wie bedingungslose Hingabe zugunsten eines leidenden Menschen werden als emotionales Gefasel aus den Zertifizierungsbüchern schnell gestrichen werden. Man kann nur hoffen, dass nicht zu leichtfertig alles über Bord geschmissen wird, was uns über Jahrhunderte sehr erfolgreich auf das medizinische und ethische Niveau heutiger Tage gebracht hat.

Einfach sein, einfach denken, einfach handeln. Geht das noch?

Das Thema dieses Kapitels ist kein einfaches und angenehmes für den Leser der Zeilen, aber ein wichtiges und ein enorm kostenrelevantes. Es lässt sich im allgemeinen trefflich über das Medizinsystem und seine Protagonisten schimpfen, über Wartezeiten, Bevorzugung von Privatpatienten, die Menge an Komplikationen nach Operationen, über Infektionen oder die Hygiene im Krankenhaus, gehetzte Ärzte, die keine Zeit für die Sorgen ihrer Patienten haben, über das schlechte Essen oder vielleicht auch die ignoranten Kassen, die eine gewünschte Maßnahme nicht übernehmen oder auch über die immer weniger werdenden Hausärzte.

Ein Schuldiger ist in diesem großen komplexen Netz oder Gebilde immer schnell gefunden, es gibt genügend Leistungserbringer im Gesundheitswesen, die irgendwie und an irgendeiner Stelle am eigenen Schicksal beteiligt sind, gerne als Schuldige adressiert werden und da die Abläufe nie so schnell, gut und reibungslos geschehen, wie man es sich wünscht, findet man immer eine Ursache.

Nehmen wir ein einfaches Beispiel, Alltag in unzähligen Praxen. Ein nicht mehr ganz junger Mensch bemerkt, vielleicht nach einer beruflichen Anstrengung oder einer längeren Wanderung, Schmerzen in seinem Kniegelenk. Es schwillt an, tut weh und für ein paar Wochen kann er nicht mehr so gut laufen wie früher. Der Mensch hat vielleicht zwanzig Kilo zu viel auf den Rippen, hat in den letzten 20 Jahren nicht so sehr auf seinen Körper geachtet, sitzt gern jeden Abend ausgiebig vor Tatort oder ähnlich anregenden Sendungen oder feuert die Biathleten an, isst und trinkt ab und zu gern ein Glas, ist also der Durchschnittsmensch unserer Tage und plötzlich tut dieses verflixte Knie weh. Nach ein paar Tagen also zum Doktor. Zu wem nun, Hausarzt oder gleich zum Spezialisten. Bei dem einen kriegt man zwar schnell einen Termin, aber kennt der sich mit dem außergewöhnlichen individuellen Knie auch aus, sollte man nicht vielleicht doch besser zum medizinischen Betreuer von Bayern München gehen? Also gut, Hausarzt. Der untersucht, sagt vielleicht ein bisschen Meniskus, vielleicht aber auch etwas Verschleiß. Bei mir kann das nicht sein, denkt der Mensch, aber fürs erste schlucke ich mal die paar Tabletten –

© Springer-Verlag GmbH Deutschland, ein Teil von Springer Nature 2020
M. Wiedemann, *Die Medizin verkauft ihre Seele*,
https://doi.org/10.1007/978-3-662-60956-9_15

aber wieso macht der eigentlich kein Kernspin. Ist eben doch nicht so richtig kompetent.

Nach zwei Wochen immer noch keine Besserung, außerdem Magenschmerzen nach den starken Schmerztabletten. Also Facharzt, noch mal zwei Wochen Wartezeit, dann erneut Untersuchung, Röntgen und die Diagnose: beginnende Arthrose. Der durch zahlreiche Medizinsendungen und die einschlägige Apothekenliteratur vorgebildete Patient kann das als wirkliche Diagnose für sich nicht akzeptieren und fordert weitere Untersuchungen. Der demütige und durch viel ähnliche Vorgänge latent desillusionierte Facharzt schickt den Patienten damit zum CT oder zum MRT, den Evangelien unserer Tage. Folgt er dem Patienten in seinem Begehr nicht, verliert er seine Kompetenz und natürlich auch den Patienten, also nickt er geduldig sein Haupt und schreibt den entsprechenden Überweisungsschein aus.

Damit weitere 2 Wochen Wartezeit, dann Untersuchung und Bestätigung der Diagnose Arthrose. Kleine Spritze ins Gelenk (die gutes Geld kostet, eigentlich also helfen müssten, sogenannte IGeL Leistung), vielleicht ein wenig Physiotherapie und noch mal ein paar Tabletten und immer noch kein durchschlagender Erfolg. Also nun doch in die überregional bekannte Sportinstitution zum überregional bekannten Spezialisten, der eine Arthroskopie vorschlägt. Da ansonsten keine Besserung und so langsam die Lebensqualität und die Laune leiden, außerdem der Arbeitgeber ungeduldig wird, entscheidet man sich zur Operation. Diagnose: Arthrose und ein bisschen Meniskusschaden. Der Spezialist hat ein paar begnadete Dinge in diesem besonderen Knie gezaubert und eine entsprechende Rechnung gestellt. Jetzt muss es werden. Die Wochen vergehen und trotz aller Bemühungen stellt sich der erwartete Erfolg nicht ein. Frust, Ärger, zusammenbrechendes Vertrauen ins System der Medizin, die doch heutzutage alles reparieren kann. Alles Pfuscher, Amateure.

Der Mensch sucht noch ein paar weitere Spezialisten auf, holt sich Zweit-, Dritt- oder Viertmeinungen ein und wird immer verzweifelter. Sein Vertrauen ist verloren, er kann es auch keinem mehr schenken. Schuldige gibt es in diesem Verlauf zahllose, er selbst ist sicher keiner und dass vielleicht ein ungnädiges Schicksal, nämlich das des unabänderlichen Älterwerdens unbarmherzig zugeschlagen haben könnte, kommt für alle anderen in Frage, aber nicht für ihn.

Was ist in diesem Verlauf so typisch: Der Mensch hat auf Grund seines Älterwerdens und vielleicht auch seines Lebenswandels ein wenig Degeneration im Gelenk. Keiner hat Schuld, es ist einfach Schicksal und kein noch so toller Arzt kann das heilen und wegzaubern. Damit kann man gut leben, wenn man sein Leben etwas anpasst, also vielleicht den gesunden Menschenverstand einschaltet, etwas an Gewicht verliert, also Disziplin einsetzt, sich etwas mehr und schmerzadaptiert bewegt, manche Dinge einfach ändert und damit lebt. Und man glaubt es nicht, es wird im Verlauf der Wochen besser und die gute Laune und die Lebensfreude kehren zurück. Und, in diesem Umgehen mit dem Unabänderlichen braucht es fast keinen Doktor. Vielleicht einen einzigen Arzt, dem man sein Vertrauen schenkt und seinen weisen Ratschlägen folgt.

Dieses eher pragmatische Umgehen mit einem chronischen Problem der Gesundheit, das auch den Faktor „vernünftig älter werden und dem Schicksal Raum geben“ berücksichtigt, ist aber den meisten heutigen Menschen verloren gegangen.

Es herrscht Reparaturmentalität, vor allem in Fachbereichen wie Orthopädie, Unfallchirurgie und der irrtümliche Glaube, von Medien gerne auch so suggeriert, dass ewige Jugend und Schönheit machbar sind.

Natürlich ist dem Menschen innewohnend, auf immer unverletzlich zu bleiben, sowie nach einem vielleicht doch eingetretenen medizinischen Problem schnell und vollständig wiederhergestellt in sein privates und berufliches Umfeld zurückkehren zu können. Das Vertrauen in das positive persönliche Schicksal und in die Vermutung, ja Sicherheit, dass einen selbst das nicht treffen könne, was ständig um uns herum passiert und andere trifft, ist die Basis und Sicherheit, auf der wir stehen. Nur so können wir überhaupt Dinge tun und in die Zukunft hinein strukturieren und planen. Wie könnten wir sonst in ein Auto steigen, wenn wir ständig in der Gefahr leben müssten, auf einer Intensivstation zu landen, oder gar in einem Kühlkeller. Oder wie könnten wir uns auf Schier begeben und mit Freude einen Hang hinunterfahren, wenn wir ständig damit rechnen würden, querschnittsgelähmt oder mit einem offenen Unterschenkelbruch zunächst im Hubschrauber aufzuwachen und dann im nächsten Reha Zentrum zu landen. Und wie könnten wir noch einigermaßen beruhigt in einen Flieger steigen, wenn wir das am Vortag in der Tagesschau Gesehene auch für uns erwarten müssten.

Also ist die Unverletzlichkeitsvermutung des Menschen etwas normales, sehr wichtiges und die dafür notwendigen Verdrängungsmechanismen ebenfalls. Sie sind die mehr oder weniger tragfähigen Säulen, auf denen wir zumindest virtuell unser labiles Alltagsleben gestalten, aufbauen und mit Macht und Durchsetzungskraft verteidigen. Doch die Balance, die Gewichtung mit dem Unabänderlichen, mit den Eskapaden des Schicksals scheint verloren gegangen.

Es gab einmal eine Zeit vor Jahrzehnten oder Jahrhunderten, in der alles fremd-, schicksals-, Gottbestimmt war und der ausgelieferte Mensch selbst keinen Einfluss auf die Geschehnisse des Tages oder gar der Zukunft hatte. Die Schicksalswaage neigte sich nur auf eine Seite. Heute wähnen wir uns in der gegenteiligen Position. Alles scheint machbar und möglich, vom Mikrokosmos bis zum Cyberspace. Der menschliche Geist hat alles durchdrungen, die Wissenschaft kann alles erklären, die Technik alles machen, zur Allmacht der Menschheit fehlt nicht mehr viel. Dass ständig Dinge um uns herum geschehen, die verletzen oder töten, Landstriche irgendwo verwüsten, aus ethnischen Gründen ganze Völker ausgerottet werden, wird eher als virtuell empfunden und allenfalls mitleidend vor dem Schirm kommentiert, denn real in das eigene Leben mit einbezogen.

Umgesetzt in den medizinischen Kontext bedeutet diese Einstellung, dass mögliche Probleme in der Behandlung oder dem Verlauf einer Erkrankung oder Verletzung a priori ausgegrenzt werden und bei den guten eigenen Genen, der bisherigen Gesundheit und Vitalität, dem eigenen Gesundheitsbewusstsein, schlechterdings nicht auftreten werden und dürfen. Und damit entsteht ein sehr hoher Anspruch an eine Behandlung oder an das System als Ganzes, dem dieses nicht standhalten kann. Das Schicksal als permanent leise und oft unverständlich wirkendes machtvolles Agens im Hintergrund wird als Ursache für einen nicht geplanten Verlauf oder ein schlechtes Ergebnis nicht mehr akzeptiert. Ein Adressat für den Vorwurf findet sich immer. Es ist meist einer in der Behandlungskette, bevorzugt der am Invasivsten Tätige.

Grundsätzlich ist festzustellen, dass der singuläre Anspruch eines Patienten, aber vor allem der pauschale Anspruch der Gesellschaft bezüglich der Untersuchung, Diagnosestellung, Durchführung von Maßnahmen zur Gesundung und am Ergebnis heute auf ein übersteigertes Niveau angestiegen ist, das keiner im Gesundheitswesen überhaupt noch bedienen, aber auch schlecht aushalten kann und dies immer häufiger auch nicht will. Dieser Faktor, das ständige Messen und Vergleichen einer Behandlung mit all ihren Maßnahmen an einem imaginären Maximum ist ein starker Grund für die permanenten Verletzungen und Frustrationen der im System Arbeitenden, überlagert den Alltag und untergräbt die Freude an der Arbeit und das Engagement an der Begleitung eines Menschen auf seinem Weg durch eine Krankheit.

Dieses Anspruchsdenken im kleinen Rahmen, also der täglichen Kommunikation zwischen dem Patienten mit ihrem Arzt schafft ein unheilvolles Klima der aus- oder nicht ausgesprochenen Forderungen nach sinnlosen oder zumindest nicht eindeutig notwendigen oder indizierten Maßnahmen diagnostischer oder therapeutischer Art. Wir leben in einer Zeit der Überdiagnostik und Übertherapie, die in vielen Fällen nicht mehr rational und medizinisch oder ethisch erklärbar und verständlich ist. Diagnostische Geräte laufen heiß und werden bis in die Nacht hinein genutzt, Blutproben werden in einem extremen Ausmaß abgenommen und untersucht, invasive Untersuchungen, die durchaus nicht alle gefahrlos sind, werden beim kleinsten Anlass durchgeführt, Magen- und Darmspiegelungen, Koronarangiografien, Ultraschalluntersuchungen und eine endlose Liste an Verfahren mehr.

Der moderne Mensch fordert bei der geringsten Abweichung seiner Körperfunktionen das gesamte Spektrum des medizinischen Bauchladens und gibt sich nicht eher zufrieden, bis auch das teuerste Verfahren in Einsatz gekommen ist. Und das unverständliche und pervertierte Moment in diesen verhängnisvollen Abläufen besteht darin, dass die eigentlich nur ihrem Eid verpflichteten Ärzte das Spiel mitmachen. In ihrem Hippokratischen Eid haben sie einmal geschworen, vor allem dem Patienten nicht zu schaden. „Nil nocere" heißt das. Eigentlich würde dies auch bedeuten, unnötige Verfahren nicht durchzuführen, wenn der Informationsgewinn nur gering oder nicht erkennbar oder der therapeutische Nutzen zweifelhaft ist. Aber der schwache und seinem System verpflichtete Arzt unterwirft sich dem übersteigerten Anspruchsdenken des vor ihm sitzenden Patienten und wird aktiv.

Natürlich ist eine sorgsame und fachgerecht durchgeführte Abklärung in Ordnung und medizinisch korrekt, wenn eindeutige Gründe vorliegen oder ausreichend Verdachtsmomente für eine vertiefte Diagnostik. Aber in einer breiten Grauzone werden sehr schwache medizinische Gründe vermischt mit einer Unzahl von im off hinterlegten Überlegungen und Strebungen der Akteure, die dann die Hand führen zum Rezept- oder Überweisungsblock oder zum Terminkalender für die Vereinbarung einer weiterführenden Maßnahme.

Eine ganze Reihe von Überlegungen, oft durchaus entfernt von medizinischen Gründen, auch mehr oder weniger bewusst oder bereits über die Jahre tradiert, spielen dabei eine Rolle. Zuerst möchte der Arzt natürlich gute und umfassende Medizin anbieten. Er möchte auch nichts übersehen und fürchtet eventuelle Folgen. Er traut vielleicht auch seinem diagnostischen Vermögen nicht vollständig und sucht deshalb eine profundere Expertise. Das ist nicht verwerflich, ist verständlich und Ausdruck seiner Sorgfaltspflicht für den ihm anvertrauten Patienten.

Viele Ärzte – vor allem im niedergelassenen Bereich – haben zudem in den letzten Jahrzehnten das Selbstvertrauen in ihre eigenen medizinischen Fähigkeiten verloren. Und damit auch Selbstbewusstsein. Sie mussten erfahren, dass die sogenannten mündigen Patienten mit vorgekautem Halbwissen aus zahlreichen Medien relativ gut Bescheid wissen über medizinische Zusammenhänge, was grundsätzlich natürlich positiv zu werten ist. Diese Tatsache bedeutet allerdings im Alltag, dass bereits bei einfachsten Erkrankungen der Patient die maximal schlechteste Verlaufsvariante anspricht oder vermutet und der Arzt dadurch gezwungen wird, die diagnostische Keule herauszuholen. Der Arzt verliert so die Hoheit der Bestimmung eines Behandlungsweges und damit letztlich die Achtung vor seiner eigenen Kompetenz. Er ist auch frustriert von vielen Nadelstichen und mürbe geworden, sich immer wieder gegen die gleichen Patientenargumente durchsetzen zu müssen. Er vermeidet Auseinandersetzungen mit seiner fordernden Kundschaft, vor allem wenn das Wartezimmer voll ist mit ähnlich strukturierten Patienten.

Die Ärzteschaft wurde und wird damit bezüglich ihrer Kompetenz in einer bestimmten medizinischen Fragestellung immer kritischer gesehen und damit auch in einem gewissen Sinne entmachtet. Wobei, dies wurde bereits ähnlich formuliert, diese Macht nicht als abstrakter Begriff zu sehen ist, dem Arzt Alles und Jedes zu erlauben. Es geht eher darum, das Heft des Handelns in der Hand zu behalten zum Wohle eines kranken Menschen, dies auch als starke Voraussetzung für das Vertrauen, das unabdingbar zu einer Behandlung dazugehört. Zwingt quasi der Patient seinem Arzt einen diagnostischen oder Behandlungsweg vor, wie kann er sich dann furchtlos, bedingungslos dessen Kompetenz unterwerfen. Und dies wird geschehen müssen, wenn es um Eingriffe oder invasive Untersuchungen geht.

Die Ärzteschaft genießt immer noch einen sehr hohen Achtungs- oder Vertrauenswert in der Gesellschaft. Aber dieser ist im Schwinden begriffen und diese Entwicklung beeinflusst die Interaktion am Schreibtisch in der Arztpraxis erheblich. Natürlich spielen dabei die breite mediale Streuung von medizinischen Skandalen, Berichte über hygienische Zustände in Kliniken, Abrechnungsbetrügereien und anderes mehr eine Rolle. Und in dieser latenten Verunsicherung des Patienten muss eben alles aufgeboten werden, was der Arzt-Patienten Beziehung wieder festeren Grund gibt. Der mitgebrachte Zweifel des Patienten hat Spuren bei Ärzten, aber auch dem Pflegepersonal in Kliniken hinterlassen. Was zudem das Verhältnis kompliziert ist der Zweifel im Großen, aber gleichzeitig die Sehnsucht nach Vertrauen im Kleinen. Denn die Angst spielt immer mit. Diese Ambivalenz ist manchmal schwer auszuhalten, für beide Seiten.

Das Anspruchsdenken der Patientenschaft äußert sich auch in einem immer mehr zunehmenden Tourismus. Es kursieren ja eine Reihe von Rankings, in denen die Besten der Zunft nach besonderen Qualitätskriterien aufgelistet sind. Diese Kriterien sollte man allerdings nicht zu tief hinterfragen. Ähnlich wie bei den Zertifizierungskriterien ist es recht schwierig, die wirkliche Behandlungsqualität zu evaluieren. So kommen dabei außerordentlich wichtige Faktoren, wie die Dauer einer Konsultation oder die empathische Begleitung einfach nicht vor. Wie sollte man diese auch messen? Man fragt vor allem nach bewertbaren und messbaren Fakten. Aber was sagt eine Gradzahl über die Beweglichkeit eines Gelenkes nach einer Operation überhaupt über die insgesamte Qualität einer Behandlung aus? Oder die Zahl der Veröffentlichungen, die in der Abteilung des Arztes verfasst wurden. Oder Bewertungen von Patienten. Denken Sie an die Validität von Hotelbewertungen im Internet. Aber auf einer solchen Liste zu stehen, macht einfach Renommee und die Patienten folgen diesem Ruf. Der Arzt vor Ort ist in vielen Fällen lediglich der Steigbügelhalter durch Ausstellen des Überweisungsscheins auf Verlangen. Dass auf diesem Weg die ärztliche Versorgung in der Region stirbt, interessiert im ersten Moment nicht. Wird dann aber wieder spannend, wenn der bedrohliche Herzinfarkt auftritt oder die Oma einen Schenkelhalsbruch erleidet. Denn dann kommt es auf die Qualität vor Ort an, die aufgrund fehlenden ständigen Trainings nicht mehr vorhanden ist oder von den zertifizierenden Fachgesellschaften aufgrund zu geringer Fallzahlen einer spezifischen Behandlung nicht mehr attestiert wurde und damit fehlt.

Der Patient, der die Ersten eines Rankings aufsuchen will, muss meist ein paar Hundert Kilometer reisen und oft lange warten, denn die Rankings lesen Viele. Und dieser vielgelobt Arzt hat ordentlich zu tun, um alle Behandlungswünsche zu befriedigen. Er braucht einen Stab dazu und über den Zusammenhang zwischen Qualität und Zeit, sowie Geld und Indikationsstellung wurde bereits ausreichend gesprochen. Aber die Sucht nach dem Besten, der hohe Anspruch ist inzwischen tief im Volk verankert. Dass die Komplikationsraten der allermeisten operativen Eingriffe über das Land verteilt nahezu gleich sind, interessiert in diesem Zusammenhang Niemanden.

Die Ärzte finden inzwischen besondere Techniken, diese besonderen Patienten abzuarbeiten. Also die Patienten, bei denen bereits in der ersten Sekunde des Kontakts erkennbar ist, dass sie nie zufrieden zu stellen sind. Der Arzt muss sich ja irgendwie schützen, wenn der Patient ihm signalisiert, was er von seiner Kompetenz hält. Das sind dann gerne auch Patienten, die freimütig äußern, von wie vielen Kollegen sie bereits verpfuscht worden sind und gegen wen sie bereits geklagt haben. Natürlich werden diese Patienten eher mit spitzen Fingern angefasst und entweder maximal diagnostiziert (siehe oben) oder weitergelobt. Wer möchte denn gerne in die Liste der Pfuscher mitaufgenommen werden?

Meine eigene Technik in diesem Zusammenhang deckt sich mit Der zahlreicher Kollegen. Der Patient mit seinem medizinischen Problem wird kompetent untersucht und beraten. Man vermittelt ihm aber gleichzeitig, dass es dringend notwendig ist, noch weitere Spezialisten hinzu zu ziehen für seinen interessanten und komplexen Fall und schickt ihn an eine andere Stelle weiter, zum Beispiel an die nächste Universität. Man vermittelt ihm im vertrauten Gespräch, dass die eigene Kompetenz nicht ausreicht, um ihn sicher und gut zu behandeln. Damit behält der Behandler das Heft des Handelns in der Hand und bekommt noch dazu einen Bonus als Arzt, der sich besonders kümmert. Der Arzt ist den schwierigen Patienten los. Meist tauchen diese Menschen nach ein paar Monaten wieder in der Praxis auf und äußern sich erbost über den vielgelobten Spezialisten, der ebenfalls sehr zurückhaltend agiert hat. Dieser hat natürlich den Braten gerochen. Die Patienten bekommen damit die Medizin, die sie wünschen, das System wird bedient, man vermeidet den großen Ärger. Aber bei diesem Spiel wird im Kern von beiden Seiten das Vertrauen komplett ausgehebelt. Aber auch, vielleicht etwas schroff formuliert: die Gesellschaft oder zumindest ein Teil davon bekommt die Behandlung und die Medizin, die sie verdient.

Was bedeutet dieser radikale Vertrauensverlust in Kombination mit höchster Anspruchshaltung aber für die Medizin und deren wirkliche Qualität und vor allem für deren vorderste Protagonisten, die Ärzte. Jeder Patient wird als jetzt oder vielleicht später potentiell kritisch und damit auch irgendwie gefährlich betrachtet. Damit hat sich im innersten Antrieb für die Ärzte Grundsätzliches, Wesentliches geändert. Die Distanz zum Patienten ist größer geworden. Damit die Lust und Freude, sich mit allen seinen Fasern für diesen einen kranken Menschen zu verkämpfen und das Beste für ihn herauszuholen. Dis betrifft vor allem diejenigen Ärzte, die invasiv tätig sind, also einen Menschen verletzen müssen, um ihm zu helfen.

Hat der engagierte Arzt, dem das Schicksal seines Patienten wirklich am Herzen gelegen ist, vor zwanzig Jahren noch alles versucht, aus einer Palette der operativen Möglichkeiten die Variante herauszuholen mit der größten Chance auf Erfolg oder Heilung, wird er sich das heute genau überlegen, wenn zu große Risiken mit dieser Behandlung verbunden sind. Es ist aber jedem Operateur bekannt, dass in vielen Situationen, zum Beispiel der operativen Krebsbehandlung, der Versorgung schwerer Verletzungen, bei Gefäßrekonstruktionen, in der Gehirnchirurgie und vielen mehr, kalkulierte Risiken eingegangen werden müssen, um optimale Resultate zu erzielen. Heute wählt man eher die risikoärmere Variante einer Operation, um nicht in eine Komplikation zu laufen, die einen selbst später auf juristischem Weg einholen könnte. Die Medizin ist risikoärmer, und nach meiner Einschätzung damit schlechter geworden. Ich selbst bemerke diese Tendenzen an vielen Kollegen und an mir selbst schmerzlich in den letzten Dekaden. Ich sehe aber zu den Konditionen, unter denen heute invasive Medizin stattfindet, keine Alternative für die Ärzte, die auch in ein paar Jahren noch mit Freude am Operationstisch stehen möchten. Auch hier gilt, wie oben formuliert, die Gesellschaft bekommt die Medizin, die sie verdient.

Gute Medizin wollen alle im System anbieten und gute Medizin wollen alle erhalten. Wobei die Definition, wo gute Medizin beginnt, wie sie abläuft, und wo sie endet, durchaus schwierig ist. Zu vielfältig sind die Ansprüche, die mitgebrachten und geschürten Erwartungen und zu diffizil sind die Interaktionen zwischen den beiden Seiten. Leider leben wir zudem in einer Zeit der Hybris, des sinnentleerten Überdrehens der Möglichkeitsspirale und sägen damit recht kräftig an dem Ast, den wir bereits überfrachtet haben. Ich kann nur dazu aufrufen, von den Menschen im System mit grenzenlosen Ansprüchen nicht Übermenschliches abzufordern. Bereits heute ist erkennbar, dass dieser Schuss nach hinten losgehen dürfte.

Think about a Revolution

Maximalvariante und etwas realistischere Ziele. Blick über die Grenzen

Das deutsche Gesundheitswesen ist das Beste der Welt, sagt man. Viele Politiker nehmen diesen Spruch anlässlich von Sonntagsreden gerne in den Mund, man hört ihn von führenden Medizinern oder ganz selten auch von Kassenvertretern. Man hört ihn immer wieder von Menschen, die in irgendeinem Ausland medizinischen Beistand benötigten und dann einen Vergleich ziehen können. Und der fällt meist sehr günstig für unser System aus. Also sollten wir vielleicht zufrieden sein mit dem, was wir haben und was sich stetig weiterentwickelt. Es kostet zwar eine Menge und die Menschen im System meckern dauernd, aber so schlimm kann es ja eigentlich nicht sein.

Vielleicht sollte man trotzdem etwas tiefer schürfen. Woran macht man denn fest, wie gut unser Gesundheitswesen im Vergleich zu anderen ist? Rechnet man die absolute Lebenserwartung, die Zahl der künstlichen Gelenke pro Hundert Einwohnern, die Zahl der Herzkatheteruntersuchungen, die Überlebensraten nach Brust- oder Bronchialkrebs, die Zahl an Haus- oder Fachärzten auf Tausend Einwohner, die Wartezeit auf einen Termin oder eine Operation, die Zahl der Krankenhäuser oder der Reha-Einrichtungen. Rechnet man auch die Zahl der Komplikationen nach nicht wirklich notwendigen Eingriffen, den mittleren BMI der Fünfzehnjährigen, die Entwicklung der Diabeteszahlen über die Jahre, die relative Zahl der Demenzkranken im Alter von 80 Jahren, den Pflegeschlüssel in Pflegeheimen oder Krankenhäusern.

Misst man auch die Lebensqualität der Menschen in bestimmten Lebenssituationen, auch in Krankheit und Alter und wie misst man diese? Misst man Glück und Zufriedenheit und vergleicht die Werte mit denen anderer Länder? Und misst man

© Springer-Verlag GmbH Deutschland, ein Teil von Springer Nature 2020   173
M. Wiedemann, *Die Medizin verkauft ihre Seele*,
https://doi.org/10.1007/978-3-662-60956-9_16

auch die Zufriedenheit und Erfüllung der sogenannten Leistungserbringer in Kliniken und Praxen und vergleicht sie mit vergangenen Jahren?

Der Leser erkennt bereits bei dieser kurzen und subjektiven Auflistung, wie schwierig es ist, die wirkliche Qualität eines so komplexen Systems sicher zu bewerten. So wird man auch die Menschen befragen müssen, die täglich die Arbeit am Patienten leisten, nach ihren Strebungen, Werten, Normen, ihren Moralvorstellungen, ihrer Lust und ihrem Frust und man wird, will man nicht das System gefährden, beim Erkennen von groben Fehlentwicklungen zumindest über Veränderungen nachdenken müssen.

Und es ist für mich nach Aufstellung der Analyse, die dieses Buch ausmacht, überfällig und dringend notwendig, ein Innehalten anzumahnen und über eine Kehrtwende auf manchen Ebenen nachzudenken und dies breit zu diskutieren. Und wir haben nicht viel Zeit dazu. Die Werte, die einmal die handelnden Menschen in der Medizin geprägt haben, werden aus meiner Sicht in kurzer Zeit unwiederbringlich verloren sein. Wir werfen in kürzester Zeit ohne kritische Reflexion Alles über Bord, was den Kern und die Seele der Medizin und ihrer Protagonisten ausgemacht hat und wir haben keinen Ersatz dafür, der in gleicher oder ähnlicher Weise in die Zukunft hineinträgt.

Natürlich ist man mit einer solchen Einstellung ein Rufer in der Wüste, ein Sonderling, der schwarze Wolken am Horizont herbeiredet und es wird Viele geben, die nach klaren Beweisen fragen, die ich leider nicht liefern kann. Aber ein Vorteil des reiferen Menschen mit etwas Berufs- und Lebenserfahrung ist der, dass er sich um keine Widerstände kümmern muss, er ist unabhängig und irgendwie vogelfrei. Er darf radikal und pragmatisch zugleich denken.

Man wird die Menschen in den Kliniken und den Arztpraxen fragen müssen, ob an den Behauptungen etwas dran ist und diese Menschen müssen sich ebenfalls fragen, wie ihr eigener Standpunkt dazu ist. Und wie sie damit umgehen sollen, wenn Deckungsgleichheit mit ihrem Alltag erkannt wurde.

Wie soll man am besten vorgehen? Soll man ein paar leicht zu ändernde Faktoren ansprechen und damit schnell das Gewissen beruhigen. Oder ist es nicht besser, zu versuchen, die Axt an den wesentlichen starken Ästen anzusetzen und grundsätzlich, radikal zu diskutieren. Es erleichtert zumindest das Beziehen einer eigenen Position, wenn diese klar und eindeutig gezeichnet werden kann und damit auch das Beziehen einer Gegenposition. Vielleicht können sich Kritiker des Systems, die sich in den Kapiteln dieses Buches wiederfinden, eher hinter einer kernigen Meinung einigen, als hinter schwammig formulierten Absichtsäußerungen. Damit werde ich versuchen, ganz grundsätzlich, auch kantig und scharf darzulegen, was nach meiner Ansicht einen Denk- und Wertewandel im System und bei den Menschen drinnen und draußen benötigt und es wird bei einer Reihe von Punkten um nichts anderes gehen als um eine Kehrtwende, um eine Revolution.

Sagen Sie nicht gleich nein zu jeder Idee und, das geht ja nie. Denken Sie darüber nach. Wie wollen wir in 10, 50 Jahren leben? Wollen wir in dieser begonnen und weit fortgeschrittenen erheblichen Veränderung der Medizin weiterarbeiten und das Menschliche im Ganzen immer mehr in den Hintergrund drängen? Wollen wir uns der Macht des Geldes immer mehr ausliefern, unsere tiefsten Vorstellungen und

Strebungen immer mehr verleugnen? Passt diese jetzige Entwicklung zu unseren christlichen Grundwerten? Wollen wir akzeptieren, dass die Gesundheitskosten jedes Jahr unkontrollierbar steigen? Ist es nicht an der Zeit, ein bisschen Utopia zu denken?

Eine wirkliche Änderung wird ein Zusammenstehen der Menschen im System erfordern, eine Solidarisierung, wie sie bisher noch nie stattgefunden hat und das Beziehen von eindeutigen Positionen mit dem unabdingbaren Willen, die Bürden der letzten 20 Jahre abzuwerfen und wieder zu einer selbstbestimmten Art der Medizinausübung zu finden. Die Macht wäre da. Aber die Solidarisierung ist bisher nicht zu erkennen. Zu perfide sind die Methoden der vielen Spieler im System, die die divergente Gruppe der Ärzte und Pflegenden im Joch halten. Dabei geht ohne diese Gruppen im System nichts. Der Rest ist letztlich Beiwerk, das es aber klug verstanden hat, in den letzten Jahrzehnten den Spieß umzudrehen und die Macht vollkommen auf seine Seite zu ziehen.

Ärzte und Pflegende haben heute im System, vor allem innerhalb der Kliniken keine machtvolle Stimme mehr. Sie werden allenfalls gehört, haben aber mit dem Ausgang vieler Vorgänge, die über Klinikzukunft entscheidet, nichts mehr zu tun. Typisch stellt sich das dar in den Entscheidungsgremien, die Kliniken führen. Meist sitzen dort Verwaltungsbeamte und noch ein kleiner Chefarzt, der 12 Stunden am Tag für seine Patienten arbeitet und im Entscheidungsgremium allenfalls ein Mitspracherecht ausübt. Die letztlich entscheidende Stimme hat der Verwaltungsdirektor, der auch dem Träger gegenüber verantwortlich zeichnet.

Dabei wäre es mit der Macht so einfach. Nehmen wir nur die Gruppe der Assistenzärzte. Sie stellen heute eine der begehrtesten Arbeitskräfte in Kliniken überhaupt dar. Aus vielerlei Gründen, die ausführlich dargelegt wurden, gibt es immer weniger, der Markt ist leergefegt. Deshalb ja auch die Jagd nach Ärzten aus dem südosteuropäischen Ausland, die gerne ihre wirtschaftlich desolaten Länder verlassen. Vieles in der Ebene der Assistenzärzte ist weit entfernt von menschenwürdigen Arbeitsbedingungen. Wieso solidarisiert sich diese Gruppe in einer Klinik nicht? Zum Beispiel in ihren berechtigten Wünschen nach ordentlichen und ordentlich bezahlten Dienststrukturen oder nach suffizienter Fortbildung. Sie hätten überhaupt nichts zu verlieren, könnten jede Forderung durchsetzen. Eine Klinik ohne Assistenten funktioniert nicht, würde in spätestens einer Woche Land unter melden müssen. Kein Administrator würde auch nur einen Assistenten entlassen, woher soll er neue nehmen?

Und in der Pflege sieht es ähnlich aus. Solidarisierung der Intensivschwestern oder des Pflegepersonals einer Neugeborenen-Intensivstation zur Erlangung besserer Arbeitsbedingungen wäre eine leichte Übung. Kein Pflegedirektor könnte es wagen, auch nur einen zu entlassen. Auch dieser Markt ist leer. Wieso gibt es in diesen Bereichen keine Zivilcourage?

Ich möchte zu diesen Themenkomplexen gerne Vorschläge anbieten, zuerst brav, pragmatisch und mit einer gewissen realistischen Chance, so dass auch eine Umsetzung möglich ist. Alle Probleme kann man mit den Vorschlägen nicht adressieren, zumal jede kleine Veränderung gleich eine ganze Kaskade in Bewegung setzt und man darauf wieder neu und anders reagieren muss. Aber die aus meiner Sicht wichtigsten Punkte bekommen eine Vision. Ich werde mich damit aber nicht zufriedengeben. Denn aufgrund der Erfahrungen der letzten Jahre und Jahrzehnte wird dies nicht genügen, sondern allenfalls eine Feigenblattfunktion ausmachen. Wir werden mit kleinen Retuschen im System und Justieren kleiner Stellschrauben den Gesundheitstanker nicht wieder auf Kurs bekommen. Dazu bedarf es einer Revolution. Doch dazu später.

Ich werde mich zuerst des kranken Krankenhauses annehmen, diesem als Solitär in einer Region, aber auch als Institution in einem größeren Zusammenhang und vor allem im politischen Kontext. Dabei ist auch die Rolle der unzähligen und sehr teuren Berater und Beratungsinstitute ein Thema. Die besondere Rolle der Ärzte in den Kliniken ist kritisch zu hinterfragen und deren Funktion, Position und Machtbestrebungen in der Zukunft. Die Rolle der Pflege, aktuell zum Glück wieder in der medialen und politischen Diskussion, erfordert ein grundsätzliches Statement. Dann möchte ich einige klare Meinungen zum Bereich der niedergelassenen Ärzte abgeben und ein paar Vorschläge machen, um sogenannte schwierige Patienten besser in den Griff zu bekommen.

Zum Schluss ein paar Appelle an die Menschen, die Bevölkerung, die irgendwann Patienten oder Patientenangehörige werden mit der Bitte, sich doch etwas entspannter und positiver, auch weniger fordernd den Professionen, die sie doch sehr dringend brauchen, gegenüber zu benehmen, sonst haben sie vielleicht überhaupt keine mehr in ein paar Jahren oder Jahrzehnten. Und vielleicht braucht es ja nicht nur Arztpraxen für die Behandlung der sogenannten kranken Menschen, vielleicht braucht es ja Zentren für die Behandlung von Befindlichkeitsstörungen. Ein Vorschlag. Und zur Bevölkerung gehören vor allem die Kinder. Die sollten etwas lernen. Fürs Leben. Aber was ist wirklich wichtig in diesem Leben? Auch dazu ein Vorschlag.

Das kranke Krankenhaus.

Welche Medizin braucht es?
Und seine unseligen Berater
Das deutsche Krankenhaus liegt schwer darnieder. Trotz der vielen Lösungsversuche in den letzten Jahrzehnten. Aber alle haben ihre Spuren hinterlassen, die tiefsten Verwundungen stammen aus brachialen Konzepten einer fehlgeleiteten Politik anfangs des Jahrtausends. Mit der Absicht vollständiger Transparenz und hundertprozentiger Abrechenbarkeit aller Abläufe wurde ohne Sinn und Vernunft die Axt an den Stamm des altehrwürdigen Gesundheitsbaumes gelegt und der Stamm durchschlagen. Der Stamm liegt zwar noch und wippt mit den Ästen. Er und seine Früchte können verwendet und zu Geld gemacht werden. Aber das Leben ist entwichen. Die ungetrübte Freude am Wachsen, Gedeihen und Blühen ist allen vergangen, die bisher daran Lust hatten und Kraft, Herzblut und Liebe für das Wachstum der stolzen Eiche investiert haben.
Was ist zu tun? Die Machtverhältnisse in den Kliniken erfordern ein komplettes Umdenken. Die Macht gehört zurück an diejenigen, die eine Verbindung zu dem

Leben, Kranksein und Sterben haben und vor allem zu denen, die täglich mit allen Fasern ihrer Existenz daran arbeiten und heute oft verzweifeln. Denen es etwas ausmacht, wenn Menschen krank sind und nicht Zahlen. Die den Kosmos Krankenhaus verstehen als lebendiges Wesen mit einer Seele und einer gesellschaftlichen Verpflichtung. Zurück zu Menschen, die auf Stationen, in Ambulanzen, in Operationssälen präsent sind, sich Sorgen anhören und die Fähigkeit, Lust, Macht und die Aufgabe haben und bekommen, Verbesserungen umsetzen und nicht nur mit Politikern darüber zu reden. Diese Macht, die nichts mit Macht an sich und mit dem schieren Selbstzweck dieses Begriffs zu tun hat, sondern mit Gestaltungsdirektive, muss wieder in die Hand der Ärzte zurückgegeben werden. Und es braucht dafür starke, durchsetzungskräftige, gebildete Ärzte mit der Fähigkeit zu begeistern und zum Mitnehmen ihrer Nachgeordneten. Und diese Ärzte brauchen eine Hausmacht. Die den Leitwolf trägt und die am Gesamtwohl der Klinik mit aller Kraft und Loyalität mitarbeitet. Es braucht natürlich eine Verwaltung auch weiterhin, es braucht auch leitende Pflegekräfte. Aber sie gehören in die zweite Reihe. Ihnen liegt vor allem an der Ökonomie, an den Zahlen, an den Verbindungen zu Kassen, Politik. Aber sie verstehen den Organismus Krankenhaus nicht wirklich.

Man hat dieses Problem schon erkannt bei manchen Trägern in den letzten Jahren und diese haben ehemalige Ärzte in den Stand eines Medizinischen Direktors erhoben mit gewissem Stimmrecht in den Gremien. Das reicht nicht. Es reicht nicht aus, um der Ökonomie das Haupt abzuschlagen. Diese vielköpfige Schlange ist der Freund der Verwaltungen und der ständige untrennbare Begleiter aller Fische im Haifischbecken, der Kassen, der kassenärztlichen Vertretungen, der Institute aller Couleur, die daran profitieren, davon leben. Die sich von Zahlen ernähren. Ohne Ökonomie, ohne Zahlen keine Macht. Also kämpfen die Verwaltungen mit ihren Medusen an der Seite und sind damit unbesiegbar. Und können die machtlosen Ärzte mit deren leichten Waffen problemlos in Schach halten. Nur die Ärzteschaft in einem neuen Machtgefüge wird diese Ko-Allianzen besiegen können. Und ohne diesen Streich wird sich grundlegend Nichts ändern.

Die Ökonomie, das ökonomische Denken in den jungen und alten Köpfen, ist der wahre Feind. Er verändert die Werte, er hat sie bereits stark und wahrscheinlich unwiederbringlich verändert und es wird kein Ende nehmen, wenn wir nicht kausale, tiefe Schnitte verlangen, durchsetzen und das Messer führen. Ökonomie gilt es radikal von der Medizin am Menschen zu trennen. Beide Begriffe haben nichts, aber auch gar nichts miteinander gemein. Die Ökonomie ist der Grund für Hunderttausende von unnötig behandelten und nicht selten operierten Menschen in ihrer Sorglosigkeit und der Grund für Milliarden von verschwendeten Summen, für verschwundene Kliniken, für immer weitere Wege zu einem vernünftigen Krankenhaus, für die Unlust, den Frust und den Vertrauensverlust, der das gesamte System durchzieht und das Leben im System immer unerträglicher macht, dies für alle im System, von der Reinigungsfrau bis vor allem zur Pflege und zu den Ärzten.

Ein Krankenhaus hat menschlich und fachlich optimal und hervorragend zu sein. Wer sagt, dass man ein Krankenhaus wirtschaftlich führen muss? Wo steht dieses Dogma in feurigen Lettern unverrückbar an der Wand geschrieben? Natürlich passt ein unwirtschaftlich geführtes Unternehmen nicht in unsere Zeit, aber Wirtschaftlichkeit auf dem Rücken von menschlichem Leben, von kranken Menschen? Der Bevölkerung, den Menschen, den Patienten, deren Angehörigen ist zuerst einmal die Wirtschaftlichkeit egal. Sie wollen menschlich zugewandte und höchst kompetente Medizin und keine schwarzen Zahlen.

Nicht egal ist die Wirtschaftlichkeit denen, die davon leben, die sich von Zahlen und deren Veränderungen ernähren. Wieso rechnet man – ganz pragmatisch und unkonventionell - nicht einmal die Kosten der gesamten Administrationen innerhalb und außerhalb der Kliniken, der Kassen, der Berufsgenossenschaften zusammen und macht eine einfache Rechnung auf. Im Bereich Finanzwesen hat das bereits Herr Merz, CDU Wirtschaftspolitiker, versucht, hat die Steuererklärung auf einem Bierdeckel vorgeschlagen. Und ist leider mit seinem Vorschlag gescheitert. Hat scheitern müssen. Hunderttausende von Beamten, Sachbearbeitern, Sekretärinnen, Beratern usw. leben davon, dass der Bierdeckel nicht kommt.

Übertragen auf das Gesundheitswesen könnte diese Rechnung und ein einfaches Finanzierungsmodell, wie folgt aussehen: Klinik A hat im Schnitt der letzten 10 Jahre 100 Millionen Umsatz gemacht, hat 20 Fachabteilungen, 1000 Personalkräfte auf allen Ebenen. Daraus bastelt man einen Schlüssel und die Klinik erhält für die nächsten 5 Jahre 100 Millionen. Fertig, keine Abrechnungen mehr, keine Kassengespräche, kein MdK, keine Rechtsanwälte, keine Sozialgerichte, kein Ärger. Wieder Vertrauen, Planungssicherheit. Man könnte vielleicht nach 2 Jahren die Auskömmlichkeit der Vereinbarung evaluieren und etwas anpassen und dafür eines der vielen Qualitätsinstitute beauftragen.

Vielleicht ist dieser Vorschlag doch etwas blauäugig. Aber allemal unglaublich besser als das heutige unmenschliche und absonderliche System der ökonomischen Bewertung medizinischer Leistung. Die gesamte Abrechnungsinfrastruktur der Kliniken, das Controlling, die Bearbeitungsebenen mit den Kassen oder sonstigen Kostenträgern wären sofort frei für sinnvolle Tätigkeiten. Wir leisten uns hier einen enormen Wasserkopf an Verwaltung und entziehen damit dem kranken Menschen menschliches Potential für seine Führung und Genesung. Und wir würden die Zahlenlieferanten, die Schwestern, Pflegern, Ärzten von der Sisyphusarbeit des Aufschreibens befreien und sie wieder freimachen für Gespräche am Krankenbett, für ausführliche Erläuterungen von Therapiewegen, für die medizinische Seelsorge, für die viel zu kurz kommende Ethik und auch für diese Leistungserbringer selbst. Für ihre Stärkung, ihre gegenseitige Unterstützung in einem schweren Beruf, für die Pflege und Intensivierung des Team Gedankens. Dafür, dass sie vielleicht auch noch in einem Alter von sechzig Jahren erfüllt und mit Lust und Freude ihre Arbeit machen und Kraft daraus ziehen. Mit dem Ziel, dass Alle, die einmal einen solchen Beruf für sich ausgewählt haben mit lauteren Motiven, sich daran ein ganzes Berufsleben erfreuen können.

Vieles wäre dann überflüssig, oder zumindest nicht mehr in erster oder zweiter Priorität wichtig, die Kassen, die Qualitätsinstitute, die Berater, vor allem die Berater. Dazu eine ehrliche Meinung, getragen von vielen Struktursitzungen mit Klinikleitungen, Politikern, Chefärzten mit Beratungsfirmen. Es geht so gut wie immer ums Geld, um die Defizite der Krankenhäuser, verursacht durch die Strukturmaßnahmen der bösen Politik, meist der Bundespolitik. Es geht so gut wie immer um

Rationalisierungsmaßnahmen, denn von Rationierung von Leistung mag natürlich keiner reden. Das wäre ja soziale Kälte. Diese Keule möchte man denn doch nicht auspacken. Es geht immer um Gegenmaßnahmen, um Neustrukturierung von Abteilungen, um noch mehr Bürokratie, um noch ein Ablaufdiagramm mehr, um Verschlankung von Arbeitsabläufen, um einen noch besseren Algorithmus (das Lieblingswort der Berater), um Personalabbau.

Man sollte dabei einfach wissen, dass in diesen Beratungsfirmen meist ehemalige Mediziner sitzen, die den Klinikdruck mit seiner Arbeitsverdichtung und seinen Diensten nicht ausgehalten haben oder Betriebswirtschaftler mit einem Studium, die noch nie einen Tag auf einer Station verbracht und einen Menschen in seinen essentiellen Sorgen und Nöten begleitet haben. Und die ausschließlich davon leben, dass Klinikbetreiber und Politik immer noch mehr Geld aus der ausgelutschten Zitrone Krankenhaus pressen wollen. Deren Währungen bestehen aus Personalschlüsseln, akribischer Aufschreibung von Arbeitsabläufen, Abrechnungsziffern, Hebesätzen von Eingriffen in einer Region, Zuweiserverhalten, Benchmark mit anderen Kliniken.

Es geht darum, Zahlenmonster zu kreieren und bildhaft, einfach verständlich, darzustellen. Deren Extrakt fließt meist in die Verwaltungen zurück mit dem Imperativ des Trägers, der zügigen Umsetzung. Damit im nächsten Jahr das Defizit wieder rückläufig ist. Was allerdings nur sehr selten in dieser angeblich zwingenden Folgerichtigkeit auch eintritt.

Beraterfirmen nehmen selten weniger Geld als hohe fünf-, eher sechsstellige Beträge – die natürlich auch wieder an der Patientenfront fehlen – und in meiner persönlichen Erfahrung sind ihre Vorschläge entweder in ein paar Monaten Makulatur, oder sind so klinikpersonalfremd, dass man sie gleich in einem Ordner verstauben lässt, oder sie führen im größeren Rahmen zu Klinikstrukturen oder -verbünden, die nach kurzer Zeit mit der Umsetzung der Vorschläge scheitern und dann doch im Sack der Privaten landen. Auf jeden Fall ist bereits der Weg zu den sogenannten Ergebnissen mühevoll und mit nicht wirklich zielführenden Diskussionen gepflastert. Und vor allem führt der Versuch der Umsetzung zu noch mehr Ökonomie, zum kollektiven tiefen Durchatmen, dem demutsvollen Senken des Haupts und dem frustrierenden Wissen, dass man wieder ein paar Monate oder Jahre durchmuss, um wieder am Anfang anzukommen. Aber, dem Willen der unwissenden und die Verantwortung scheuenden Politik, die sich nach allen Seiten absichern will und wohl auch muss, muss entsprochen werden. Wie auf vielen anderen politischen Ebenen wird gutes Geld dem schlechten nachgeworfen und in jeder potentiellen Konfliktsituation die Karte Beratungsfirma gezogen, um ja keine persönliche Verantwortung übernehmen zu müssen. Konflikt zwischen mehreren politischen Meinungen oder Strömungen heißt heute zwanghaft Ausschuss und dieser zieht regelhaft die Karte Berater.

Dabei wäre es so einfach. Man entfernt den Begriff Ökonomie aus dem Krankenhaus, wie vorgeschlagen und setzt sich innerhalb der Klinik, vernünftig moderiert mit eigenen anerkannten und geachteten Leuten – die es in jeder Klinik gibt - zusammen, diskutiert sachbezogen, durchaus auch emotional und kommt zu Entscheidungen für dieses eine Krankenhaus, das in seiner Region eine sehr gute Medizin anzubieten hat. Und man gewährt dieser Klinik von Trägerseite gewisse Freiräume, gewährt ihr einen Vertrauensvorschuss, stärkt ihre Selbstverwaltung und Selbstheilungskräfte und geht fair mit ihrem Leitungs- und Leistungspersonal um. Man behandelt damit eine Klinik wie einen Menschen in einer Notlage, man geht achtungsvoll, würdevoll und nicht bevormundend mit ihm um. Man erlaubt der Klinik in fairer Zusammenarbeit mit den Niedergelassenen ein gutes Image zu entwickeln und zu stabilisieren und schafft damit die Grundlage für eine Corporate Identity, hinter der sich die Mitarbeiter sammeln und Stolz, Selbstbewusstsein entwickeln können. Vielleicht braucht es dafür auch eine Öffnung in den ambulanten Sektor hinein in vertrauensvoller gegenseitiger Zusammenarbeit und nicht unter den Argusaugen einer auf ihren Pfründen verharrenden kassenärztlichen Vereinigung, die vor allem das pekuniäre Wohl ihrer Klientel im Auge hat.

Dies erscheint auch der Weg, die schleichende und drückende Privatisierung zurück zu drängen, denn die privaten Holdings verfolgen ausschließlich ökonomisch orientierte Ziele und sie verstärken alle Tendenzen, die nach obiger Analyse die Seele der Medizin zerstören und den finanziellen Output zum obersten Götzen erheben. Es darf in der Zukunft eines vor allem durch christliche Werte geprägten Landes nicht darum gehen, die Kliniklandschaft aus vordergründigen Interessen heraus zu zerstören und immer weiter auszudünnen. Es ist dringend davor zu warnen, nur noch große Gebilde entstehen zu lassen, die allein nach wirtschaftlichen Kriterien und Visionen funktionieren sollen. Der Geist lebt im Kleinen. Teamgeist, Vertrauen, Gemeinschaft, Miteinander, schnelle Wege, flotte Kontakte, enge Abstimmung brauchen Nähe und ein Sich kennen, durchaus auch in den gegenseitigen Besonderheiten, Stärken und Schwächen.

Das lawinenartige Zusammenschließen von kleinen Häusern zu größeren Einheiten und Klinikgebilden, ein Dogma unserer Zeit, zerstört in aller Regel, wenn nicht absolut fair und vertrauensvoll gemacht und begleitet, die über Jahrzehnte gewachsene quasi familiäre Struktur der intakten kleineren Häuser. Man hat sogar den Eindruck, dies gewollt, um ja keine Machtebenen überleben und Kritik aufkommen zu lassen. Diese erzwungenen Gebilde verlieren ihre Seele sofort. Die Ameisen in den Abteilungen werden hin- und hergeschoben und haben keine Wahl, als entweder zu gehen oder in die Arbeit ohne innere Beteiligung zu fliehen. Zumal auf Grund der externen Beratung die Verdichtung der Abläufe bis zum Grotesken anwächst. Es wäre im Gegenteil zu überlegen, die kleineren Häuser aufzuwerten und ihnen eine starke Rolle im Zusammenspiel aller Gesundheitsspieler vor Ort zukommen zu lassen, etwa als Koordinator der Gesundheitsleistungen im engen Miteinander ohne dazwischengeschaltete Machtspieler, die vor allem Eigeninteressen verfolgen.

Dies wäre auch ein Weg, Ärzte langfristig binden zu können, die an einer solchen Klinik einen längeren Teil ihrer Facharztausbildung absolvieren und eine Perspektive für dauernd finden würden. Es geht vor allem über Wohlfühlen und Anerkennung, wenn man sich ein langfristiges Engagement als Mitarbeiter eines Krankenhauses überlegt. Nicht nur um die großen Highlights, die man vielleicht irgendwann oder auch nie operieren oder behandeln darf. Das mag vielleicht für eine spätere Weiterbildungsphase eine Rolle spielen, aber nicht für den Einstieg in ein Fach.

Dieses vertrauensvolle Miteinander schaffte dann auch das Klima, in dem alle Stellen besetzt werden können, vielleicht auch in Fächern wie Anästhesie, so dass das heutige unselige Honorararztwesen irgendwann der Vergangenheit angehören würde.

Dieses Honorararztwesen hat auf Grund der prekären Personalsituation ein Ausmaß angenommen, welches die Balance in den Abteilungen erheblich gefährdet. Honorarärzte werden von Agenturen vermittelt und stopfen Personallöcher, um vor allem in operativen Bereichen überhaupt einen regulären Ablauf zu ermöglichen. Honorarärzte erhalten ein Honorar, welches das übliche Salär an einer Klinik nicht selten um das Doppelte übersteigt. Damit arbeitet Honorararzt mit Abteilungsarzt Seit an Seit, tut gleiche Arbeit, bekommt viel mehr Geld und das soziale Miteinander bleibt auf der Strecke.

Die armen Ärzte oder wie kriegen wir wieder Lust in das System?

Die Beantwortung dieser Frage ist nach Schilderung der Situation in den Kliniken nicht mehr schwierig und kann kurzgefasst werden. Weniger Ökonomie, viel weniger Bürokratie, damit viel mehr Freiräume für die wirkliche ärztliche, seelsorgerische Arbeit. Zurückdrängen der Übermacht der Verwaltungen, mehr Verantwortung für das Ganze, für die Klinik, für die Abteilungen, für die Stationen. Dies in Führungsposition, aber fairer und sinnvoller Abstimmung mit den anderen Berufsgruppen in den Kliniken. Das Medizinische, Menschliche muss wieder in den absoluten Focus, die Macht der Zahlen auf allen Ebenen, an allen Funktionsstellen muss gebrochen werden. Es würde ein kollektives Aufatmen durch das System gehen, schlagartig würde die Freude an der Arbeit zurückkehren, die Lust, Menschen wieder wirklich ganzheitlich und umfassend begleiten zu können auf ihrem Weg durch eine Krankheit, Verletzung oder zu einer Gesundung.

Ich bin auch kein Freund eines strengen Arbeitszeitschutzgesetzes, auch kein Freund einer immer strengeren Reglementierung der Arbeitszeit mit Stechuhr und Erfassungssystemen. Auch wenn die aktuellen Entwicklungen den Arzt immer stärker in einen zeitlichen Rahmen pressen und ihn zum austauschbaren Modul in einem fabrikartigen System zwingen wollen. Diese Bestrebungen kommen vor allem von außen und sind dem Wesen des Arztseins diametral entgegenstehend. Es geht mir nicht darum, wieder Dienste einzuführen, die über ein ganzes Wochenende andauern und die menschliche Leistungsfähigkeit völlig überstrapazieren. Aber es muss wieder möglich werden, so lange bleiben zu können, bis die eigene Arbeit abgeschlossen werden kann und wenn es zehn Uhr abends ist und man ein paar Stunden länger in der Klinik verbracht hat. Es korrumpiert das Arztsein und die Würde des Arztes, wenn ab 16 Uhr alle Schreibtische leer sind, alle Arbeiten am und mit dem Patienten abrupt abgebrochen werden und nur noch ein Diensthabender konfus durch die Gänge irrt und Patienten betreuen soll, die er nicht kennt. Leider ist es traurig, dass auch in den Arztgehirnen die Erbsenzählermentalität der Verwaltungen bereits großen Raum eingenommen hat und es braucht eine Bewegung von innen heraus, um aus dem Arbeitszeitschutzgesetz wieder ein Patientenschutzgesetz zu machen. Denn darum geht es in der Medizin doch im Wesentlichen, wenn ich den Eid des Hippokrates richtig verstanden habe.

Es braucht darüber hinaus viel mehr Solidarität innerhalb der Arztgruppen in den Kliniken. Bis heute herrscht unter den verschiedenen Fakultäten mehr Konkurrenz als Miteinander. Es geht vor allem darum, die eigenen Betten, das eigene Personal zu zählen, die eigenen Leistungszahlen täglich zu betrachten und kritisch mit den anderen zu vergleichen als sich den wirklichen, realen Herausforderungen und Anfechtungen des Gesamtgebäudes zu stellen, sich zu einen und damit mit einer Zunge zu sprechen, gemeinsame Machtpositionen zu entwickeln und durchzusetzen. Es braucht Positionen zur Wiederbelebung der inneren Werte der Medizin und nicht Strategien, sich der Ökonomie immer mehr anzubiedern und sich mit deren sogenannten Werten gemein zu machen.

Die noch ärmere Gruppe der Pflegenden

Gibt es ein Rezept gegen tiefe Enttäuschung und ein Leben ohne Perspektive?

Der Pflegenotstand ist inzwischen zum Glück angekommen in den obersten Etagen der Politik und wird ernst genommen. Es gibt auch viele guten Ansätze. So soll mehr Geld ins System. Richtig. Die bisherige Bezahlung ist ein Armutszeugnis für unser Land. Wir wollen den Hintern geputzt haben, aber nichts dafür bezahlen. Wir wollen eine hoch kompetente und gleichzeitig emotionale Begleitung in allen schweren Lebenslagen, aber speisen die Schwestern und Pfleger in den Diensten mit Almosen ab, die nicht weit vom Mindestlohn entfernt sind. Bei einer grotesken Arbeitsbelastung und Verantwortung. Schauen Sie sich mal eine Schwester nach einem Nachtdienst auf einer chirurgischen Station mit einer Reihe von Frischoperierten an und dann den Lohn, den sie dafür bekommt. Jeder Handwerker würde einen Lachanfall bekommen. Also muss noch viel mehr Geld ins System für eine wirklich faire Bezahlung.

Dann braucht es viel mehr Pflegkräfte. Die Forderung ist richtig. Auch der politische Wille ist erkennbar. Nur woher nehmen? Und dann gelangen wir zum wirklichen Problem. Es gibt sie nicht mehr, die jungen Menschen, die mit allen Fasern ihres Herzens in die Pflege wollen, wie dies vor fünfzig Jahren noch war. Und sie kommen auch nicht mit dem Lockangebot der finanziellen Aufwertung allein. Zumindest nicht in den Mengen, die wir heute und noch viel mehr in der Zukunft brauchen werden. Das hat etwas mit Attraktivität zu tun, mit dem Image der Pflege, mit dem Alltag in einer Klinik, mit der Stellung des winzigen Rädchens Schwester in einer klinischen Pflegehierarchie, mit der Anspruchshaltung des heutigen Patienten und dessen Angehörigen. Mit dem Umgang zwischen Patienten und seiner Schwester. Mit den fehlenden oder gesunkenen Umgangsformen in einer Gesellschaft, die nicht mehr die Würde und Qualität der achtenden Interaktion gelernt hat. Mit einer übersteigerten Anspruchshaltung und einer unrealistischen Einschätzung medizinischer oder pflegerischer Möglichkeiten.

Es ist nicht mehr attraktiv, zu dienen, auch dieser nicht selten maßlosen Gesellschaft zu dienen, zu wissen, dass man in kurzer Zeit nach der Pflegeausbildung der Allmacht eines Pflegedirektoriums ausgeliefert ist, unter dem ständigen Damoklesschwert der Leistungs- und Entwicklungsgespräche arbeiten und leben muss, man so gut wie keine Verantwortung übernehmen darf, keinerlei vernünftige Aufstiegsmöglichkeiten hat, von dem Tsunami der unmenschlichen Bürokratie erdrückt wird und dies alles im Rahmen des ständigen Rhythmus von Tag-, Nacht und Wochenenddiensten. Und die jungen Menschen draußen an der Schwelle zum Berufsleben schauen heute kritischer und brechen eine Ausbildung auch schneller ab, wenn sie erkennen wie der Hase läuft.

Es gibt noch ein paar Punkte, die für ältere Schwestern interessant sind. So die relativ guten Möglichkeiten, nach einer Schwangerschaft wieder zurückkommen oder auch in Teilzeit arbeiten zu können. Das gibt es in dieser Form nicht so oft, vielleicht noch in der ambulanten Pflege, die jedoch auf Grund ihrer enormen bürokratischen Daumenschrauben und Arbeitsverdichtung sehr kritisch bewertet wird. Aber für mich ist es immer wieder sehr traurig, die vielen vollständig ausgebrannten Schwestern und Pfleger zu sehen, die zwar kommen, um ihre Arbeit zu machen. Aber die Kraft, Spannung, Hingabe seit Jahrzehnten verloren haben und nur arbeiten, weil sie keine Alternative erkennen können.

Die Zauberworte aus der leitenden Pflege heraus lautet heute Akademisierung, Abgabe von einfacheren Tätigkeiten an niedriger eingestufte Berufsgruppen, die zum Beispiel Essen austeilen oder Betten machen, Ausbildung und Einstellung von Pflegehelfern, die bereits nach einem Jahr für einfachere Tätigkeiten herangezogen werden können. So dass die examinierten Schwestern und Pfleger noch mehr Zeit über ihrer Pflegedokumentation sitzen können. Ich stehe diesen Entwicklungen skeptisch gegenüber. Akademisierung ist ja grundsätzlich nicht schlecht. Aber es sitzen Stand heute bereits zu viele ausgebildete und studierte Bachelors und Masters in der Pflegehierarchie und beschäftigen sich mit einer noch perfekteren Organisation der Abläufe, so dass ihre kleinen abhängigen Schwestern noch besser hin und hergeschoben werden können. Und kein Absolvent einer Pflegehochschule wird Betten machen oder Urinflaschen anlegen. Das findet sich nicht in seinem Portfolio. Noch mehr Akademisierung gräbt nur noch tiefere Gräben zwischen dem Pflegeoben und -unten.

Ich bin fest davon überzeugt, dass es viel mehr in der Zukunft darum gehen wird, die Pflegemacht von oben zu brechen und die Verantwortung der Pflege vor Ort erheblich zu stärken. Heute hat man in den Kliniken den Eindruck, die Black Box Pflege festigt stetig ihre eigene singuläre steile hierarchisch geprägte Pyramide. Und verbrennt dabei Ressourcen in großem Stil durch sogenannte Pflegedienstleitungen auf verschiedenen Stufungen der Hierarchie. Und die Schwester vor Ort bleibt auf der Strecke. Die Pflege hat sich in den letzten Jahrzehnten diese Position sehr zielstrebig erarbeitet und sitzt heute fest im Sattel. Ein Schleifen dieser Stellung bedeutet eine harte Nuss zu knacken. Will man die Pflege jedoch retten, wird daran kein Weg vorbei gehen.

Die Direktive muss auf die Stationsebene zurück und dort braucht es wieder Schwestern, die Verantwortung tragen dürfen und müssen. Und damit eine erhebliche Aufwertung ihres Berufsbildes und ihres Selbstbewusstseins erfahren. Die Arbeit am Patienten gehört sinnhaft durchdacht und auf mehrere Schultern verteilt. Dies erfordert ein Miteinander an der Patientenarbeit von Ärzten und Pflegekräften im steten Austausch auf Augenhöhe. Es braucht klare Übernahme von Verantwortung durch Schwestern, auch justitiable Verantwortung. Damit eine erhebliche Aufwertung des Pflegeberufs, eine Stärkung des Berufsbildes, eine Rückkehr des Begriffes Stolz in die Pflege. Verbunden mit Aufstiegsmöglichkeiten, mit einem Aufstieg im sozialen Gebilde Krankenhaus und natürlich mit einer angemessenen Bezahlung. Wie in zahlreichen Ebenen des Wirtschaftslebens.

Es braucht also eine Dezentralisierung der Macht, eine Hinwendung zum Teamdenken und -arbeiten auf den vielfältigen Ebenen in einer Klinik, je nach den besonderen Bedingungen vor Ort. Im steten Miteinander mit der Arztgruppe. Und ausschließlich medizinischen Notwendigkeiten folgend. Und nicht irgendwelchen imaginären Leistungszahlen. Vielleicht braucht es dann noch eine administrative Organisation der Dienste. Aber das wär's dann auch. Die Musik spielte dann da, wo die Arbeit gemacht wird. Und wo die Schwester und der Pfleger dann gleichwertig mit der Arztgruppe wären und das auch tun dürften, wofür sie einmal ausgebildet wurden.

Auch eine immer weitere Diversifizierung des Pflegeberufs auf Stationsebene sehe ich kritisch. Pflege bedeutet heute vor allem Taktung von zahlreichen Modulen, die am Schluss die Behandlung eines Krankheitsbildes ausmachen. Pflegemodul wird an Pflegemodul gereiht, zeitlich getaktet und immer wieder optimiert. Nur zu Zeiten einer Minderbelegung gibt es Valenzen für das Gespräch, die Seelsorge. In der üblichen Situation sind die Stationen übervoll, man ringt um jedes Bett, die überbordenden Notaufnahmen müssen immer wieder geleert werden. Ist der eine Patient noch nicht entlassen, weiß vielleicht von seinem Glück noch nichts, so ist sein Bett schon wieder verplant. In diesem Alltagsszenario gibt es einfach keinen Raum für das, was Pflege eigentlich ausmacht, Nähe, Wärme, Geduld, Zeit, Gelassenheit, Anteilnahme. Und das empfinden nicht nur die Patienten so. Vor allem die Pflegenden selbst leiden unter diesem Manko. Vor allem diese Tatsache brennt aus. Nicht die pflegende Arbeit an sich. Das ist irgendwann Routine. Aber die fehlende Möglichkeit, emotional beteiligt zu sein, ausgegrenzt zu sein und jedoch zu spüren, wie die kranken Menschen danach verlangen, schafft das ständige Gefühl, seinem Berufsethos nicht entsprechen zu können und letztlich vor seinen eigenen Ansprüchen zu versagen.

Und dann nimmt man dieser Berufsgruppe auch noch jede Möglichkeit, auf einfacher niederschwelliger Ebene kommunizieren zu können. Da gibt es den Phlebotomisten, der das Blut abnimmt, den Pflegehelfer, der die Betten macht oder das Essen austeilt, die Physiotherapeutin, die mobilisiert, den Bufdi (Bundesfreiwilligendienst), der sich um einfache Handreichungen kümmert, den Fahrdienst, der Patienten von A nach B transportiert. Natürlich alles notwendige Tätigkeiten, wodurch die Pflege entlastet wird. Aber dieser nimmt man so die Möglichkeit, bei einfachen Tätigkeiten in ständigem Kontakt mit ihren Schutzbefohlenen bleiben, damit wertvolle Informationen gewinnen und zum anderen das emotionale Band knüpfen und ständig verdichten zu können.

Und schon sind wir wieder bei der Ökonomie und bei der Dokumentation. Aus vielfältigen Gründen und für vielfältige Herren dokumentieren Schwestern 40 % ihrer Arbeitszeit und mehr. Hier muss der Rotstift angesetzt werden, wenn wir die Pflege nicht völlig verlieren wollen. Ich schätze, dass 99 % dieser Dokumentation ohne je von irgendeinem Menschen gesehen oder beachtet zu werden, sinnlos in den Archiven verstaubt. Es geht ausschließlich um Absicherung für etwaige imaginäre juristische Nachprüfungen eines Falles in späteren Jahren. Ich habe bei zahlreichen Kontakten mit Schlichtungsstellen oder Gerichten nie erlebt, dass die Pflegedokumentation je ein Thema von Belang gewesen wäre. Dann gibt es noch die Dokumentation wegen Nachprüfungen einer Abrechnung von Seiten des Medizinischen Dienstes der Kassen. Und allenfalls 5 % sind notwendige medizinische Dokumentation.

Verbannen wir die Ökonomie aus den Kliniken haben wir auf der Stelle wieder Zeit, entspannte Schwestern, Zufriedenheit des Personals und der Patienten. Wir sollten diese Chance nützen, bevor eine Abteilung oder Klinik nach der anderen schließen muss, weil das wertvolle und unverzichtbare Pflegepersonal von der Stange geht. Gehen wir wieder mit Achtung und Würde mit denen um, die sich irgendwann um uns selbst kümmern sollen.

Das Individuum Haus- und Facharzt

Gehört er sich oder der Gesellschaft?

Unkonventionelle Hilfe für die Schwierigen

Der niedergelassene Arzt zählt zu den Freiberuflern. Er sollte vollständig unabhängig sein, um seinen abhängigen und der Krankheit ausgelieferten Patienten dem Wesen seiner Krankheit gemäß sachgerecht, ehrlich, ohne wirtschaftliche Bandagen und ohne Rücksichten auf sich oder andere so behandeln zu können, dass medizinisch und ethisch einwandfrei das beste Ergebnis und der optimale Benefit eintreten kann. Ich habe ausgeführt, dass diese sogenannte Freiberuflichkeit und vor allem Unabhängigkeit schon lange nicht mehr existieren und allenfalls noch in Reden von Vertretern der kassenärztlichen Vereinigungen oder der FDP auftreten. Der niedergelassene Arzt ist tief verstrickt in Abhängigkeiten, von denen das ökonomische Denken nur eine, allerdings die vordergründigste und wirksamste darstellt. Und diese Abhängigkeiten beeinflussen seine Medizin und seine Maßnahmen in erheblicher Weise. Und nicht zuletzt die Kosten dieses Medizinbetriebs, die wir alle zu zahlen haben.

Daneben sind es seine Patienten, die ebenfalls in vielfältiger Weise – bewusst oder unbewusst - die Medizin bekommen, die sie einfordern, auch wenn sie eigentlich gar keine Medizin benötigen würden. Und die überall hingehören würden, nur nicht in eine Arztpraxis. Das hat natürlich auch damit zu tun, wie Menschen heute mit ihrem Leben umgehen und mit Varianten des Normalen, Spielarten der Natur oder des Lebens, Schicksalsschlägen, dem Schicksal überhaupt. Und wieso sie bei einem Arzt landen und nicht an einer anderen Stelle – und gibt es diese überhaupt? Und dann kommen wir auch schnell zu der Frage, ob es zu wenig Ärzte gibt auf dem

Land oder in den Städten und ob es einen Sinn macht, mehr Ärzte in diesen Bereich zu locken, wie immer wieder von einer aktionistischen Politik gefordert. Aktuell soll es mal wieder eine Hausarztquote im Studium geben. Also soll sich der 19-jährige Schüler in völliger Unkenntnis der Dinge, die auf ihn zukommen, entscheiden, nach weiteren 10 Jahren Ausbildung und Persönlichkeitsentwicklung nach Oberfranken in ein 2000 Seelen Dorf zu gehen, wo er als Hausarzt Menschen behandeln soll, die Allesmögliche brauchen, nur keinen Arzt.

Ich versuche mich wieder mit einigen blauäugigen Vorschlägen. In bunter Reihenfolge, aber alle hängen zusammen. Und die radikale Umsetzung von einem oder zwei Punkten würden das System revolutionieren. Fangen wir mit dem einfachsten an. Geben wir dem Arzt ein festes Gehalt. Schmeißen wir diese anachronistische und schon lange nicht mehr existierende Freiberuflichkeit über Bord und stellen wir die niedergelassenen Ärzte beim Staat an. Geben wir dem Arzt einer Fachgruppe ein Salär, von dem er gut leben kann und vergessen wir ab sofort die gesamte kleinkrämerische Abrechnung. Also wieder den Bierdeckel. Dies in Verbindung mit einer Bürgerversicherung. Denn auch die Privatversicherung ist anachronistisch und lächerlich.

Können Sie sich auch nur angedeutet vorstellen, was dies bedeuten würde? Das System würde implodieren. Es bräuchte ab sofort keine zwei Mitarbeiter in einer Praxis mehr, die die sogenannte GOÄ (Gebührenordnung für Ärzte) täglich nach den bestvergüteten Ziffern durchsuchen und einen Praxisinhaber, der abends um zehn das Ganze überprüft. Und es würden Tausende von Sekretärinnen der kassenärztlichen Vereinigungen und der Kassen und der Berufsgenossenschaften frei werden für andere sinnvolle Aufgaben. Und dieses Geld stammt aus Ihren Kassenbeiträgen. Diese Mittel würden frei für Medizin oder Forschung oder es würden einfach die Beiträge um mehrere Prozentpunkte sinken. Es käme zu einem gewaltigen Sinken der Lohnnebenkosten. Deutschland würde wieder wettbewerbsfähiger oder es gäbe mehr Urlaub oder andere schöne Dinge. Utopia?

Ein einfaches Beispiel, wie man eine solche Idee in die Praxis umsetzen könnte: Gynäkologie Praxis. Schnitt der letzten 5 Jahre: 500.000 Euro Umsatz, 2 Ärzte, 5 Angestellte, 2 Azubis, 2000 Patienten/Quartal. Diese Praxis bekommt 500.000 Euro jährlich für die nächsten fünf Jahre, nicht mehr, nicht weniger. Die Rechnung ist fertig. Was passiert mit der Medizin in dieser ökonomiefreien Zone, in der es Niemanden mehr braucht, der bei jedem Patienten die optimalen Ziffern im Anschluss an die Patientendokumentation anfügen muss, damit das System auch gut rechnen kann (und vielleicht noch ein paar Ziffern anfügt, damit man für einen Patienten noch 2 Euro mehr erlöst)? Die Praxis, der Arzt, der Patient entscheiden über die wirkliche menschlich-fachliche Qualität im Einzelfall. Sie entscheiden, ob ein Gespräch 5 Minuten oder eine Stunde dauern soll und sie haben alle Freiräume dazu. Da braucht es auch kein Qualitätsmanagement bisheriger Ausrichtung, keine externe Kontrolle, keine tägliche Auflistung von sinnentleerten Zahlen. Keinen MdK, keinen Regress, keinen Rechtsanwalt für die Durchsetzung des Regresses. Der Zeit- und Kraftgewinn wäre unglaublich. Alles würde direkt dem kranken Menschen zugutekommen.

Sie sagen, unmöglich. Ich würde einmal die Politik bitten, die Rechnung seriös aufzumachen. Natürlich wäre der Aufschrei enorm. Die ganzen Stelleninhaber in den Kassen, den ärztlichen Organisationen, die vielen sogenannten Freiberufler, die immer ein bisschen mehr verdienen wollen. Alle würden vor allem Macht verlieren, das Geld wäre vielleicht gar nicht das erste Argument. Und Machtverlust tut natürlich richtig weh. Aber ich könnte mir sogar vorstellen, dass es in einer ungewissen globalen wirtschaftlichen Situation viele Stimmen gäbe, die die Idee nicht uninteressant finden würden. Denn weniger Lohnnebenkosten auf einfachem Weg bei gleicher oder vielleicht sogar besserer Gesundheit der Bürger klingt doch verlockend.

Die leichten Patienten. Die schwierigen Patienten.

Für die leichten Patienten habe ich einen Vorschlag, der sich weiter unten findet. Leichte Patienten sind in vielen Fällen keine Patienten, da sie nicht wirklich krank sind. Und in einer üblichen Hausarztpraxis, auch beim Orthopäden und anderen Fachgruppen für ca. ein Drittel der Kontakte verantwortlich sind. Und damit zu der fälschlichen Annahme führen, dass wir zu wenig Ärzte haben in Deutschland. Das haben wir sicher nicht. Der Vergleich innerhalb Europas ist da schon ganz interessant. Wir haben viel zu viele Menschen, die aus welchen Gründen auch immer, einen Arzt als Zuständigen für jede geringe Abweichung von der Norm ihres Körpers oder seiner Körperabläufe ansehen. Und mit kompletter Verantwortungslosigkeit dem gesamten System gegenüber Zeit und Geld verbrauchen. Die grauen Männer von Michael Ende sind eine gute Metapher für dieses Phänomen. Kommen wir zurück zum Normalen. Das wäre eine gesamtgesellschaftliche Aufgabe. Mehr dazu bei den Aufgaben an die Gesellschaft und zur Idee der „Befindlichkeitszentren".

Kommen wir zu den schwierigen Patienten. Ich meine damit nicht die schweren Patienten. Also die wirklich Kranken nach einem Unfall, diejenigen mit einer chronischen Erkrankung wie chronisch obstruktive Bronchitis, Diabetes, Rheuma, Gefäßerkrankung, Krebs, Schizophrenie, Niereninsuffizienz, Demenz usw. Diese Patienten haben alles Recht, mit Selbstverständlichkeit und hoher Kompetenz alle Leistungen unseres Gesundheitswesens zu erhalten, stationär oder ambulant. Es geht auch bei den Schwierigen nicht um Leistungen. Es geht jedoch um die richtigen Leistungen von der richtigen Stelle.

Es gibt bei den Berufsgenossenschaften die Maxime, alles zu unternehmen, um einen kranken oder verletzten Menschen wieder in das Berufsleben zu integrieren oder dieses entsprechend anzupassen, dazu zählen auch Umschulungsmaßnahmen, Renten, usw. Dafür existieren sehr kompetente Berufshelfer, deren Aufgabe ausschließlich darin besteht, den Kranken oder Verletzten durch alle Institutionen zu begleiten, ihm beizustehen und die Krankheit sozusagen optimal zu managen oder zu moderieren. Es geht damit um geschulte Insider des Systems oder der Systeme und um Brückenbildung über die Systeme hinweg. Das ist bei den Berufsgenossenschaften, den gesetzlichen Einrichtungen bei Arbeitsverunfallten, seit dem ausgehenden 19. Jahrhundert relativ einfach, da nur ein einziger Kostenträger verantwortlich zeichnet und die Arbeitswelt klar umrissen und bekannt ist.

Im üblichen Kassenwesen gibt es so etwas nicht. Es gibt keinen Lotsen durch die Systeme. Auch wenn immer vom Hausarzt als Lotsen gesprochen wird. Keinen, der einen schwierigen Patienten an die Hand nimmt und mit ihm zusammen nach der besten Lösung seines Problems sucht. Es geht um eine riesige Gruppe von Patienten, die zwar zum Arzt kommen, aber dort nicht gut aufgehoben sind. Es geht um Menschen nach einer Krankheit, einer Verletzung, die bereits vorher eine instabile Arbeitssituation hatten. Um andere, die im 55. Lebensjahr nicht mehr richtig gut zurückfinden und bei denen Langzeitkrankheit schnell in Langzeitarbeitslosigkeit mündet, oder in Vorruhestand oder Erwerbsunfähigkeitsrente oder den Selbstmord. Es geht auch um Menschen, die sich im Berufsleben nicht mehr einfinden können, dies in jeder Altersebene, die irgendwann auch nicht mehr regulär arbeiten wollen.

Diese Menschen kennen die sozialen Systeme des Landes, Job Center, Vertrauensarzt alter Prägung, Krankenkassen mit ihren Programmen, Rentenversicherungsträger (Reha vor Rente…), Sozialgerichte, Arztpraxen und deren Ärzte verschiedener Charaktere (streng, weniger streng, leicht oder schwer AU zu kriegen…) entweder schlecht oder viel öfter sehr gut und wissen um die Möglichkeiten, durchaus auch Verlockungen eines Gesamtsystems, in dem die kleineren Systeme nicht vernünftig miteinander kommunizieren (können). Diese Kommunikation läuft aktuell über dünne Papiere, die abends nach Dienstschluss schnell und oberflächlich hingeworfen werden und über das Schicksal eines Menschen entscheiden können.

Dabei wäre es auch hier einfach, wie bereits kurz skizziert. Es bräuchte eine kompetente und mit Direktiven ausgestattete Anlaufstelle, die diese schwierigen Patienten mit allen Befugnissen ausgestattet, begleiten darf und muss. Und der Arzt in einer Praxis, der seine Pappenheimer und seine verschuldet oder unverschuldet Schwierigen gut kennt, weil sie seit Jahren um eine AU nachsuchen, obwohl sie eigentlich schon seit Jahren nicht mehr krank im üblichen Sinne sind, hätte die Pflicht und vor allem Möglichkeit, diese Patienten an eine gesetzlich eingerichtete Stelle zu schicken. Der schwierige Patient wäre sofort nicht mehr schwierig, er wäre am richtigen Ort, eine Brückenbildung über die Systeme hinweg wäre erreicht, ein machtvoller Wegweiser eingeschaltet, der Arzt entlastet. Platz in der vollen Praxis frei. Vielleicht braucht es an einem solchen Ort ja mehrere Kompetenzebenen, Sozialarbeiter, Vertrauensärzte, Job Manager, Rentenversicherungsprofis, die an einem Tisch dann diskutieren über diesen Schwierigen, entscheiden und begleiten. Und die verschiedenen Kostenträger müssten nicht mehr mit viel Geldverlust darüber streiten, wer denn nun zuständig ist. Das Geld muss sowieso aus dem sozialen Topf für Alle kommen. Geld zu investieren in eine solche Stelle wäre etwas wirklich Sinnvolles, in die Schaffung eines individuellen Patientenmanagers.

Und ein Punkt ist mir besonders wichtig. Die Menschen verlieren während dieser unendlichen Geschichten um Geld, Perspektive, Arbeit ihre Hoffnung, ihre Lebenskraft und ihre Würde. Es wäre zutiefst menschlich und fair, ihnen diese mit einem schnellen, geradlinigen Weg wiederzugeben.

Ist man wirklich krank, gehört man zum Arzt – und wo geht man hin, wenn man sich nur krank fühlt?

Ich zitiere die WHO Definition: „Gesundheit ist der ideale Zustand optimalen Wohlbefindens. Und Krankheit ist der Gegensatz dazu. Die Übergänge sollen jedoch fließend sein, wobei die Sichtweise, vor allem die individuelle, eine große Rolle spielt. Weiter ist Krankheit keine biologische Konstante, sondern auch ein kulturelles wertbezogenes Konstrukt. Für Einschränkungen des leiblichen und seelischen Wohlbefindens ohne objektivierbaren medizinischen Krankheitswert hat sich der Begriff Befindlichkeitsstörung eingebürgert".

Also gibt es in einer Arztpraxis die objektiv Kranken, diejenigen, bei denen eine nachgewiesene, beweisbare und anerkannte Erkrankung vorliegt, die mit Schmerzen, Defekten, Einschränkungen, Veränderungen des Körperäußeren oder - inneren einhergeht und daneben ein breites Band, eine Grauzone von Menschen, die in den Bereich der Befindlichkeitsstörungen fallen. Natürlich ist Krankheit zuerst ein subjektiv empfundenes Problem, die plötzliche Veränderung einer gewohnten und vertrauten Körperfunktion, ein ungewohnter Schmerz, eine Schwäche des Körpers, eine allgemeine Unlust, vielleicht gepaart mit Ängsten, dass gleich das Schlimmste droht. Und diese Abweichung vom Normalen trifft nun auf das Mitglied einer Gesellschaft, für das absolutes Funktionieren, allumfassender Medienzugang zum Selbstverständnis gehören, aber gleichzeitig Verankerung in sicheren Kindheits-, und Familienstrukturen, Gründung im Schicksal, Urvertrauen in Selbstheilungskräfte nicht mehr die Regel darstellen.

So sind die Praxen voller Menschen mit einfachen Erkältungen der oberen Luftwege, geringsten Schmerzen der Gelenke beim Heranwachsenden, einer minimalen Veränderung der Körperoberfläche, einer Veränderung der Stuhlgewohnheiten seit eine paar Tagen, einem Ziehen hier und da. Natürlich könnte hinter jedem noch so kleinen Symptom der Krebs, die Arthrose, der Infarkt, schließlich der Tod lauern. Aber der kommt in der Regel bei den obigen Symptomen nicht gleich. Meist erst nach dreißig oder vierzig Jahren. Und dann wegen etwas ganz anderem. Aber es besteht der Eindruck, dass man seinem eigenen Körper nicht mehr vertraut. Man fühlt sich in ihm nicht mehr sicher. Er ist irgendwie hinterlistig und wartet nur darauf, einen herein zu legen. Er benützt wie ein Trojanisches Pferd die Erkältung, um den Lungenkrebs einzuschleusen. Oder den Pickel als Camouflage für den Hautkrebs. Kann natürlich alles passieren. Aber in der Regel hat ein Lottogewinn eine höhere Treffsicherheit.

Man hat verlernt, dem Körper mal ein paar Tage Zeit zu lassen, sich selbst etwas Gutes zu tun und braucht gleich den Arzt, dass er einem das Selbstverständliche verständlich macht. Und dazu reicht das Gespräch nicht. Meist braucht es Strahlen oder zumindest Labor und ein bisschen Chemie. Und natürlich eine Arbeitsunfähigkeitsbescheinigung. Auch hier sollte man kritisch den Sinn der AU nach drei Tagen hinterfragen. Leider herrscht auch auf diesem Sektor Misstrauen, so dass der Arbeitgeber und die Kasse ihrem Beschäftigten nicht die Freiheit einräumen, für vielleicht eine Woche ohne Entschuldigung das Bett hüten zu können, wenn es denn mal sein muss. Auch dies wäre ein Signal und ein Zeichen für die Mündigkeit der arbeitenden Bevölkerung. Man sollte es mal versuchen und ich bin sicher, dass nur ganz wenige Menschen das Signal in ihrem Sinne ausnützen würden. Und die Praxen gewinnen schon wieder Freiräume und wir brauchen doch keine politisch verordnete Hausarztsterbeprophylaxe.

Ich komme zu meinem Vorschlag. Ich würde der Einrichtung von Befindlichkeitszentren das Wort reden. Nehmen wir einen mittleren Ort von zehntausend

Einwohnern. Es findet sich sicher in jedem Ort dieser Größe eine einigermaßen ordentliche Immobilie, über die der Bürgermeister verfügen kann. In diesem Haus kann man ein oder zwei Schwestern anstellen, die den Laden organisieren. Und dann gibt es breiten Raum für das meist sehr engagierte und in seinem Bereich hoch qualifizierte Ehrenamt, für Naturheilkundliche und -apostel, für Heilpraktiker, die Sprechstunden abhalten, für Selbsthilfeorganisationen, Kräuterweiblein, Schwestern und Ärzte im Ruhestand, Omas, die über Hausmittel informieren. Der Fantasie wäre hier keine Grenze gesetzt.

Und dann geht der leidende Mensch mit seiner tropfenden Nase und seinem Husten eben in das BKZ, bekommt einen guten Tee, Infos über Kamilledampfbäder und ein gutes Wort. Und die Mama mit dem fiebrigen Kind wird von der erfahrenen Oma ein wenig beruhigt, wird in der Verabreichung eines Wadenwickels instruiert und trifft die andere Mama mit dem gleichen Problem zum Austausch. Der gequälte Mensch mit dem Hexenschuss bekommt eine ausrangierte Wärmeflasche und eine brennende Bienensalbe. Und braucht kein Röntgen, keine Chemie. Und vielleicht nimmt sich auch jemand des zwölfjährigen Jungen an, bei dem bereits die Alimentationsspirale begonnen hat mit schlaffem Fleisch, Cola, Chips und Speckrolle über der Bermuda.

Nicht umsetzbar, halten Sie mir entgegen. Wieso versucht es Keiner? Gibt es nirgendwo den Bürgermeister, der damit Furore machen möchte. Vor allem, wenn er keinen Arzt für die Nachfolge seines Hausarztes findet, der in einem Jahr in Ruhestand gehen möchte. Ich weiß, dass es im Volk sehr viele Menschen gibt, die mit Freude in ein solches Haus gehen würden. Viel lieber als zum Arzt, dessen schmales Behandlungsspektrum sie zur Genüge kennen. Und wenn nach einer Woche die Krankheit überlebt haben sollte und die Selbstheilungskräfte nicht ausgereicht haben, kann man immer noch im Wartezimmer Platz nehmen. In dieser Woche sterben die wenigsten Menschen. Der ungehobene Schatz der Menschen, die ihrem Körper vertrauen, die sich damit auskennen und dieses Wissen weitergeben, bekäme die verdiente Anerkennung. Dem Ehrenamt könnte man damit eine Struktur geben.

Vielleicht würde die überinformierte Menschheit auf diesem Weg auch wieder zurück finden zu etwas mehr Natürlichkeit, körperlichem Vertrauen und Selbstwertgefühl. Mein Körper gehört mir und ich kann gut mit ihm umgehen. Er lässt mich nicht gleich in Stich. Ich kann mich auf seine Kraft verlassen.

Und ich prognostiziere weiterhin. Die Arztpraxen würden nicht aussterben. Es gibt genug richtige Erkrankungen und sie werden eher noch mehr werden. Und der Arzt würde es danken. Es macht nämlich nicht viel Spaß, jeden Tag 20 Patienten mit einer banalen Erkrankung der oberen Luftwege zu behandeln, dazu noch mit Medikamenten, von denen der Arzt alles andere als überzeugt ist, denken Sie nur an die sorglos ausgestreute Menge an Antibiotika mit deren großen Problemen, die bereits heute in Kliniken viel Leben kosten. Und es macht auch nicht viel Spaß, jeden Tag 5 völlig aufgelöste, übersorgende Eltern mit ihren heranwachsenden Kindern zu beraten, bei denen es alle zwei Wochen in der unteren Lendenwirbelsäule zwickt. Die aber jeden Tag vier Stunden am Laptop sitzen und Sport nur aus einer müden Turnstunde kennen. Die Medizin würde viel billiger werden. Das Geld frei sein für andere Zwecke. Vielleicht für eine bessere Ausstattung der BKZ.

Der Deutsche und seine Ärzte und seine Schwestern

Er wird sich ändern müssen, der Deutsche – sonst wird er geändert

In den letzten Jahren ist Gewalt im Krankenhaus ein richtiges Thema geworden. Ebenso wie Gewalt oder Rücksichtslosigkeit im öffentlichen Raum, bei der Feuerwehr, dem Roten Kreuz, der Polizei, auf den Straßen. Manchmal hat man den Eindruck, der Rüpel, der Enthemmte, der Unreflektierte, Hormongesteuerte diktiert die Verhaltensweisen und Reaktionen der normal gestrickten Bundesbürger. Wir schauen weg, wenn einer zusammengeschlagen wird, wir wenden uns beschämt ab, wenn jemand verbale Rücksichtlosigkeit erfährt, wir verteidigen den Schwachen nicht, weil wir um unsere eigene körperliche Integrität fürchten. Auch bei den Gerichten hat man den Eindruck, dass Androhung von Gewalt und Übergriffe auf Schwache eher als Kavaliersdelikte eingeschätzt als scharf geahndet werden.

So sollte man sich nicht wundern, dass vor allem in Klinikambulanzen Respektlosigkeit, verbale Übergriffe, rücksichtsloses Verhalten an der Tagesordnung sind. Auch schwere körperliche Verletzungen und Tötungsdelikte aus niederem Antrieb und nichtigem Anlass an Pflegepersonal und an Ärzten sind regelmäßig zu verzeichnen. Woher kommt diese Aggression? Wieso richtet sich Gewalt jeder Art besonders gegen Diejenigen, die helfen, in eskalierten Situationen den Überblick behalten und behalten müssen, die den Brand löschen, den Weg zu einem Verletzten, einem Unfall suchen, den schreienden und blutenden Verletzten einpacken und zusammenflicken, den verdreckten und besoffenen Partygänger einsammeln, den Konflikt in einer Familie deeskalieren wollen, also gegen diejenigen, die aus Berufsgründen für die Notfälle jeder Art einer Bevölkerung da sind und diese Berufe auch noch aus intrinsischem Antrieb gesucht haben?

Und in etwas verminderter Form, aber nicht weniger kraft- und zeitraubend mehren sich kritische Vorfälle auf Klinikstationen, in der Praxis. An jedem Tag haben die ärztlichen und pflegerischen Mitarbeiter zu tun mit Menschen, die in einer übersteigerten Maßlosigkeit Alles fordern ohne Rücksicht auf Zeit, Abläufe, andere Kranke und Notleidende, auch ohne jede Form, sondern mit nicht selten aggressiver Haltung und entsprechenden, enthemmten Worten. In Klinikambulanzen hat man begonnen zu reagieren und wird dies noch weiter tun müssen. Sicherheitspersonal ist in großen Stadtambulanzen ständig präsent und ärztliche und pflegerische Mitarbeiter werden in Deeskalation und Selbstverteidigung trainiert. Die Ärzte auf Stationen lernen im traurigen Alltag schnell, mit diesen Menschen vorsichtig umzugehen. Man erspürt sehr schnell die nur mühsam unter einer dünnen Decke zurückgehaltene Aggression, wenn die Schwester nicht sofort mit der Bettpfanne kommt, nicht sofort auf die Klingel springt, das Essen kalt ist, der Arzt nicht ad hoc zu einem Gespräch zur Verfügung steht. Oder nicht innerhalb von ein paar Stunden mit einer Diagnose oder Erklärung aufwarten oder Ergebnisse einer Therapie vorweisen kann.

Versuch einer Ursachenforschung. Ein Psychologe würde gründlicher schürfen können. Aber lange Jahre Klinik- und Praxisalltag geben genug Information. In den letzten Jahren hat sich so etwas wie ein gesamtgesellschaftliches Ahnen und Wissen bei einem Teil der Bevölkerung breit gemacht: Traue deinem Arzt und deinem

Krankenhaus primär mal nicht. Jeder kennt Jemanden, bei dem irgendetwas nicht wirklich gut gelaufen ist, der das falsche Medikament gekriegt hat, eine Infektion in der Klinik vor Ort oder anderswo, der unendlich lange warten musste. Jeder kann einen Artikel zitieren oder eine Sendung, in der etwas angeblich oder auch wirklich schiefgelaufen ist, unnötig oder schlecht operiert wurde, ein Defekt auftrat, durch eine Maßnahme, oder auch deren Unterlassung. Das Internet ist voll von katastrophalen Beurteilungen einer Klinik, Abteilung, Praxis. Ständig liest man von dringendem Verbesserungsbedarf, auf Bestreben der Politik, der Patientenfürsprechorganisationen, der Qualitätsinstitute. Aktuell steht wieder die lange Wartezeit auf einen Arzttermin im Focus und dass die immer weniger werdenden Ärzte gezwungen werden sollen, noch mehr Praxiszeit anzubieten.

Ich möchte alle diese Punkte nicht im Einzelnen diskutieren. Manches mag angemessen, manches überzogen sein, manches nur heiße Luft. Wichtiger sind mir die kollektiven Folgen. Vor allem die negative oder auch zweifelnde Presse hat den Glauben an die Reinheit der Medizin untergraben oder zerstört. Es hat die einzelne Person in einer Klinik, einer Praxis in den Hintergrund treten lassen hinter die Institution. Diese stellt ein imaginäres Gebilde dar, wie die Feuerwehr oder die Polizei, wie auch die Politik, die man exzellent attackieren kann, ohne die schwierige Auseinandersetzung mit einer realen Person auf sich nehmen zu müssen. Und in der Institution, wenn man sie denn aufsuchen muss, erwartet man dann primär ein Problem und wittert hinter jeder Aktion das Böse. Schon bei kleinsten ablauftechnischen Besonderheiten fühlt man sich in seiner vorgefassten Meinung bestätigt und reagiert schnell aggressiv. Natürlich und zum Glück nicht alle Menschen, aber gefühlt deutlich mehr in den letzten Jahren. Man erwartet in den Kliniken so etwas wie Roboter, allerdings mit viel Gefühl und Empathie, die immer Zeit haben und selbst keine Bedürfnisse, zumindest, wenn es die eigenen Bedürfnisse tangiert. Dass hinter der Institution Menschen mit Fleisch und Blut und manchmal auch nur begrenzten Kräften stehen, ist man nicht bereit zu akzeptieren.

Dieses Meinungsbild trifft auf Menschen, die in vielen Fällen in purer Egozentrik das rechte Maß verloren haben. Die die Dinge nicht mehr mit einer gewissen Gelassenheit sehen, sich nicht mit Vertrauen auf ein Krankenhaus, einen Arzt, eine Schwester einlassen können. Die ständig Alles und Jedes hinterfragen oder nach ihrer negativen Prägung einordnen und bewerten. Die in vielen Fällen auch die Fähigkeit der geordneten, strukturierten und fairen Interaktion verloren haben und sich nur noch im Angriffsmodus befinden. Natürlich ist jede eigene Erkrankung oder die eines nahen Angehörigen, vor allem wenn sie plötzlich beginnt und aus der Normalität reißt, für jeden Menschen eine belastende und unbekannte Stressreaktion. Jeder Mitarbeiter einer Klinik oder Praxis kann mit solchen Situationen und verunsicherten, ängstlichen Menschen professionell umgehen und legt nicht jedes Wort auf die Goldwaage. Aber die Grenzen wurden und werden immer mehr in den persönlich verletzenden Bereich verschoben. Dies vor allem in den Notaufnahmen, wenn Alkohol, Drogen eine Rolle spielen und konkurrierende Gruppen oder Ethnien aufeinandertreffen.

Und die Profession reagiert. Sie muss reagieren aus Selbstschutz. Rein körperlich, aber vor allem, um eine innere Barriere als Schutz vor tiefgreifenden

Verletzungen einzuziehen. Es geht um nichts geringeres als den Schutz der Motivation und des Antriebs, immer wieder die Kraft zu finden, sich auch mit den fiesen Vertretern der Gesellschaft zu deren Bestem auseinanderzusetzen, mit vielen Menschen, die die Eigenschaft der Dankbarkeit schon lange verloren haben. Und dann geht es auch sehr schnell darum, ob ich diesen Beruf in dieser Form noch länger aushalten möchte. Das geht ein paar Jahre gut. Aber selten auf Dauer. In Notaufnahmen haben wir eine enorm hohe Personalfluktuation und nicht wenige, vor allem aus der Pflege, schmeißen das Handtuch ganz und wechseln in weniger belastende Bereiche oder verlassen die Pflege.

Man verliert als erstes schnell die echte Anteilnahme und wird damit zu dem Roboter, der gewünscht wird. Man vermutet eigentlich hinter jedem Patienten eine mögliche Konfrontation und wird vorsichtig mit seiner emotionalen Beteiligung. Dies bei Schwestern oder Ärzten, für die emotionales Verhalten die wesentliche Triebfeder für ihre Berufswahl ausgemacht hat. Der normale Kranke, der das Vertrauen aufbringt und nur um Hilfe ersucht, wird leider in Sippenhaft genommen und erfährt manchmal schmerzlich die fehlende Anteilnahme des ausgebrannten und verunsicherten Personals. Zum Glück funktionieren die Teams und der Zusammenhalt in den Frontstationen Ambulanz, Notaufnahme, Intensivstation meist sehr gut und man findet und hilft sich gegenseitig im Wissen um die Probleme. Man kann darüber sprechen und Strategien entwickeln. Aber welch ein Armutszeugnis für unsere Gesellschaft, dass die Helfenden an den kritischen Rändern Überlebensstrategien brauchen, um nicht den Glauben an diese Gesellschaft zu verlieren.

Ich beende die Publikumsbeschimpfung in Anlehnung an Peter Handke. Was muss sich ändern in diesem Land, wenn auch in zehn Jahren Kliniken und Praxen einigermaßen funktionieren sollen? Der Mensch erinnere sich an seine Kinderstube oder er kümmere sich darum, wieder eine zu bekommen. Er muss wieder lernen, was es bedeutet, Respekt denen zu erweisen, die sich um seine ureigensten, essentiellsten Bedürfnisse kümmern, den Menschen in den Kliniken und Praxen, der Polizei, der Feuerwehr, den Rettungsdiensten und vielen anderen mehr. Wird er dies nicht lernen, wird ihm irgendwann nicht mehr geholfen. In meiner Praxis bin ich schon lange dazu übergegangen, aggressive oder fiese Menschen nicht mehr zu behandeln oder nur mit überprofessioneller Anteilnahme. Und dies wird in anderen Institutionen ebenfalls passieren. Die jungen Ärzte und Schwestern lernen bald, dass Selbstschutz vor Fremdhilfe geht und dies bedeutet, dass irgendwann die Hilfe nicht mehr geleistet wird. Man muss nicht partout seinem Altruismus und seinem Helfersyndrom erliegen. Zumindest ein Minimalmaß an Respekt ist zu erwarten.

Dass dies auch mit Vertrauen zu tun hat und mit Vertrauensvorschuss, habe ich ausführlich beschrieben. Daran müssen alle in der Gesellschaft arbeiten, auch die, die Meinungen prägen. Die Medizin eignet sich nicht als permanenter Prügelknabe. Sie braucht die Unterstützung der Menschen, sie wird davon in ihrem steten Bemühen um beste Behandlung getragen. Und die Veränderung der Meinung hin zu einer positiven Sicht der Institution Medizin ist eine der wesentlichen Voraussetzungen dafür, dass sich auch in der Zukunft Menschen finden, die diese Berufe erlernen und ein ganzes Berufsleben ausüben möchten.

Blick über den Zaun – in der Schule lernt man fürs Leben

Das würde ich gern hinterfragen

Mens Sana in Corpore Sano. Alles braucht es für ein gesundes und glückliches Leben. Das wussten natürlich auch die alten Griechen und Römer. Natürlich ein bisschen Grips im Kopf. Erleichtert oder ermöglicht ein erfolgreiches Leben. Vor allem, wenn man diesen Grips auch gut mit anderen Talenten kombinieren kann und mit Gaben wie emotionaler Widerstandskraft, Lebensklugheit, Gelassenheit, sozialer Kompetenz, gesundem Selbstbewusstsein, und einer Reihe anderer Faktoren, höchst individuell und sehr unterschiedlich benötigt, je nach dem persönlichen Lebensentwurf und der mehr oder weniger aktiv gestalteten Richtung, die man einschlägt. Aber ich vermute, alle Leser können mit mir gehen, wenn ich formuliere, dass ohne einen gesunden und stabilen, belastungsfähigen und rundum gesunden Körper Nichts wirklich gut werden kann und der Weg durchs Leben eher beschwerlich und anstrengend wird. Bringt man aus dem Mutterleib oder der Wiege eine Hypothek mit, muss man natürlich Alles tun, um trotzdem glücklich und vielleicht erfolgreich werden zu können, wenn man so den Lebenszweck definiert. Aber wenn man ohne große Bürden in das Leben hineingehen kann, sollte doch dieser Körper so stabil werden wie irgend möglich, dass sich der Geist auch freuen kann, in so einem Körper wohnen zu dürfen.

Wenn ich das etwas pointiert ausdrücken darf, vielleicht so: was nützt es einem 25-jährigen, stark übergewichtigen jungen Mann mit Prädiabetes und permanenten Rückenschmerzen, wenn er einen Logarithmus entwickeln kann oder die Basensequenz der DNA beherrscht. Natürlich ist das wichtig, wenn der junge Mann Mathematik studiert oder eine Karriere als Biochemiker anstrebt. Aber wir wissen, dass er diese 20 kg Übergewicht sein ganzes Leben mit sich tragen wird und es wird noch zunehmen. Und wir kennen den Verlauf dieser Fehlalimentierung: enorm verkürzte Lebensdauer, Diabetes mit allen Folgen, Bluthochdruck, Schlaganfall, Herzinfarkt, Gelenkprobleme und noch eine Reihe mehr. Und die Spirale kommt noch mehr ins Rotieren, wenn der Bewegungsmangel dazukommt oder vielleicht noch eine kleine Noxe wie das Rauchen.

Und es kommt noch das fehlende Wissen über die Zusammenhänge und vielleicht die Folgen dazu. Daran sind doch vor allem die Eltern schuld, werfen Sie ein. Aber dass diese bereits bis zum Schuleintritt versagt haben, zeigt der Blick in eine Grundschulklasse oder die Beobachtung einer Sportstunde. Und es ist auch ziemlich klar, dass die Eltern keinen wesentlichen Einfluss auf die weitere körperliche Entwicklung ihre Sprösslinge haben werden. Nur wenige, die mit fehlgeleiteten Ess- und Bewegungsgewohnheiten in die Schule kommen, werden plötzlich zu Gesundheitsfreaks. Gut, es gibt zwei Stunden Sport in der Woche und alle möglichen Unterrichtseinheiten zu Themen wie gesunde Ernährung oder den Schäden des Nikotinkonsums oder anderer Noxen. Reicht das aus, um dem Körper ein Gesundheitsbewusstsein zu vermitteln? Wollen wir es akzeptieren, dass sehr viele junge Menschen bereits mit einer großen Hypothek in das aktive Berufsleben starten? Wollen wir es weiter akzeptieren, dass viele junge Menschen nur eine sehr vage Ahnung davon haben, was zu den Grundlagen einer gesunden Lebensweise zählt und was man vielleicht selbst tun könnte, wenn man von lästigen Symptomen irgendwelcher Art angegriffen werden sollte?

Man sollte eigentlich Lernen fürs Leben. Nicht für ein vollgestopftes Gehirn auf einem schwachen und kränkelnden Körper. Das ist vielleicht etwas platt, einfach und negativ formuliert. Aber wenn man in einer orthopädischen Praxis täglich mehrfach mit solchen jungen Menschen und ihren verzweifelten und ohnmächtigen, unwissenden und verharmlosenden Eltern zu tun hat, ist es nicht weit von der Wirklichkeit. Auch die Statistiken weisen in die gleiche Richtung. Für viele Krankheitskarrieren wird die Basis in der Kindheit gelegt oder spätestens in der frühen Schulzeit. Und abgesehen von dem persönlichen Leid, das der Arzt kommen sieht und nicht verhindern kann, kosten diese früh beginnenden Karrieren richtig Geld und füllen die Praxen der Hausärzte, Orthopäden, Gelenkchirurgen, Gefäßärzte, Kardiologen, die Rehakliniken und sonstige Kuranstalten.

Wollen wir das akzeptieren? Können wir es uns überhaupt leisten, diese Tatsache zu akzeptieren oder schön zu reden? Reichen unsere heutigen Schulinstrumente aus? Nein, sie tun es nicht, sie sind weit entfernt davon, auch nur ansatzweise Krankheitskarrieren umzudrehen. Was nützt eine Schulstunde über gesunde Ernährung, wenn der Schüler nach Hause geht, die Pommes auf dem Teller findet und eine Flasche Cola dazu trinkt? Wenn er zum Geburtstag seine ganz Truppe zum Burgeressen einladen darf? Wenn er mit 14 anfängt, regelmäßig Bier zu konsumieren? Was nützt eine Stunde Sport, wenn die tägliche Medienzeit deutschlandweit bei über vier Stunden liegt? Die Serie wäre beliebig fortzusetzen.

Vielleicht sollten ein paar verantwortliche Menschen an den Schulen und in den Sozialministerien über diese groteske Fehlentwicklung nachdenken. Sehenden Auges schicken wir eine riesige Schülerpopulation in ein Leben hinein, das ab dreißig, spätestens ab vierzig mit zahlreichen Erkrankungen und Beeinträchtigungen gepflastert sein wird, von denen wir mit hoher Sicherheit wissen, dass sie nicht vermeidbar sein werden. Ob dies nicht ein Verbrechen an der jungen Generation ist? Wir wissen es, aber unternehmen nichts oder zumindest nicht genug. Oder ist es einfach Nachlässigkeit, Übermacht der kopfzentrierten Bildung, die Dominanz der aufgeblasenen Lehrpläne, die immer weitere Verdichtung der Unterrichtseinheiten. Und das Ganze kombiniert mit den außerschulischen Aktivitäten, die nur noch wenig Raum lassen für die Entwicklung eines Gesundheitsbewusstseins.

Wir wissen, dass Kinder aus sogenanntem gebildetem Hause weniger anfällig sind für die Entwicklung von Krankheitsvorstufen, Ich vermute, es liegt an einem ausgeprägteren Wissen um die Zusammenhänge. Und an einem stringenteren Vorleben einer gesunden Lebensweise. Und dort sollten wir auch ansetzen. Es reicht nicht aus, eine Lerneinheit Gesundheit und zwei Einheiten Sport zu vermitteln. Es braucht mehr, viel mehr.

Ich komme zu meinem Vorschlag. Kreieren wir einen Gesundheitstag, Erlebnistag, Informationstag an den Schulen. Einen Tag, an dem ausschließlich Dinge getan werden, die es einfacher machen, das Leben zu bewältigen. Das ganz reale, normale und tägliche Leben, das den stabilen, gesunden Körper braucht. Das aber auch Techniken braucht, um mit Varianten des Lebens, Störungen der Befindlichkeit, Krankheiten, Niederlagen, Anfechtungen besser umgehen zu können. Es geht dabei um Körper, Sport, Belastung, Herausforderung, Spaß und Spiel, aber auch Ernährung, Kochen, traditionelle Techniken, Lernen aus der Vergangenheit für die Zukunft, alternative Heilungsmethoden, Umgehen mit Problemen, Wiederaufstehen nach einer Niederlage. Aber auch um ganz einfache Dinge, wie Informationen über unsere sozialen Systeme, Arbeitslosigkeit und die Instrumente des Staates oder der Sozialversicherungen, Krankheit, Lohnfortzahlung, Steuererklärungen, Geldanlage, Ehrenamt. Die Liste kann beliebig fortgeführt werden. Im klinischen und Praxisalltag bin ich immer wieder betroffen, wie gering die Kenntnisse der jungen Menschen an der Schwelle zum Arbeitsleben über die Konditionen und Besonderheiten dieses Lebens sind. Nur ganz Wenige besitzen eine ungefähre Ahnung darüber, wie reales Leben in einem Staat funktioniert und müssen sich diese Kenntnisse mühevoll, meist durch eigene Fehler und Rückschläge erarbeiten.

Und dieser Gesundheitstag hat wöchentlich stattzufinden. Zumindest ein Jahr lang, eher länger. Ab jetzt gibt es jeden Donnerstag den Gesundheitstag, oder nennen wir ihn neudeutsch f4f – fit for future. Das würde ich mir wünschen. Jedes der traditionellen Fächer müsste vielleicht eine Stunde abgeben und ich bin sicher, die Dummheit würde nicht exponentiell anwachsen, trotz Pisa. Aber die Lebensklugheit exponentiell zunehmen. Und diesen Tag könnte man clever füllen. Zu Inhalten sollte man zuerst die Schüler befragen. Aber ich könnte mir einiges vorstellen: Kurse in Kochen, Praktisches Erlernen von Essgewohnheiten, Tage im Wald, Erfahrungen mit alternativen Heilmethoden, Erlernen alter Traditionen (Schreinern, Töpfern, Haltbarmachung von Nahrungsmitteln, Gärtnern, Imkern…), Sportveranstaltungen, praktische und interessante Infos aus den Ebenen des Berufslebens (Banken, Versicherungen, Finanzämter, Sozialämter…).

Wer soll das machen? Zum einen gäbe es sicher genug Lehrer, die großes Interesse hätten an der Entwicklung von Curricula für ein solches Angebot. Zum anderen bräuchte es lebendige Partnerschaften mit den Repräsentanten des wirklichen Lebens, Ämtern, Kliniken, Firmen…Und dann sollte man das Ehrenamt in die Schulen holen, die vielen Selbsthilfegruppen, Menschen, die sich mit alten Techniken beschäftigen, Menschen im Ruhestand, die vernünftiges Wissen weiterzugeben haben und dafür brennen. Das gäbe auch wieder einen lebendigen Austausch zwischen Schule und Realität, das Aufleben eines gegenseitigen Interesses an Kommunikation und Erfahrungsaustausch.

In unserem Kontext würde ich von einem solchen Programm gesündere, stabilere, besser im Leben verankerte junge Menschen erwarten, die auch gelernt haben, mit kleinen Unpässlichkeiten gelassener und selbstsicherer umzugehen. Die ein etwas besseres Standing haben, wenn mal der Wind von vorne bläst oder die Muskeln zwicken. Und natürlich einen Rückgang der sogenannten Volkskrankheiten wie Fettsucht, Degenerative Wirbelsäulenkrankheiten, Diabetes, Herz-, Kreislauferkrankungen, Arthrose, psychovegetative Dysregulationen, Depression, Dickdarmerkrankungen. Später, wenn die dünnen Krankheitspfade der Kindheit und Jugend breit ausgetreten sind, laufen wir den Krankheitskaskaden nur noch hinterher mit unseren armseligen Behandlungsmethoden in Praxen und Kliniken. Das wäre wirklich Prophylaxe und gemeinsame Arbeit an der Volksgesundheit. Das wäre Lernen fürs Leben, ernst genommen.

Die Beatles – Think about a revolution

Wie haben wir sie geliebt, unsere Beatles der sechziger und siebziger Jahre. Und auch unsere Kinder lieben sie noch heute. Was gibt es damit Schöneres, dieses kritische, manchmal auch etwas scharf geratene Buch - wo immer mal wieder die Pferde mit mir durchgegangen sind, wie ich jetzt beim Korrekturlesen bemerke – mit dem Beatles Powersong von der Revolution zu einem Ende zu bringen. Ich hoffe sehr, dass Sie, auch wenn Sie mir nicht immer und überall zustimmen können, doch zu der Erkenntnis gekommen sind, dass es so wie es ist, nicht bleiben kann. Wir würden unsere Medizin so beschädigen, dass ihr Kern, ihre Seele verloren gehen würde, zerbrochen und zerquetscht zwischen unzähligen Interessen, die nur noch entfernt etwas mit der reinen und starken Interaktion zwischen einem Patienten und seinem Arzt zu tun haben, dies zum unbedingten Zwecke der professionellen und gleichzeitig menschlichen und würdigen Hilfe auf dem Weg zu einer Heilung oder auf dem Weg durch eine schwere Zeit.

Wir dürfen den weiteren schleichenden Verfall dieses großartigen Gebäudes, das unsere medizinischen Mütter und Väter in Jahrhunderten leidvoll und gleichzeitig klug aufgebaut haben, nicht weiter akzeptieren. Wir von innen, aber auch die kritischen Beobachter von außen müssen zusammenstehen, aufstehen und das Wesen der Medizin einfordern. Wir müssen uns zuvorderst gegen die ökonomische Keule wehren. Ich bin fest davon überzeugt, dass, wie eine lange Linie von Dominosteinen unwiderstehlich und machtvoll fällt, es vor allem im heutigen Krankenhaus nur einer Initialzündung bedarf, um diese Kettenreaktion zu starten. Es braucht dazu etwas Mut und Kreativität. Und die Macht, die es dazu braucht, ist in Überfülle vorhanden. Die Krankenhäuser sind reif.

Die Macht ist in Hunderttausenden von Ärzten, Schwestern und Pflegern versteckt, die an irgendeiner Stelle in den Kliniken ihre Arbeit tun und wissen, ahnen, überzeugt davon sind, dass sie diese Form der Arbeit nicht mehr weiter leisten wollen und können. Denn ohne diese Hunderttausende geht nichts in Krankenhäusern oder Praxen. Und es braucht nur eine winzige Unterlassung im Alltag. Kein einziger Patient müsste darunter leiden. Kein Streik oder so etwas Fieses. Keiner will ja mehr Geld, mehr Urlaub oder höhere Sozialleistungen. Und glauben Sie mir, mit dieser kleinen Verweigerungshaltung stürzt das ganze ökonomische Gebäude wie ein Kartenhaus in sich zusammen.

Es braucht allerdings eine Solidarisierung. Über die Abteilungen und vor allem über die Krankenhäuser hinweg. Aber heute gibt es ja Medien. Sie müssen auch nicht auf die Straße gehen. Sie machen brav und kompetent ihren medizinischen Job. Und Sie dokumentieren weiter. Aber ab einem bestimmten Moment nur noch medizinisch notwendig. Und alles, was auch nur entfernt mit Ökonomie zu tun hat, mit Zahlenmeldung an Kassen, Berufsgenossenschaften, Versicherungen, Verwaltungen, Zertifizierungsgesellschaften, Schreiben des Medizinischen Dienstes, das lassen Sie doch mal vier Wochen liegen. Oder dauernd. Vielleicht machen ja die Verwaltungsangestellte Ihrer Klinik auch mit bei diesem Spiel. Bis das System implodiert. Bis die Zahlenmaschinen, Patientendatenmaschinen leer und heiß laufen. Bis die Administratoren Haare raufend durch die Büros laufen, keine Statistiken mehr über die Monitore laufen und es Nichts mehr gibt zu berechnen, kommentieren, kritisieren. Macht es nicht Freude für die geschundenen Ärzte- und Pflegeseelen, sich dieses Szenario vorzustellen. Und es ist nicht böse gemeint. Es geht nur um ein Ziel. Tod der Ökonomie im Krankenhaus.

Teilen Sie meine Meinung, dass damit richtig Macht und Druck ausgeübt werden kann. Und was würde passieren? Würden die kranken Menschen reihenweise sterben? Würde eine Behandlung schlechter verlaufen? Oder die Komplikationsrate ansteigen, oder die Infektionsrate, also die wirklich wichtigen Dinge? Natürlich nicht. Die Krankheiten würden bleiben, die Unfälle weiterhin stattfinden, die Ambulanzen weiterhin überborden, die Operationssäle brummen, die Wartesäle der Praxen weiterhin voll sein.

Aber: die Maschine würde einen Atemzug oder länger stillstehen, eine lange Extrasystole würde zu einer tiefen, kurzfristigen Benommenheit und dann Klarheit führen, die nächtliche Krisis nach einem langen Fieberschub eintreten, die Uhr einen Takt aussetzen. Alle, die von den Zahlen leben, würden sich ihrer Ohnmacht bewusst werden, würden auf einen Schlag ihre Dominanz verlieren, der Nahrungsstoff zum ökomischen Leben und Denken fehlen. Ich denke wieder an die wundervolle Parabel von Michael Ende in Momo, an die grauen Herren, denen man ihre Macht an der Zeit nimmt.

Alle Menschen, die in diesen Verwaltungen im engeren und weiteren Sinne arbeiten und sicher gute Arbeit tun, sind natürlich nicht böse oder hinterlistig. Sie sind von ihrer Arbeit und dem Sinn ihrer Arbeit im System überzeugt und sie sind davon überzeugt, dass es ohne ihr Institut oder ihren Einsatz nicht geht. Alle haben natürlich irgendwie eine Berechtigung, aber nicht die, die sie sich anmaßen und deren Wert sie sich gebetsmühlenartig in den letzten Jahren selbst zugesprochen, überhöht und erweitert haben. Sie mögen eine sinnvolle Berechtigung in der Zukunft haben, aber welche wird sich erst nach dem Fallen der ersten Dominosteine weisen.

Gibt es ein Risiko für die erstagierenden Personen, diejenigen, die den ersten Dominostein ins Wackeln bringen? Sind es genug, ist das Risiko gleich Null. Die kranken Menschen bleiben und kommen weiter. Wer soll sie den behandeln? Ein Kassenvertreter oder ein Qualitätsberater? Ein Politiker oder ein Mann aus dem Controlling? Wird jemand entlassen? Wenn eine Solidarität über die Krankenhäuser vorliegt, wird diesen Schritt keiner wagen. 50 Ärzte aus einem Krankenhaus weniger und binnen weniger Tage wird ein Aufschrei durch die Bevölkerung gehen. Denn die Krankheiten werden bleiben und ihre Behandlung duldet keinen Aufschub.

Ich prophezeie: kein Personalchef oder Verwaltungsdirektor würde es wagen, auch nur einen einzigen Arzt oder eine einzige Pflegekraft zu entlassen. Die Macht würde enden. Die Programme können nicht mehr gefüttert werden, das bis dato gläserne Krankenhaus würde im Nebel verschwinden, die Instrumente der Macht würden stumpf.

Was danach kommt? Nach dem unaufhaltsamen und heilsamen Fallen der Dominosteine? Ein Innehalten, eine Neubesinnung, eine Umkehr der Machtflüsse. Das Ziel einer solchen friedfertigen und eigentlich einfachen Revolution kann nur die vollkommene Sprengung und das Abwerfen des ökonomischen Panzers sein, der die Medizin in ihrer heutigen Form erdrückt. Und eine Rückkehr zum Kern der Behandlung eines kranken Menschen, die sich durch keinen äußeren Einfluss beeinträchtigen lässt. Direktive gehört wieder dahin, wo die Medizin geschieht, sie gehört wieder in die einzig autorisierten Hände, in die der Helfer am Krankenbett und nicht mehr in die der selbsternannten Medizinökonomen.

Geht eine solche Revolution und wer soll sie beginnen? Wer wird sich trauen, wer kann es wagen? Die, die nichts zu verlieren haben. Die, deren Ideale auf dem Altar der Ökonomie geopfert wurden und werden. Die, die während ihres Studiums nicht auf die perversen Auswüchse der ökonomiebasierten Medizin vorbereitet wurden. Die, die noch das gesamte Medizinerleben vor sich haben und ahnen, dass sie so nicht leben und arbeiten wollen über 30 oder 40 Jahre. Diejenigen mit der Kraft, sich nicht verbiegen zu lassen. Die, die man im heutigen Medizinbetreib am allermeisten braucht und auch am allermeisten ausnützt und ausquetscht. Diejenigen, die noch nicht in den inneren Netzen in den Kliniken eine Position erhalten haben, die sie nicht aufgeben wollen oder können, vielleicht aus familiären Gründen. Die, die noch nicht örtlich gebunden sind, noch frei und unabhängig. Die, die mit sozialen Medien am besten umgehen können und für die es kein Problem ist, sich überregional zu organisieren.

Sie können vertrauensvoll damit rechnen, dass alle anderen auf den angefahrenen Zug aufspringen werden. Alle Frustrierten, unter dem Joch der Ökonomie Stöhnenden; Alle, die wissen oder im tiefsten Inneren ahnen, dass das, was sie jeden Tag tun, nicht das ist, was sie wirklich wollen und ihrem Schutzbefohlenen Patienten wirklich nützt. Alle, die wieder nach Hause kommen und mit Freude und Überzeugung sagen wollen, der Tag war gut, ich durfte wieder richtige Medizin machen. Ich musste mich nicht mehr am Nasenring durch die Manege des Medizinbetriebs ziehen lassen.

Natürlich erschließt sich schnell die primäre Zielgruppe. Es sind die vermeintlich unpolitischen und mit mehr oder weniger sinnhaftem Universitätswissen vollgestopften jungen Ärzte, von denen jedes Jahr 10.000 in die deutschen Kliniken gelangen und die sofort den ökonomischen Hammer zu spüren bekommen. 5 Jahrgänge davon macht 50.000 Ärzte, also die Ärzte der Zukunft, der dynamische und lebendige Zellkern der Medizin. Diejenigen, die uns Ältere in wenigen Jahren am Krankenbett zu betreuen haben und die von ihrer gewaltigen Macht nichts ahnen. Ohne diese Ärzte, die Assistenten, bricht das deutsche Gesundheitswesen zusammen. Ohne sie geht in deutschen Kliniken nichts. Sie betreuen die Ambulanzen, assistieren im Op., organisieren die Stationen, leisten die Nacht- und Wochenenddienste, springen von einer Lücke in die nächste, damit der Betreib überhaupt noch läuft. Und vor allem obliegt ihnen die Pflicht zur Dokumentation. Ihre Macht ist ungeheuer groß und ich bin mir sicher, dass eine einmal in Gang gekommene Lawine alle anderen Ärzte, bis hin zu den in hohem Maße administrativ abhängigen, aber auch hoch unzufriedenen Chefärzte und die allermeisten Pflegekräfte und ihre Leitungsebenen mitreißen wird. Jeden Tag 2 Stunden Dokumentation weniger und das Werk ist schnell vollbracht. Die Räder der Macht werden knirschend und mit etwas medialem Begleitgeplapper zum Stillstand kommen. Der Patient wird wieder befreit zum Atmen beginnen, die Genesung kann beginnen.

Hört man schon das Flüstern in deutschen Krankenhäusern?

Führt die Krise zur Katalyse? 17

In einer Krisensituation alles Bisherige schlechtzureden nach dem Motto: wieso ist die Welt, oder wir als Nation, oder das Gesundheitssystem usw., denn nicht besser vorbereitet und das habe ich doch schon immer gesagt, ist billig und führt uns nicht weiter. Diese Fragen zu erörtern und irgendwann vernünftige Lösungen zu präsentieren, ist unter anderem Aufgabe der Politik und dass dies gelingen wird in unserem guten gesellschaftlichen Gefüge, daran habe ich keinen Zweifel. Dabei geht es um Fragen der globalen Verflechtung, Fragen der Abhängigkeiten (Medikamente), der unheimlichen Ängste (Gentechnik), Vorhaltung von Ressourcen (wie weit wollen wir die angeblichen Sicherheiten treiben, was ist sinnvoll und auch irgendwie wirtschaftlich?) und letztlich geht kein Weg an der Erkenntnis vorbei, dass nach der Krise immer vor irgend einer anderen sein wird. Denn wie im Leben und der Medizin überhaupt, es gibt keine absoluten Sicherheiten und trotz allem werden wir sterben.

Diese Krise zeigt vor allem auch, welche Kraft in unserem Volk steckt. Wie diszipliniert der Mensch reagieren kann, wenn er die Notwendigkeit erkannt hat und ich bin mir sicher, dass es unserer Nation gelingen wird, mit welchen Anstrengungen auch immer, den wirtschaftlichen Einbruch zu überwinden. Opfer wird es genügend geben, vor allem die Opfer in der schwachen und alten Population. Und viel Trauer werden wir zu bewältigen haben. Und die Welle der wirtschaftlichen Opfer wird folgen. Anpacken und Kreativität, Solidarität, Mut fassen, Zukunft neugestalten und vieles mehr werden wir brauchen, um ungefähr dahin zu gelangen, wo wir sorglos vor ein paar Monaten noch waren.

Und es wäre zu einfach und zu unreflektiert, es genauso wieder haben zu wollen, wie es denn war. Die Perspektiven, die Standpunkte, die Horizonte werden sich bei Allen verschieben und wir werden länger überlegen, bevor wir einen Flug buchen, auf ein Kreuzfahrtschiff steigen, vielleicht sogar beim Autokauf, oder beim Hausbau, oder beim schnellen Konsum, der noch vor kurzem das Credo unseres kapitalistischen Wirtschaftssystem gewesen ist. Vielleicht werden wir aber Alle auch etwas gelassener, wenn unser Alltag nicht nur von Perfektion und Ratio durchdrun-

© Springer-Verlag GmbH Deutschland, ein Teil von Springer Nature 2020 201
M. Wiedemann, *Die Medizin verkauft ihre Seele*,
https://doi.org/10.1007/978-3-662-60956-9_17

gen ist wie bisher. Vielleicht gewinnt auch unser Mitmensch wieder etwas mehr Platz darin.

Schaut man etwas distanziert auf unsere Welt, mit dem Blick des Historikers (Yuval Noah Harari – Eine kurze Geschichte der Menschheit), gelangt man zum Bild des globalen Imperiums. Harari beschreibt, dass die Menschheit immer unter verschiedenen Imperien gelebt habe und dass wir heute in einer Zeit angekommen sind, in der es eben nur ein Imperium gibt, das durch viele weltumspannende Netze geprägt wird, Geld-, Arbeits-, Kapitalströme und vor allem auch globale Probleme, camouflierte regionale Kriege, Aufrüstung, Klima, Verstrickung durch Technologien. Und dass sich die Deckungsgleichheit der regionalen Veränderungen nur durch gemeinsame Konzepte unter dem Dach eines Imperiums angehen lassen. Soweit Harari.

Zufall oder Schicksal, dass die nun gebotene globale Anstrengung nicht wirtschaftliche oder militärische, ideologische, ethnische, geopolitische oder sonstige Ursachen hat, sondern durch ein winziges Teilchen entsteht, das aller menschlichen Einflussnahme widersteht und zwar über alle Länder und alle Systeme hinweg. Das Virus befördert – so wäre die Hoffnung – die Entstehung des einen globalen Imperiums und es müsste sich schon um sehr dumme oder ignorante Staatsmänner handeln, die dies nicht verstehen können. Bisher haben die Staatsmänner der Vergangenheit immer ihr Wort gebrochen, eine universelle Ordnung zum Nutzen aller Menschen im Imperium herbeizuführen (Harari). Ich habe die Hoffnung, wie vielleicht die meisten von uns, dass im Großhirn der Verantwortlichen neben Zahlen, Wirtschaftsdaten und Wahlprozenten, andere Werte langsam breiteren Raum gewinnen, Toleranz, Bescheidenheit, Pragmatismus, Nächstenliebe oder zumindest Verständnis.

Das soll jetzt jedoch nicht mein zentrales Thema sein. Unser Gesundheitssystem, seine Stärken, Schwächen, Besonderheiten wurden in diesem Buch – stark subjektiv gefärbt – seziert. Und nun, on top, die Herausforderung durch einen kleinen, aggressiven Gegner. Wir stecken, wenn dieses Buch erscheint, mittendrin. Wir und die ganze Welt. Und ein Ende ist nicht in Sicht. Aber beim Versuch der distanzierten Beobachtung – sofern dies bei der emotional – rationalen Informationsflut überhaupt möglich ist, erkenne ich vor allem eines: das System ist so schlecht nicht und vor allem die Menschen darin sind großartig. Das Herz des Gesundheitssystems, die Beschäftigten in Kliniken und Praxen, die organisierenden Institutionen dahinter, die politischen Führer unseres Volkes, arbeiten mit Kraft, Präzision, Leidenschaft, Coolness und das macht mir Mut für die Zukunft.

Trotzdem und vor allem deswegen, weil wir den guten Kern erkannt haben, dürfen wir nach Bewältigung oder Eingrenzung der Herausforderung, nicht nur vordergründig Krise bearbeiten und das Alles tun, was wir als organisatorische Notwendigkeit definiert und begriffen haben. Das hat Vorrang und erfordert alle Anstrengung. Aber es reicht bei weitem nicht aus. Die Krise zeigt, dass es den Kern herauszuarbeiten und dauerhaft zu stärken gilt. Die Krise birgt eine Chance, die es unbedingt zu ergreifen gilt. Selten lagen die Probleme so an der Oberfläche und selten waren die Menschen des Volkes so verletzlich wie heute. Selten ist uns das Ausgeliefertsein an das Schicksal so bewusst geworden, wie in der Zeit der Quarantäne, vor dem Fernseher oder beim Gang durch eine leere Stadt.

Jetzt ist damit die Zeit, neu zu denken, radikal zu diskutieren und mutig zu entscheiden. Alles bisher Gesagte gilt unverändert, ja es hat durch die Krise nur eine Verschärfung erfahren.

Die folgenden Thesen werden formuliert ohne Gnade, ohne Rücksicht auf Person oder Institution und entstehen allein aus der „alten" Analyse in den bereits geschriebenen Kapiteln und aus den „neuen" Erfahrungen durch das Virus und die nationale oder globale Reaktion darauf. Es werden Verletzungen entstehen, diese bitte ich zu entschuldigen, sie sind aber unausweichlich. Die Formulierung wird scharf sein, pointiert und eindeutig, wie das bei Thesen eben so sein muss. Wir bereits an anderer Stelle beschrieben, wird dadurch das Beziehen einer Position, dafür oder dagegen, einfacher. Die Reihenfolge ist zufällig, damit ist keine Priorisierung oder Wertung verbunden.

1. Das Krankenkassensystem in Deutschland halte ich für historisch überholt. Es ist in der jetzigen Form überflüssig, dient nahezu ausschließlich dem Machterhalt der Kassen und der Beeinflussung des medizinischen Systems, das in seiner Vielschichtigkeit und vor allem ethisch – moralischen Dimension durch die Kassenfunktionäre nicht verstanden wird. Der überbordende und von Kassenbeiträgen finanzierte bürokratische Apparat mit immer noch über Hundert Kassen, zählt in kleinkrämerischer (typisch deutscher?) Mentalität Zahlen zusammen, um damit den komplexen Zustand eines Menschen mit seinen Verletzungen oder Erkrankungen abzubilden und mit dem zusammengerechneten Betrag, Ärzte wie eine Herde dummer Schafe in Lohn und Arbeit zu halten.
Die aktuelle Krise verdeutlicht diese Einschätzung in grotesker Art und Weise. Niedergelassene Ärzte und vor allem Kliniken arbeiten lebensbedrohende Situationen in nie gekannter Weise ab, operativ tätige Ärzte und Abteilungen verschieben riesige Berge an planbaren Eingriffen. Das gesamte System kollabiert wirtschaftlich nur deshalb nicht, weil die Politik mit nicht gegenfinanzierten Mitteln massiv aushilft – und die Kassen überlegen in der von ihnen gewohnten Weise, wie man eine einigermaßen geregelte Lösung hinkriegt, bei der die Kassen nach der Krise wieder einen machtvollen Platz ergattern können.
Natürlich wären bei einem Schleifen des Kassensystems und Herbeiführen einer Einheitskasse (die es übrigens in vielen Ländern bereits gibt) Tausende von Schreibtischarbeitern ohne Arbeit. Aber ich prognostiziere, für diese findet sich schnell eine neue, vernünftige Tätigkeit. Ich denke zuvorderst an die Pflege.
Für die Finanzierung der Ärzte, wie auch der Kliniken, finden sich in den entsprechenden Kapiteln pragmatische Vorschläge. Im Wesentlichen gilt auch bei diesem Thema, dass die bisher bestehende Durchdringung aller Medizinsysteme durch den ökonomischen Gedanken komplett zu brechen wäre.

2. Mit dem Vorgesagten hängt eng das anachronistische und für das deutsche Volk unwürdige System der Privatkassen zusammen. Von verschiedener politischer Warte wird seit Jahren eine Bürgerversicherung vorgeschlagen. Jetzt, wenn nicht jetzt, ist die Zeit dafür. Auch jetzt zeigt die Krise, dass die bisherigen Parallelstrukturen nicht in der Lage sind, wirkliche Probleme abzuwettern oder zumindest zu unterstützen. Private Kassen und das damit zusammenhängende

Finanzierungsgefüge bindet ausschließlich Mittel, ermöglicht unterschiedliche Behandlungsstrukturen an kranken Menschen (ob sinnhaft oder nicht) und treibt Keile zwischen Menschen verschiedener sozialer Schichten. Eine wirkliche Krise zeigt die Scheinheiligkeit solcher Strukturen in aller gnadenlosen Deutlichkeit. Werden die Kassen fallen, muss damit auch das Privatkassensystem fallen und das leidige Problem der sogenannten Querfinanzierung fällt automatisch in den Orcus der Geschichte, wie vieles andere bei diesem Thema auch.

3. Weiter hängt mit dem Lösen der Kassenfrage die Finanzierung der Kliniken zusammen. Die bisher, vor 16 Jahren eingeführte Bezahlung der Kliniken über das theoretische Konstrukt der Fallpauschalen muss fallen. Damit besteht wieder die große Chance, menschliche Medizin in die Krankenhäuser zu bekommen, Medizin, die sich nicht mehr an Begriffen wie Verweildauer, CMI, Katalogeffekt und dem ganzen bürokratischen Gebäude orientiert, das im entsprechenden Kapitel ausführlich beschrieben wurde. Es gibt für die Zeit danach eine Reihe von Vorschlägen, die einen Finanzierungsmix vorschlagen. Doch cave: erschlagen wir nicht einen bürokratischen Moloch mit einem anderen, vielleicht noch größeren und nehmen wir für die Planung bitte keine Wendehälse aus dem „alten" System. Einen pragmatischen, vielleicht etwas zu einfachen Vorschlag, aber nicht zu weit weg von wirklich Sinnhaftem konnten Sie bereits lesen.

4. Fallen die Kassen, fallen die Fallpauschalen, fällt zwangsläufig ihr langer Arm, der Medizinische Dienst der Kassen. Dieser Schritt war schon lange überfällig und er sollte nun Realität werden. Auch hier geht es bisher ausschließlich um Zahlen, Geld, Gängelung, Überprüfung, Misstrauen und am Schluss wieder um Macht. Und bereits im Frieden sorgt diese Institution für Unfrieden und zerstört intrinsische Motivation, die die Menschen im System dringend brauchen, im Frieden und im Krieg. Und wieder zeigt die Krise, wie überflüssig manche Instrumente des Friedens sind. Aber wir sollten unsere Instrumente am Krieg ausrichten, davon dann den Frieden denken und Schlacke entfernen. Es braucht in einem neuen System keine Kontrolle der bisherigen Art mehr. Es braucht Vertrauensvorschuss, Vertrauen, Vertrauen. Trauen wir uns dieses doch zu. Wir Ärzte und Schwestern sind nicht die Semi-Verbrecher, die dem armen Deutschen das Geld aus der Tasche ziehen, wie von Kassen und MdK gebetsmühlenartig wiederholt.
Es wird neue Instrumente brauchen. Man wird einen Rahmen brauchen und in diesem auch Acht geben müssen, dass er eingehalten wird. Geben wir diese Instrumente doch in die Hände der Ärzte und Schwestern und nicht in die Hände der Bürokraten, die von diesem Geld leben und damit die virtuellen und realen Gebäude aufrichten, an denen die Menschen vor Ort verzweifeln.

5. Zusammen mit dem Kassensystem wären andere bürokratische Strukturen und Gebilde zu überdenken. Meine kritische Sicht auf den überbordenden Zertifizierungswahnsinn habe ich ausführlich dargelegt. Damit einhergehen muss ein Überdenken des Qualitätsbegriffes und die Messung desselben, vor allem in den Kliniken. Die seltsame Situation, dass die zentrale und letztentscheidende

Institution in Deutschland (Gemeinsamer Bundesausschuss), die über Verfahren an Klinken, deren Genehmigung und die Erlaubnis der Kliniken, ein Verfahren anzubieten oder nicht, ohne Teilnahme der Ärzteschaft tagt, tönt vor dem Hintergrund der Jetztzeit wie Hohn. Wer soll denn entscheiden über das Portfolio einer Klinik (nehmen wir aus der aktuellen Situation nur die Zahl der Beatmungsplätze an einem Krankenhaus), wenn nicht die Ärzte?

6. Bleiben wir bei den Krankenhäusern. Eines der zentralen Ziele der deutschen Politik (und nicht nur dieser – man blicke nach Frankreich, Spanien, Italien, USA), im parallelen Marsch mit den Krankenkassen, war die Reduzierung der Krankenhausbetten, mit dem zweifelhaften Argument der Verringerung der Kosten im Gesundheitswesen über eine Verringerung der Krankenhausbetten. Über die perfiden Machenschaften im Einzelnen wurde ausführlich berichtet. Ziel dieser sogenannten kalten Sanierung war eine Ausdünnung der Krankenhauslandschaft in der Fläche, eine Verdichtung der Klinikangebote an Zentren und eine Wegnahme der Kompetenz von kleinen Kliniken mit der zwangsläufigen Folge, dass Patienten weite Wege auf sich nehmen müssen, um die sogenannten besseren und qualifizierteren Leistungen zu erhalten. Als Hebel wurde vor allem der Begriff Qualität verwendet, ein Hebel, dem mit rationaler Diskussion schlecht beizukommen ist. Der aber gleichzeitig impliziert, dass an Krankenhäusern keine Qualität vorgehalten wird. Auch bezüglichen dieses Arguments verweise ich auf den aktuellen Zustand und die aktuelle Reaktionsfähigkeit des deutschen Gesundheitswesens im Vergleich mit benachbarten Ländern.
Was ist die Lehre? Belassen wir unsere Kliniklandschaft, oder noch besser, bringen wir sie wieder in die Fläche. Reaktivieren wir kleine Häuser, lassen wir die Oma wieder vor Ort operieren, gehen wir mit unseren Verletzungen wieder in die lokale Ambulanz, halten wir Intensivstationen mit Beatmungsbetten vor, bringen wir wieder Kompetenz in diese Häuser und lassen wir wieder positives Image entstehen, so dass man wieder mit großem Vertrauen in sein Krankenhaus vor Ort gehen mag. Das bringt auch wieder richtig gute Ärzte in diese Häuser, das lässt dort wieder Ausbildung aufwerten und bringt Ärzte und Pflegepersonal dazu, an diesem Krankenhaus ein ganzes Leben zu planen und zu füllen mit richtig guter Medizin voll Lust und Freude. Schieben wir dem schleichenden Krankenhaussterben einen Riegel vor. Und vor allem der Privatisierung, den auch das zeigt die Krise, Krankheitsmanagement und Gesundheitsvorsorge ist eine allgemeine Aufgabe und Pflicht der verantwortlichen Menschen in politischer Funktion und diese Aufgabe muss richtig Geld kosten, mehr als alles andere in unserer Gesellschaft und darf nicht in die Hände von Menschen und Gesellschaften gelegt werden, die aus ihren Kliniken Überschüsse herausquetschen und damit Anleger befriedigen müssen.

7. Bleiben wir auf dem flachen Land. Und bei den niedergelassenen Ärzten. Eines zeigt die aktuelle Situation mit aller Deutlichkeit. Wir haben sicher nicht zu wenig Ärzte im Niedergelassenen Bereich. Halb Deutschland oder mehr befindet sich zu Hause und kommt plötzlich mit den kleinen Befindlichkeitsstörungen blendend zurecht. Natürlich ist dieser Zustand alles andere als auf Dauer befriedigend. Aber wir alle fahren unsere Ansprüche ein paar Level herunter,

wir rennen nicht gleich mit den Rückenschmerzen zum Orthopäden, den Ohrenschmerzen zum HNO- Arzt, dem kindlichen Fieber (wenn kein Corona Verdacht) zum Pädiater. Die Praxen sind leer, ebenso die Zahnarztpraxen und die Zähne fallen nicht gleich heraus. Scharf formuliert, aber nicht weit weg von der Wirklichkeit. Das ist nicht optimal, aber irgendwie auch beruhigend. Da gibt es manch kritische Situation und vor allem die ältere Population ist unterversorgt, auch die Patienten mit chronischen Erkrankungen oder einem Tumorleiden. Für diese Menschen hoffen wir auf eine schnelle Befriedung der aktuellen Situation. Trotzdem sollten wir diesen Aspekt, also die Überlebensfähigkeit der Menschen trotz „Unterversorgung", nicht beiseiteschieben. Wir haben sicher im Niedergelassenen Bereich nicht zu wenig Ärzte. Es sitzen die falschen Leute in den Praxen. Dort muss man ansetzen. Kranke von Befindlichen trennen. Schwierige Patienten herausnehmen. Gesundheitsmanager ins System bringen, Leute allein wegen dem gelben Zettel gehören nicht in die Praxen (auch da führt die Krise bereits zu einem sinnvollen, pragmatischen Vorgehen). Ich habe ausführlich den Befindlichkeitszentren das Wort geredet. Damit können Ärzte wieder das tun, was sie können und wozu sie ausgebildet sind. Richtig kranke Menschen behandeln und sich nicht im Klein-klein des banalen Alltags verzetteln. Wieder Zeit haben, reden können, solange es notwendig ist.

8. Dieser Punkt führt zwangsläufig zu der Frage, ob die bisherige Politik der kassenärztlichen Vereinigungen so belassen werden kann. Denn bisher diktiert diese berufsständische Gruppierung unter anderem nach Verhältniszahlen, wo sich welcher Facharzt niederlassen kann und wo damit eine ausreichend dichte Versorgung in diesem Fachgebiet vorliegt. Diese Direktive gehört nach meiner Einschätzung zumindest teilweise in die Hände der Gemeinden oder mancher Institutionen. Auch hier geht es im Prinzip darum, eine Macht zu brechen. Eine Macht, die Stand heute allein über die Versorgung mit medizinischer Leistung entscheidet. Und dafür sorgt, dass viele Gemeinden (auch unter Miteinbeziehung der Frage, wer denn mit welchen Krankheiten oder Befindlichkeitsstörungen in den Praxen sitzt) noch ausreichend versorgt sind. Was spricht gegen ein pragmatisches Herangehen an die Problematik? Man kann Gemeinden autorisieren, mit eigenen Mitteln eine Praxis zu gründen, fünf Frauen in Elternzeit anzustellen und den gesamten organisatorischen Aufwand zu übernehmen? Hier wartet eine politische Aufgabe.

9. Thema Ausbildung der jungen Ärzteschaft in Kliniken. Ärzte können nur lernen an Patienten, dies in engem Miteinander mit erfahrenen Kollegen. Diese haben die Aufgabe, die Lernenden an die Hand zu nehmen und sie langsam und sorgfältig vom Einfachen zum Schwierigen zu führen. Diese Aufgabe braucht Freiräume, Geld und ein Zulassen durch die Öffentlichkeit. Es kann und darf nicht sein, dass Kliniken, die nicht ausbilden, dafür auch noch bevorzugt werden in der Bezahlung der durchgeführten Leistungen. Und es kann und darf nicht sein, dass Ausbildung nicht mit dem Einfachen beginnt, sondern mit dem Schwierigen. Diese Praktik der Jetztzeit muss sehr kritisch hinterfragt werden, denn sie hat vor allem mit Qualität zu tun und zwar mit richtiger Qualität, nicht mit dem, was in der medialen Diskussion darunter verstanden wird.

Und will man dieses Problem angehen und es ist hohe Zeit dafür, braucht es ein ganzes Bündel von Maßnahmen. Dazu gehört die breite Öffnung der Kliniken für kleine, ambulante Eingriffe und die Wegnahme des Facharztstandards für diese Eingriffe. Denn an diesen lernt der operativ Tätige das Handwerk und auf diesem Weg kann man das auf dem Kopf stehende Ausbildungsgebäude wieder auf die Beine stellen. Dadurch bekommen wir wieder breit versierte Chirurgen, Orthopäden, Gynäkologen. Durch die Verschiebung der meisten dieser Eingriffe in den ambulanten Bereich macht man eine vernünftige Ausbildung unmöglich. Also gilt es, die Kommerzialisierung der ambulanten Medizin kritisch zu durchleuchten und vor allem die pekuniären Anreize wegzunehmen. Auch dort hat die Medizin zuerst den Menschen zu dienen und nicht dem wirtschaftlichen System der Praxis oder des ambulanten Operationszentrums. Vielleicht sollte man zu diesem Thema auch über Kooperationen zwischen drinnen und draußen nachdenken und diese politisch mit Druck umsetzen.

Dazu gehört auch eine Aufwertung der Ausbildung an kleineren Häusern. Es kann nicht sein, wenn wir an die Medizin der Zukunft denken, dass vielfältige Institutionen (Berufsgenossenschaften, Kassen, Zertifizierungsgesellschaften) immer mehr Leistungen aus dem Portfolio kleiner Häuser herausbrechen und dort nur noch Basismedizin ermöglichen. Woran soll der Auszubildende an diesen Häusern denn lernen? Sein gesamtes Bildungsgebäude steht auf schwachen Beinen und er wird nie in die Lage kommen, wirklich aus voller Profession behandeln, operieren, führen zu können. Die heutige Ausbildungsqualität an kleinen Häusern ist höchst bedenklich.

In diesem Kontext müssen die Praktiken der Universitätskliniken, Alles an sich zu ziehen, was irgendwie Geld bringt, äußerst kritisch hinterfragt werden. Natürlich brauchen wir Exzellenzkliniken, an denen man einspringen kann, wenn das kleinere Haus oder der Niedergelassene nicht mehr weiterweiß. Aber heute werden alle irgendwie problematischen Krankheits- oder Läsionsmuster in einem perfiden Automatismus an die Großkliniken dirigiert und zwar per Anordnung durch GBA, Zertifizierungsgesellschaft, Kassen, Berufsgenossenschaften. Die heutigen Regeln, unter denen kleine Häuser bereits bei relativ einfachen Verletzungen gezwungen werden, den Patienten abzugeben, sind zu überprüfen. Die großen Kliniken machen durch diesen sinnlosen, sogenannten Qualitätswettbewerb zunehmend die kleinen Häuser platt, verschlechtern die insgesamte Ausbildungsqualität und reduzieren die Fachkompetenz in der Fläche.

10. Eine weitere Lehre müssen wir aus der Krise ziehen. Im Kapitel Pflege wurde ausführlich darüber gesprochen. Woran mangelt es vor allem? An Pflegepersonal. Und dieses kriegen wir mit den heutigen Ansätzen nicht in die Kliniken. Das Berufsbild gilt es zu ändern. Wir brauchen keine ausufernde Akademisierung. Wir brauchen hoch kompetente, engagierte und motivierte Schwestern und Pfleger an der Seite der Ärzte. Wir brauchen keine Pflegehierarchie, die nur den eigenen Machterhalt im Auge hat. Wir müssen den Beruf der Schwester vor Ort aufwerten. Wir brauchen Teams vor Ort, die sich selbst organisieren. Schwestern, die kompetent und Einfluss nehmend mit dem Arzt zusammen einen Patienten führen und die Behandlung strukturieren. Dass das Geld stimmen

muss, hat inzwischen der letzte Politiker kapiert. Aber das ist nicht das wirklich Wichtige. Es braucht justitiable Verantwortung. Damit auch eine Veränderung der Ausbildungswege. Aber nicht Uni und dann nur noch Organisation der paar Schwestern, die die Arbeit vor Ort machen. Und ich prognostiziere, Lust und Freude und lebenslange Motivation wird zurückkehren in die geschundenen Schwester- und Pflegerseelen.

11. Diese Rückkehr zu freudvoller Tätigkeit am Patienten ohne den ausführlich beschriebenen Ballast wünsche ich mir auch für die Ärzteschaft. Dies muss bereits mit einer fairen Vorbereitung des medizinischen Nachwuchses an den Universitäten auf die Realitäten der späteren praktischen Tätigkeit beginnen. Ich erhoffe mir von den bereits formulierten Gedanken, dass sich in irgendeiner Zukunft der Graben zwischen universitärer Ausbildung und späterer Tätigkeit deutlich weniger tief ausbreitet als heute. Trotzdem wird es eine Aufgabe sein, den angehenden Arzt gut auf die nicht so attraktiven Seiten des anstrengenden Berufslebens vorzubereiten.

Die Ärzteschaft muss wieder in die Lage versetzt werden, selbst ihre Arbeitsabläufe nach sinnvollen Prinzipien einer ganzheitlichen Patientenführung zu bestimmen und zu strukturieren, dafür vor allem zeitliche Räume freizuhalten, womit dem Arzt wieder das Gefühl zurückgeben wird, dass er sich vollumfänglich um den Menschen in seiner Obhut kümmern kann, dessen medizinisches Problem, seinen psychischen Überbau, sein seelisches Befinden, seinen sozialen Hintergrund. Der Mensch in seiner komplexen leidenden Dimension muss wieder ganz in den Fokus, nicht das ökonomische Konstrukt Patient als Kunde einer wirtschaftlich funktionierenden Institution.

Der Arzt allein (besser noch zusammen mit seinem Schwesternteam) muss wieder entscheiden dürfen, wieviel an Diagnostik gebraucht wird und dies zentriert auf den detektivischen Weg, den er im medizinisch notwendigen Kontext gehen muss und nicht getrieben von ökonomischen Notwendigkeiten, Angehörigenwunsch, vorauseilendem juristischem Gehorsam. Damit gelangt man wieder zum Kern der medizinischen Gründung und setzt den Impuls, damit Lust und Freude als alles antreibender Motor in die Arztpersönlichkeit zurückkehren darf.

Krise als Katalyse? Uneingeschränkt ja. Die Krise kann der Katalysator für eine Entwicklung werden, die groteske Fehlentwicklungen der letzten Jahre hinwegfegt. Und damit den guten Kern der Menschen im System wieder zum Vorschein bringen kann. Die Menschen im System haben die historische Chance und gleichzeitig Verpflichtung, diese Entwicklung anzustoßen und an ihrem Gelingen aktiv beizutragen. Die politisch Verantwortlichen müssen den Rahmen bereitstellen. Gerade nach der Krise hat Deutschland ein noch besseres Gesundheitswesen verdient.